[シリーズ監修] 相原　一 ● 東京大学教授
[シリーズ編集] 園田康平 ● 九州大学教授
　　　　　　　辻川明孝 ● 京都大学教授
　　　　　　　堀　裕一 ● 東邦大学教授

眼科診療エクレール
Ophthalmic Examination
and Treatment
Éclair

6

＼最新／
網膜循環疾患
コンプリートガイド
―所見・検査，疾患と診断・治療のすべて―

［編集］
辻川明孝 ● 京都大学教授

中山書店

シリーズ刊行にあたって

　近年の電子機器やデジタル化，ITの進歩に伴い，医療技術も格段に進歩しつつあり，画像解析，遺伝子解析，創薬，ビッグデータの活用とAI，医療デバイスと医療機器などにおいて，飛躍的な発展が見られている．眼科領域においても，光学的な計測技術の進歩と組織のデジタル画像化により，従来は我々が測れず，見えなかった世界までが，今や見えるようになってきた．また，眼という臓器の小ささと感覚器であることから，これまではハードルが高く困難だった少ない試料からの病理診断や遺伝子診断技術が向上したことは大きな進歩である．これらに分子生物学的手法が相まって，新たな診断と治療が可能となってきた．

　しかし，眼科学は領域が広く，診断と治療は多岐にわたるため，全てを網羅しながら知識をアップデートしていくのは，現実的に難しい．けれども，忙しい日常診療においても疑問は多く生じるのであり，最新のエビデンスとサイエンスに基づく確実な情報を，患者に還元していくことが常に求められる．

　そこで，最新の医学情報—すなわちガイドラインに基づいた眼科日常臨床を支える具体的な知識と最新技術を整理して，エキスパートの執筆陣が読者に提供することにより，眼科学の進歩の成果を，実地医家の先生方が的確に迅速に患者に還元して診療できるようになることを目的として，この『眼科診療エクレール』シリーズを企画した．

　本シリーズでは，ガイドラインはもちろんエキスパートのオピニオンを随所に盛り込み，実際の症例を呈示し，視覚的にわかりやすいように多数のイラストや写真，フローチャートを用いて解説いただいた．オープンアクセスが可能な文献は，二次元コードから直ちに参照できるようにした．さらにAdviceやTopicsなどの興味深いコラムをちりばめ，外来診療に必須のマニュアルとして，手元において利用しやすい構成となっている．

　「エクレール」とは，フランス語で雷，稲妻，閃光の意味である．外来診療の中で，本シリーズを手に取ってぱっと開いて，情報が光となって目に飛び込んで，良かったと思っていただけるような—読者の臨床を支えられる情報を提供できることを願っている．そして，我々の医療技術で患者の光を維持し回復できて，少しでも日常生活を助ける光になれば，監修者・編集者一同この上ないよろこびである．

シリーズ監修　相原　一

シリーズ編集　園田康平

辻川明孝

堀　裕一

序

　長年，網膜循環疾患の病態評価は視力検査，眼底検査，フルオレセイン蛍光眼底造影（FA）が中心であった．しかし近年，急速に進歩した眼底画像検査によって，従来はよく分からなかった病態が次々と明らかにされ，病態理解に基づいた治療が行われるようになってきた．特にOCTの功績は極めて大きく，これまでの2次元の評価から，網膜の精細な3次元観察が可能となった．そして，OCT Angiography（OCTA）の導入も，病態理解に大きな進歩をもたらした．OCTAでは網膜毛細血管網の各層を生体下で非侵襲的に描出することが可能となり，網膜毛細血管網や新生血管に関する新しい知見が次々と得られるようになった．当初，撮影は3mm×3mmの黄斑部の狭い範囲に限られていたが，技術革新によって，あっという間に眼底周辺部までの広範囲の網膜血管像が描出できるようになった．近い将来，OCTAがFAにとって代わる時期が来ることが予感される．

　その一方で，網膜循環疾患の治療は長い間，網膜光凝固が中心であった．網膜無灌流領域に対する光凝固によって，硝子体出血や新生血管緑内障の予防が行われている．しかし，網膜循環疾患のもう一つの課題であった黄斑浮腫に対しては，格子状光凝固，硝子体手術，ステロイド，t-PAなど様々な治療が行われてきたものの，決して満足のいく結果は得られなかった．そんな中で，抗VEGF薬の登場が黄斑浮腫診療を一変させたのは間違いない．ただ，抗VEGF薬は即効性があり，効果は劇的ではあるが，その反面で再発が課題でもある．OCTにより網膜厚を繰り返し定量的に計測することが可能になったことで，現在行われているようなPRNレジメンでの抗VEGF薬投与が普及するようになり，視力予後は格段に改善している．

　本書では，経験豊富なエキスパートの先生方に，網膜循環疾患の所見・検査，疾患と診断・治療について，最新のエビデンスに基づいて，網羅的にご解説をお願いした．ご執筆くださった先生方に，厚く御礼を申し上げる．

　近年の眼底画像検査の進歩によって網膜循環疾患の病態理解が深まり，新たな評価が可能となった結果，マネージメントは大きく変化した．新規薬剤の登場によって，治療方法も様変わりした．しかし，かつてFAがゴールドスタンダードであった時代のBVO studyやCVO studyの結果は，今でも重要な教訓として残されている．変化する臨床の場にあっても，これらの教訓を忘れることのないように願うものである．

2024年10月

担当編集　辻川明孝

◎ シリーズ監修

相原　　一　　東京大学教授

◎ シリーズ編集委員（五十音順）

園田　康平　　九州大学教授
辻川　明孝　　京都大学教授
堀　　裕一　　東邦大学教授

◎ 担当編集

辻川　明孝　　京都大学教授

◎ 執筆者（執筆順）

大音壮太郎　　京都大学大学院医学研究科眼科学教室
コンソルボ上田朋子　　富山大学学術研究部医学系眼科学講座
村尾　史子　　徳島大学大学院医歯薬学研究部眼科学分野
三田村佳典　　徳島大学大学院医歯薬学研究部眼科学分野
坪井孝太郎　　愛知医科大学眼科学講座
荻野　　顕　　日本赤十字社和歌山医療センター眼科
松原　　央　　三重大学大学院医学系研究科座眼科学
本田　　茂　　大阪公立大学大学院医学研究科視覚病態学
引地　泰一　　ひきち眼科
張野　正誉　　はりの眼科
村上　智昭　　京都大学大学院医学研究科眼科学教室
森　隆三郎　　日本大学医学部視覚科学系眼科学分野
稲垣　美保　　名古屋市立大学医学部附属みどり市民病院眼科
安川　　力　　名古屋市立大学大学院医学研究科眼科学
松宮　　亘　　神戸大学大学院医学研究科外科系講座眼科学
加登本　伸　　大阪赤十字病院眼科
平野　隆雄　　信州大学医学部眼科学教室
長岡　泰司　　旭川医科大学医学部眼科学講座
廣岡季里子　　北海道大学大学院医学研究院眼科学教室
石田　　晋　　北海道大学大学院医学研究院眼科学教室
中尾新太郎　　順天堂大学医学部附属順天堂医院眼科
福津　佳苗　　北海道大学大学院医学研究院眼科学教室
野田　航介　　札幌そうせいイーストクリニック
岩瀬　　剛　　秋田大学大学院医学系研究科眼科学講座
森　　雄貴　　京都大学大学院医学研究科眼科学教室
福嶋　葉子　　大阪大学大学院医学系研究科眼免疫再生医学
海保　朋未　　千葉大学大学院医学研究院眼科学
馬場　隆之　　千葉大学大学院医学研究院眼科学
佐藤　大夢　　東北大学医学部眼科学教室
中澤　　徹　　東北大学医学部眼科学教室

長谷川泰司	東京女子医科大学眼科学講座
志村　雅彦	東京医科大学八王子医療センター眼科
福山　　尚	兵庫医科大学眼科学教室
木村　修平	岡山大学学術研究院医歯薬学域眼科学
松下　五佳	産業医科大学眼科学教室
近藤　寛之	産業医科大学眼科学教室
古泉　英貴	琉球大学大学院医学研究科医学専攻眼科学講座
橋谷　　臨	東京女子医科大学眼科学講座
丸子　一朗	東京女子医科大学眼科学講座
齊藤　千真	群馬大学大学院医学系研究科眼科学
秋山　英雄	群馬大学大学院医学系研究科眼科学
河野　剛也	大阪公立大学大学院医学研究科視覚病態学
西信　良嗣	多根記念眼科病院
兼子　裕規	浜松医科大学眼科学講座
慶野　　博	杏林大学医学部眼科学教室
井上　裕治	帝京大学医学部眼科学講座
望月　清文	岐阜大学医学部眼科学教室
坂口　裕和	岐阜大学医学部眼科学教室
石龍　鉄樹	福島県立医科大学眼科学講座
喜田　照代	大阪医科薬科大学医学部眼科学教室
山城　健児	高知大学医学部眼科学講座
永井　由巳	関西医科大学眼科学教室
武田　篤信	大分大学医学部眼科学講座
髙瀬　　博	東京医科歯科大学大学院医歯学総合研究科眼科学
蕪城　俊克	自治医科大学眼科学講座
臼井　嘉彦	東京医科大学臨床医学系眼科学分野
高橋　綾子	京都大学大学院医学研究科眼科学教室
加瀬　　諭	北海道大学大学院医学研究院眼科学教室
恩田　秀寿	昭和大学医学部眼科学講座
野崎　実穂	名古屋市立大学医学部附属東部医療センター眼科
井上　俊洋	熊本大学大学院生命科学研究部眼科学講座
村田　敏規	信州大学医学部眼科学教室
瓶井　資弘	愛知医科大学眼科学講座
高村　佳弘	福井大学医学部眼科学教室
杦本　昌彦	山形大学医学部眼科学教室
田中　　慎	横浜市立大学大学院医学研究科視覚再生外科学
門之園一明	横浜市立大学大学院医学研究科視覚再生外科学

《眼科診療エクレール》第6巻 『最新 網膜循環疾患コンプリートガイド』
目　次

Chapter 1 所見

1.1 正常 .... 大音壮太郎　2
TOPICS 高解像度 OCTA で見る網膜毛細血管構造　5
TOPICS OCTA の加算平均法を用いた脈絡膜毛細血管板イメージング　7

1.2 出血 .... コンソルボ上田朋子　8

1.3 無灌流領域（NPA） .... 村尾史子, 三田村佳典　12
TOPICS OCTA の画像解析から得られた毛細血管網の新知見　12

1.4 網膜新生血管 .... 坪井孝太郎　16

1.5 硬性白斑 .... 荻野　顕　22
TOPICS 硬性白斑の超微細構造　26

1.6 軟性白斑 .... 松原　央　27

1.7 黄斑浮腫 .... 本田　茂　30

1.8 retinal whitening .... 引地泰一　34

1.9 高血圧変化，動脈硬化 .... 張野正誉　37

1.10 disorganization of the retinal inner layers（DRIL） .... 村上智昭　40

Chapter 2 検査

2.1 フルオレセイン蛍光眼底造影（FA） .... 森　隆三郎　46

2.2 インドシアニングリーン蛍光眼底造影（ICGA） .... 稲垣美保, 安川　力　53

2.3 OCT（光干渉断層法） .... 松宮　亘　57

2.4 OCT angiography（OCTA） .... 加登本　伸　66

2.5 網膜撮影 .... 平野隆雄　80
TOPICS 最近の話題—AI 眼底カメラ　85

2.6 レーザードップラー .... 長岡泰司　86

2.7 レーザースペックルフローグラフィ（LSFG） .... 廣岡季里子, 石田　晋　89

2.8 AO-SLO（補償光学付き走査型レーザー検眼鏡） ················· 中尾新太郎 96

Chapter 3 疾患と診断

3.1 単純糖尿病網膜症（DR） ·························· 福津佳苗，野田航介 102

3.2 増殖糖尿病網膜症（PDR） ······························ 岩瀬　剛 109

3.3 糖尿病黄斑浮腫（DME） ····························· 森　雄貴 115

    COLUMN DME の疫学　115

    TOPICS OCTA 所見と DME の関係をめぐる最近の研究　122

3.4 未熟児網膜症（ROP） ······························ 福嶋葉子 125

3.5 網膜動脈分枝閉塞症（BRAO） ···················· 海保朋未，馬場隆之 133

3.6 網膜中心動脈閉塞症（CRAO） ···················· 佐藤大夢，中澤　徹 138

3.7 網膜静脈分枝閉塞症（BRVO） ························ 長谷川泰司 148

3.8 網膜中心静脈閉塞症（CRVO） ························ 志村雅彦 156

3.9 parafoveal acute middle maculopathy（PAMM） ······ 福山　尚 167

3.10 網膜細動脈瘤（RAM） ····························· 木村修平 171

3.11 黄斑低形成 ···································· 松下五佳 177

3.12 家族性滲出性硝子体網膜症（FEVR） ···················· 近藤寛之 181

3.13 黄斑部毛細血管拡張症（MacTel） ···················· 古泉英貴 187

    TOPICS MacTel type 2 診療の最新動向　194

3.14 網膜血管腫状増殖（RAP），perifoveal exudative vascular
anomalous complex（PEVAC） ················· 橋谷　臨，丸子一朗 196

    COLUMN retinal capillary macroaneurysm　201

3.15 Coats 病，Eales 病 ··························· 齊藤千真，秋山英雄 202

3.16 放射線網膜症 ··································· 河野剛也 207

3.17 高血圧網膜症 ··································· 西信良嗣 211

3.18 血液疾患に伴う網膜変化 ···························· 兼子裕規 215

ix

3.19 COVID-19 感染・ワクチン接種後の網膜血管障害 ⋯⋯⋯⋯⋯⋯⋯ 慶野　博　219

3.20 大動脈炎症候群（高安病，脈なし病） ⋯⋯⋯⋯⋯⋯⋯⋯⋯⋯ 井上裕治　223

3.21 腎性網膜症 ⋯⋯⋯⋯⋯⋯⋯⋯⋯⋯⋯⋯⋯⋯ 望月清文，坂口裕和　226

3.22 妊娠網膜症 ⋯⋯⋯⋯⋯⋯⋯⋯⋯⋯⋯⋯⋯⋯⋯⋯⋯⋯ 石龍鉄樹　229

3.23 眼虚血症候群 ⋯⋯⋯⋯⋯⋯⋯⋯⋯⋯⋯⋯⋯⋯⋯⋯⋯ 喜田照代　231

3.24 近視眼に生じる血管関連病態 ⋯⋯⋯⋯⋯⋯⋯⋯⋯⋯⋯⋯ 山城健児　234

3.25 先天網膜血管異常 ⋯⋯⋯⋯⋯⋯⋯⋯⋯⋯⋯⋯⋯⋯⋯⋯ 永井由巳　236

3.26 結核性ぶどう膜炎 ⋯⋯⋯⋯⋯⋯⋯⋯⋯⋯⋯⋯⋯⋯⋯⋯ 武田篤信　239

3.27 梅毒性ぶどう膜炎 ⋯⋯⋯⋯⋯⋯⋯⋯⋯⋯⋯⋯⋯⋯⋯⋯ 高瀬　博　241

3.28 サイトメガロウイルス網膜炎（CMVR）⋯⋯⋯⋯⋯⋯⋯⋯ 蕪城俊克　244

3.29 急性網膜壊死（ARN）⋯⋯⋯⋯⋯⋯⋯⋯⋯⋯⋯⋯⋯⋯ 臼井嘉彦　247

3.30 フォン・ヒッペル・リンドウ病（VHL病）⋯⋯⋯⋯⋯⋯ 高橋綾子　251
　　　　　TOPICS VHL病の新規治療薬HIF-2α阻害薬への期待　255

3.31 網膜血管増殖性腫瘍（VPRT）⋯⋯⋯⋯⋯⋯⋯⋯⋯⋯⋯ 加瀬　諭　257

3.32 眼外傷，網膜振盪 ⋯⋯⋯⋯⋯⋯⋯⋯⋯⋯⋯⋯⋯⋯⋯⋯ 恩田秀寿　261

3.33 インターフェロン網膜症 ⋯⋯⋯⋯⋯⋯⋯⋯⋯⋯⋯⋯⋯ 野崎実穂　263

3.34 Purtscher網膜症 ⋯⋯⋯⋯⋯⋯⋯⋯⋯⋯⋯⋯⋯⋯⋯⋯ 恩田秀寿　266

3.35 緑内障 ⋯⋯⋯⋯⋯⋯⋯⋯⋯⋯⋯⋯⋯⋯⋯⋯⋯⋯⋯⋯ 井上俊洋　267
　　　　　TOPICS 網膜における神経血管ユニットの機能と障害　271

Chapter 4 治療

4.1 汎網膜光凝固と黄斑浮腫の予防 ⋯⋯⋯⋯⋯⋯⋯⋯⋯⋯⋯ 村田敏規　280

4.2 毛細血管瘤に対するレーザー光凝固 ⋯⋯⋯⋯⋯⋯⋯⋯⋯ 瓶井資弘　285

4.3 抗VEGF（血管内皮増殖因子）治療 ⋯⋯⋯⋯⋯⋯⋯⋯⋯ 高村佳弘　290

4.4 ステロイド療法 ⋯⋯⋯⋯⋯⋯⋯⋯⋯⋯⋯⋯⋯⋯⋯⋯⋯ 杦本昌彦　301

4.5 硝子体手術 ··· 田中　慎，門之園一明　305

　　TOPICS 術前の抗 VEGF 薬投与の意義と注射時期　306

索引 ·· 312

Chapter 1
所見

Chapter 1 所見

1.1 正常

正常な網脈絡膜循環の解剖と病態生理について概説する.

眼動脈は,内頸動脈から分岐し,眼球,視神経,眼窩内組織を栄養する(図1).眼動脈には多くの分枝があるが,網膜・脈絡膜の栄養に関わる血管は,網膜中心動脈,短後毛様動脈,長後毛様動脈,前毛様体動脈である.

1.1.1 網膜の血流

網膜中心動脈は,視神経内を通り,視神経乳頭で枝分かれして網膜全体に広がり,網膜内層を栄養して網膜中心静脈から眼外へ出る(図2).

網膜血管の主幹は病理組織学的には細動脈・細静脈に相当し,網膜の表層(神経線維層)を走行している.網膜動脈は内膜,中膜,外膜で構成される.内膜は血管内皮細胞と基底膜からなる.中膜は主に平滑筋細胞からなり,外膜は膠原線維を主とする結合組織からなる.

網膜の主幹動脈から分岐を繰り返して網膜毛細血管に至る.網膜毛細血管は網膜の表層(神経線維層,神経節細胞層)から深層(内顆粒層上下)まで4層に藤棚状の血管網を形成する(図3).

網膜毛細血管は1層の血管内皮細胞とその外側の基底膜,不連続に存在する周皮細胞

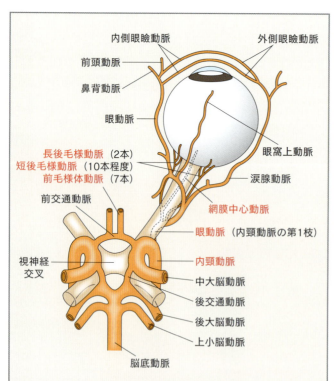

図1 眼循環の解剖

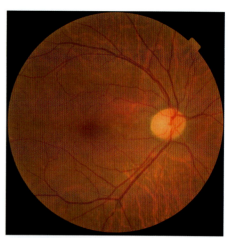

図2 正常網膜血管

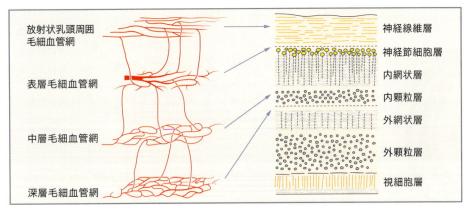

図3　網膜毛細血管の立体構造

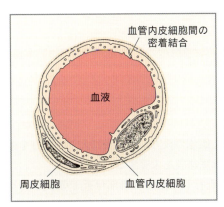

図4　血液網膜関門

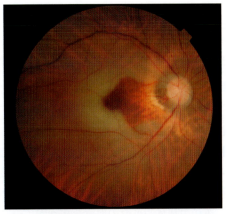

図5　毛様網膜動脈が存在する網膜中心動脈閉塞症例

（ペリサイト）とその基底膜からなる．網膜ではペリサイトと血管内皮細胞の割合が1：1であり，非常に多くのペリサイトを有する器官である．網膜毛細血管の特徴として，窓構造（fenestration）を持たないこと，細胞質内の小胞が少ないこと，内皮細胞に発達した密着結合（tight junction）をもつこと，血管周囲をグリア細胞の細胞突起が囲むこと，などにより，血漿蛋白などが血管外に漏出しない血液網膜関門（blood-retinal barrier：BRB）を形成している（図4）．

20％程度の頻度では毛様網膜動脈という短後毛様動脈の分枝が，視神経乳頭の耳側から黄斑部へ分布する．このような症例では網膜中心動脈閉塞症を発症しても，黄斑部への循環が保たれ，中心視力が障害されないことがある（図5）．

1.1.2 脈絡膜の血流

脈絡膜は3系統の毛様動脈（短後毛様動脈，長後毛様動脈，前毛様体動脈）から血流を受け，渦静脈から流出する（図6）．

①**短後毛様動脈**：主な脈絡膜血流を担う．10本程度の動脈が視神経乳頭周囲で強膜を貫く．短後毛様動脈は視神経の部位では動脈輪を形成し，チン・ハーラー（Zinn-

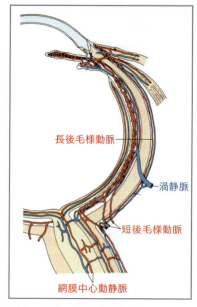

図6　網膜・脈絡膜の血流

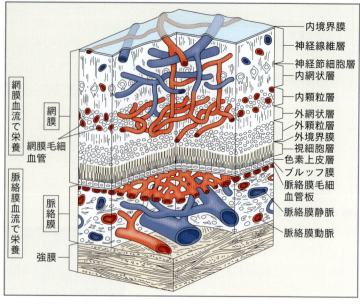

図7　網膜の栄養

Haller）動脈輪と呼ばれている．

②**長後毛様動脈**：耳側と鼻側に1本ずつ認め，眼球の後方から眼内に入り，前方を栄養する．主に毛様体の血流を担うが，一部の枝は脈絡膜を栄養する．

③**前毛様体動脈**：7本の動脈が直筋に沿って走行し，直筋付着部付近で強膜を貫通する．主に毛様体や虹彩の血流を担うが，一部は脈絡膜を栄養する．

　脈絡膜動脈は分枝を繰り返し，脈絡膜毛細血管板（choriocapillaris）となる．毛様動脈は脈絡膜毛細血管板に大量の血液（網膜の約10倍）を供給している．脈絡膜毛細血管板の特徴は，血管壁に多数の窓構造を有することである．そのため，血管内の栄養分は血管外に流出して，網膜を栄養する．BRBを形成し，血管内容物が容易には流出することのない網膜血管とは対照的な構造をとる．

　このように網膜内層は網膜循環により栄養され，網膜外層は脈絡膜循環により栄養されている（図7）．

（大音壮太郎）

文献

1) Muraoka Y et al. Segmentation of the Four-Layered Retinal Vasculature Using High-Resolution Optical Coherence Tomography Angiography Reveals the Microcirculation Unit. *Invest Ophthalmol Vis Sci* 2018；59：5847-53.
2) Kamei T et al. CHORIOCAPILLARIS STRUCTURE IN THE FELLOW EYES OF PATIENTS WITH NEOVASCULAR AGE-RELATED MACULAR DEGENERATION：AN OCT Angiography Image Averaging Study. *Retina* 2023；43：286-93.
3) Ichioka A et al. Correlations among age, sex, axial length, and subfoveal choroidal thickness in the choriocapillaris structure analyzed using multiple en face image averaging optical coherence tomography angiography. *PLoS One* 2021；16：e0259880.

1.1 正常

TOPICS

高解像度 OCTA で見る網膜毛細血管構造

近年，光干渉断層血管撮影（OCT angiography：OCTA）が広く普及し，日々の診療に欠かせない機器の一つとなった．最新のOCTAでは加算平均法やAIを用いて画質を向上させる機能が搭載され，高画質な画像を得ることが可能である．深さ分解能 3 μm の高解像度 OCTA の加算平均法を用いて得られた正常眼の網膜毛細血管像を紹介する[1]．

❶ 放射状乳頭周囲毛細血管

網膜神経線維層（retinal nerve fiber layer：RNFL）でセグメンテーションした画像では，放射状乳頭周囲毛細血管（radial peripapillary capillaries：RPCs）が最表層の血管として描出される（図8）．RPCsは網膜主幹動静脈の周囲に目立ち，黄斑部では耳側より鼻側に多く認められる．また，比較的長く直線状であり，隣接する網膜血管との吻合はほとんどみられない．

❷ 表層網膜毛細血管網

網膜神経節細胞層（ganglion cell layer：GCL）でセグメンテーションした画像では，表層網膜毛細血管網と主幹動静脈が描出される（図9）．この画像では網膜動脈周囲の capillary-free zone が強調され，動静脈の区別が容易である．メッシュワーク状に配列した毛細血管に流入する動脈，流出する静脈の細部構造がよくわかる．

❸ 中層網膜毛細血管網，深層網膜毛細血管網

内顆粒層（inner nuclear layer：INL）でセグメンテーションした画像では，表層側が中層網膜毛細血管網，深層側が深層網膜毛細血管網である（図10）．深層網膜毛細血管網のほうが，中層網膜毛細血管網に比べて血管密度が高く，これら2層で形成された血管網は渦状の形態を呈している．

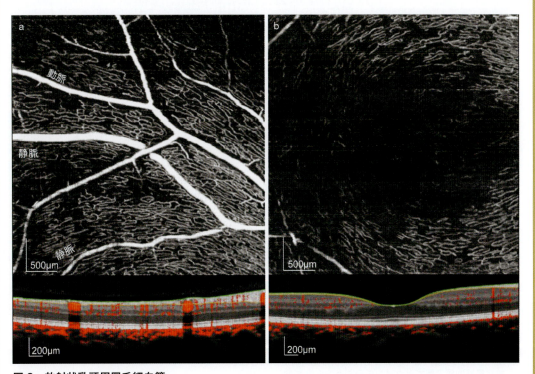

図8 放射状乳頭周囲毛細血管
a：黄斑部上方　b：黄斑部
（文献1より）

Chapter 1 所見

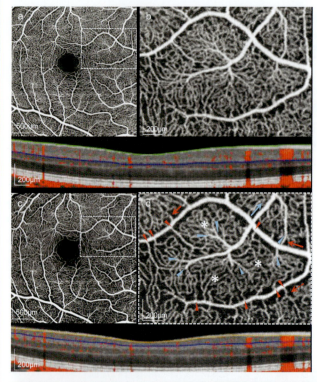

図9 表層網膜毛細血管網
a, b：デフォルトの網膜浅層画像
c, d：網膜神経節細胞層でセグメンテーションした画像
赤矢印：網膜動脈　赤矢頭：毛細血管へ流入する網膜細動脈　青矢印：網膜静脈　青矢頭：毛細血管から流出する網膜細静脈
（文献1より）

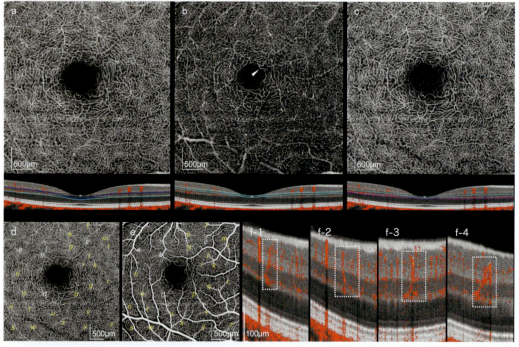

図10 中層・深層網膜毛細血管網
a：デフォルトの網膜深層画像
b：内顆粒層表層でセグメンテーションした画像
c, d：内顆粒層深層　a～zにかけて渦状の配列構造がみられる．
e：神経節細胞層深層でセグメンテーションした画像
f：Bスキャン画像　各層の毛細血管が垂直方向に連結している．
（文献1より）

1.1 正常

TOPICS

OCTAの加算平均法を用いた脈絡膜毛細血管板イメージング

　OCTAの加算平均法により，スペックルノイズが軽減され，1枚のOCTA画像では失われていた信号を補完することができる．これまで脈絡膜毛細血管板は複雑なメッシュワーク構造のため，生体眼でのイメージングが困難であった．OCTAの加算平均法を用いることにより，この脈絡膜毛細血管板イメージングが可能となる．

　図11は脈絡膜毛細血管板の電子顕微鏡での標本と，OCTAの加算平均法で描出された画像である[2]．OCTAでみられるメッシュワーク構造は，電子顕微鏡でみられる微細構造と類似していることがわかる．幅広い年代の正常眼を用いた研究では，年齢と共に脈絡膜毛細血管板の血管密度が低下することが明らかとなり，脈絡膜毛細血管板の構造検討では年齢を考慮する必要がある[3]．

 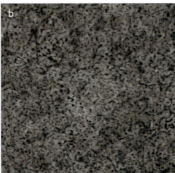 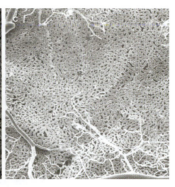

図11　脈絡膜毛細血管板
a：電子顕微鏡写真　b：加算平均前のOCTA画像　c：加算平均後のOCTA画像
（文献2より）

Chapter 1 所見

1.2 出血

出血（hemorrhage）は，網膜血管や脈絡膜血管の破綻，循環障害，外傷などにより生じ，その原因や発生部位によって特徴的な所見を呈する．正しく所見を把握することは，的確な診断および病態の理解にとって重要である．出血を認めた際には，出血の生じている場所と出血の広がりに注目する（表1）．

以下に，網膜血管障害における出血の種類と原因疾患について概説する．

1.2.1 硝子体出血（図1）

硝子体出血（vitreous hemorrhage）とは，硝子体腔内に拡散，貯留した出血を指す．眼底検査では眼底がかすんで見え，出血量の多い場合には透見できないこともある．眼底の詳細な観察が困難である場合には，超音波Bモードで検査し，特に網膜剥離の合併には注意が必要である．出血の原因は多岐にわたり，網膜新生血管を生じる糖尿病網膜症や網膜静脈閉塞症，脈絡膜新生血管を生じる加齢黄斑変性，網膜細動脈瘤，後部硝子体剥離に伴う網膜血管の破綻，眼外傷，テルソン（Terson）症候群などの全身疾患に伴う場合などがある．硝子体出血の生じていないほうの眼を診察することも重要であり，出血原因を予測できる場合がある．

1.2.2 網膜前出血（図2）

網膜前出血（preretinal hemorrhage）とは，後部硝子体膜と内境界膜との間に生じた出血を指す．出血の上の面が水平面となったニボー形成がみられることがある．糖尿病網膜症などに伴う網膜新生血管の破綻が原因であることが多い．

1.2.3 内境界膜下出血（図3，4）

内境界膜下出血（sub-internal limiting membrane hemorrhage）とは，内境界膜と神経線維層との間に生じた出血を指す．円形や類円形の形状をとることが多く，内境界膜に由来する出血塊の表面に，てかてかした反射がみられることがある．ニボーを形成することもある．原因疾患には網膜細動脈瘤の破綻や血液疾患（貧血，白血病など）が多い．

表1 出血の種類と場所

種類	硝子体出血	網膜前出血	内境界膜下出血	網膜出血	網膜下出血	出血性網膜色素上皮剥離	脈絡膜外腔出血
場所	硝子体腔内	後部硝子体膜と内境界膜との間	内境界膜と神経線維層との間	神経網膜内	神経網膜と網膜色素上皮との間	網膜色素上皮下のブルッフ膜内	脈絡膜外腔

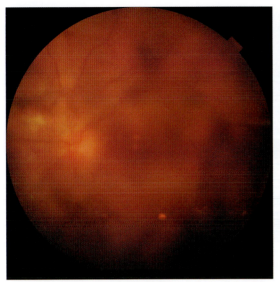

図1 硝子体出血―糖尿病網膜症
硝子体腔内の出血により眼底がかすんで見える.

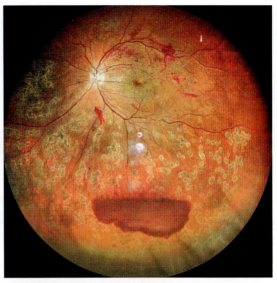

図2 網膜前出血―糖尿病網膜症
下方にニボーを形成した網膜前出血がみられる.

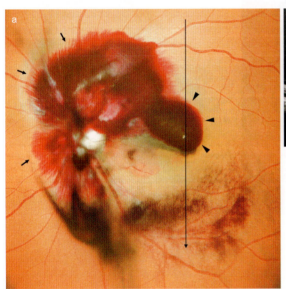

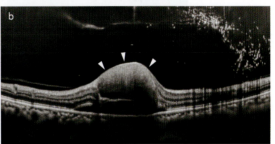

図3 内境界膜下出血と網膜出血―再生不良性貧血
黄斑部には内境界膜下出血（矢頭）がみられ，乳頭周囲には火炎状の網膜出血（矢印）がみられる.
a：カラー眼底写真　b：光干渉断層法（OCT）

1.2.4 網膜出血（図3, 5）

　網膜出血（retinal hemorrhage）とは，神経網膜内の出血を指す．神経線維層内に生じた網膜表層の出血では，神経線維に沿って刷毛で掃いたような形態をとり（火炎状出血），視神経乳頭を中心とした上下耳側および上下鼻側血管に沿った部分に多くみられる．網膜内顆粒層（INL）を栄養している毛細血管網からの出血は網膜深層出血であり，斑状や点状の形態となる．原因には，糖尿病網膜症や網膜静脈閉塞症，高血圧，血液疾患などに伴う網膜毛細血管からの出血などがある．

Chapter 1 所見

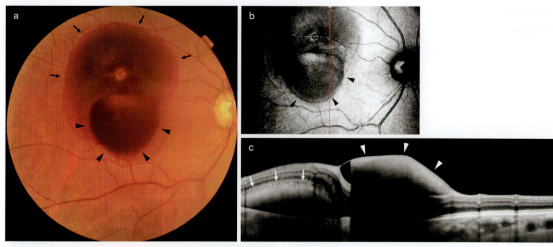

図4 内境界膜下出血と網膜下出血—網膜細動脈瘤
内境界膜下出血（矢頭）の下の血管は透見できないが，網膜下出血（矢印）の上の血管は確認できる．
a：カラー眼底写真　b：c（OCT）のSLO画像　c：OCT

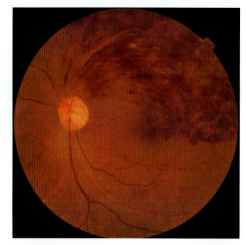

図5 網膜出血—網膜静脈分枝閉塞症
乳頭周囲は火炎状出血，乳頭からはなれた部位には斑状出血がみられる．

1.2.5 網膜下出血（図4）

網膜下出血（subretinal hemorrhage）とは，神経網膜と網膜色素上皮との間に貯留した出血を指す．網膜血管が出血の上にみられることから網膜下の出血であることが判断できる．出血は暗赤色を呈し，前方へ突出する．加齢黄斑変性やポリープ状脈絡膜血管症，網膜細動脈瘤，近視性脈絡膜新生血管などでみられる．

1.2.6 出血性網膜色素上皮剥離（図6）

出血性網膜色素上皮剥離（hemorrhagic retinal pigment epithelial detachment）とは，網膜色素上皮下のブルッフ（Bruch）膜内への出血を指す．円形や類円形をとり，丈が高くなることが多い．加齢黄斑変性やポリープ状脈絡膜血管症など，脈絡膜新生血管からの出血で生じる．

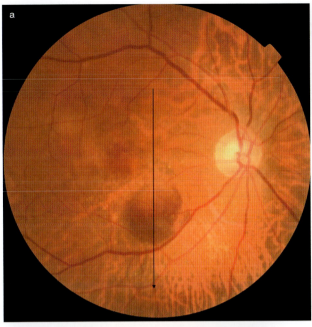

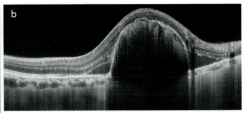

図6 出血性網膜色素上皮剝離—ポリープ状脈絡膜血管症
類円形の出血がみられる．
a：カラー眼底写真　b：光干渉断層法（OCT）

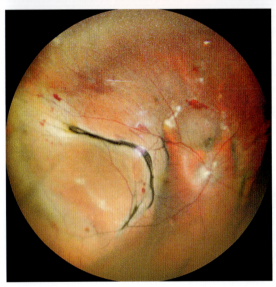

図7 脈絡膜外腔出血—外傷
耳側に周辺部からの大きな隆起としてみられる．

1.2.7 脈絡膜外腔出血(図7)

　脈絡膜外腔出血（suprachoroidal hemorrhage）とは，強膜と脈絡膜との間の脈絡膜外腔（suprachoroidal space）に貯留した出血を指す．表面が滑らかな，凸レンズ様の硬い隆起として観察される．上脈絡膜と強膜との結合は前方ほど緩く，後方ほど強いので，眼底周辺部からの大きな隆起となる．術中の駆逐性出血や外傷，加齢黄斑変性に伴う脈絡膜新生血管からの大量出血などが原因となる．

〈コンソルボ上田朋子〉

Chapter 1 所見

1.3 無灌流領域（NPA）

無灌流領域（non-perfusion area：NPA）は網膜の毛細血管網が閉塞し血流が途絶している領域を指し，網膜血管障害をきたす様々な疾患で認められる．網膜血管の形成不全に起因する未熟児網膜症や家族性滲出性硝子体網膜症，毛細血管の閉塞に起因する糖尿病網膜症や放射線網膜症，静脈の閉塞に起因する網膜静脈閉塞症やイールズ（Eales）病，動脈の閉塞に起因する網膜動脈閉塞症やプルチェル網膜症，眼虚血症候群などで認められることが多い．

1.3.1 網膜の毛細血管網

網膜中心動脈は終末動脈であり，網膜表層を灌流した後に垂直方向へ伸びて毛細血管網を形成する．毛細血管網は層状の立体構造をしており，網膜最表層に存在する「放射状乳頭周囲毛細血管（RPCs）」のほかに，網膜表層から順に「表層毛細血管網（superficial capillary plexus：SCP）」「中層毛細血管網（intermediate capillary plexus：ICP）」「深層毛細血管網（deep capillary plexus：DCP）」が存在する（**TOPICS** 参照）．毛細血管網の閉塞は血管壁の異常，血液の異常，血流の異常に伴って起こり，虚血領域が小範囲であれば張り巡らされた近隣の毛細血管網が拡張して血流を補うため NPA 化することはない．そのため NPA は網膜虚血の重症度を表す指標となりうる[1]．SCP は，網膜主幹動脈の枝から豊富な血流を受けているため虚血に強く，主要な血管が閉塞した場合に NPA 化する．一方，DCP は主要血管から遠位に存在するため灌流圧が低く，わずかな網膜低灌流や虚血の影響を受けやすい[2]．

文献 1

文献 2

文献 3

文献 4

1.3.2 無灌流領域の検査方法とその所見

多くの場合，NPA の有無やその範囲を検眼鏡による眼底検査やカラー眼底写真で判定するのは困難である．そのため網膜虚血を疑う所見（網膜出血，軟性白斑，網膜浮腫

TOPICS

OCTA の画像解析から得られた毛細血管網の新知見

近年 OCTA による画像解析により毛細血管網について次々と新たな知見が得られつつある．従来，RPCs は視神経乳頭周囲のみに存在するとされていたが Muraoka らは黄斑部にまで伸展していることを報告している[3]．また，

ICP は黄斑部にのみ存在するとされていたが，Lavia らは中心窩から 8 ～ 9 mm の部分にまで存在することを報告し，糖尿病網膜症において毛細血管の脱落が中間周辺部から始まることとの関連が議論されている[4]．

など）を認める場合，フルオレセイン蛍光眼底造影（fluorescein angiography：FA）やOCT angiography（OCTA）を行い，NPAの有無を評価する．

■ フルオレセイン蛍光眼底造影（FA）

　蛍光色素を含む造影剤を腕の静脈から注入し，網膜の血流動態を評価する検査方法で，近年までは網膜血流評価のゴールドスタンダードであった．広角眼底撮影により周辺部網膜に至るまで広く虚血の有無を評価することが可能である．NPAでは毛細血管の閉塞に伴い血流が途絶しているため，蛍光色素が流入せず低蛍光となる（図1）．ただし，造影後期になると虚血部周辺の毛細血管瘤や新生血管から蛍光色素漏出が起こりNPAの範囲が判別困難となってしまうことがあるので，造影早期の画像を評価に用いるようにする（図2）．また，網膜出血や硬性白斑などでも蛍光ブロックにより暗く抜けた像を呈するためNPAと見誤らないようにカラー眼底写真とFA画像とを比較し，眼底の状態を確認しながら判定するとよい（図3）．なおFAでは，網膜表層の蛍光を撮影するためSCPの血流評価しか行えない．DCPのNPAは評価できないため，網膜虚血の程度を過小評価してしまう可能性がある点に注意を要する．また，撮影時には造影剤を用いるため血管確保を要し，嘔気，蕁麻疹，アナフィラキシーショックなどのアレルギー反応のリスクに備える必要がある．

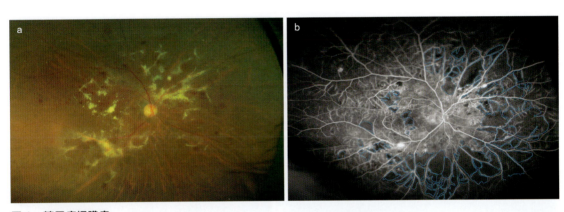

図1　糖尿病網膜症
a：カラー眼底画像　b：蛍光眼底造影（FA）画像　青線に囲まれた部分が無灌流領域である．

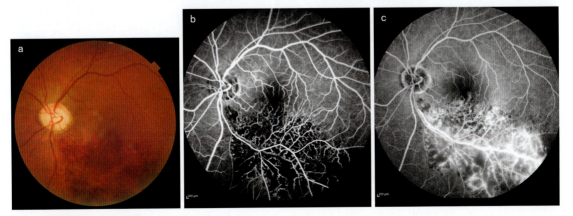

図2　網膜静脈分枝閉塞症
a：カラー眼底画像
b：FA初期画像　無灌流領域が暗く抜けており範囲が判定しやすい．
c：FA後期画像　蛍光漏出により無灌流領域の範囲が不明瞭となっている．

Chapter 1 所見

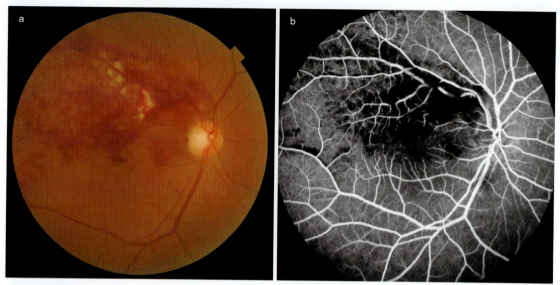

図3 発症後早期の網膜静脈分枝閉塞症
a：カラー眼底写真 濃い網膜出血と軟性白斑を認める．
b：FA画像 黒く抜けている低蛍光部分を認めるが，濃い出血に相当する部分に限局しており，その周囲の毛細血管は造影されている．NPAではなく出血による蛍光ブロックが主体と考えられる．

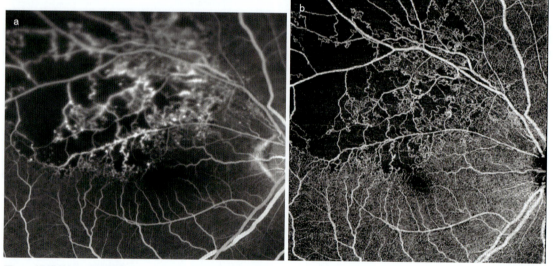

図4 網膜静脈分枝閉塞症
a：FA画像 蛍光漏出の影響を受けやすい．b：OCTA画像 NPAの範囲が鮮明である．

■ OCT angiography（OCTA）

　造影剤を必要とせず非侵襲的に短時間で撮影できるためFAに代わり広く用いられるようになりつつある．血流動態に基づき血管は描出され，血流のないNPAは黒く抜ける．蛍光漏出の影響を受けないため，FAよりNPAの範囲を正確に評価することが可能である（図4）．またOCTAは，セグメンテーションラインを調整することにより網膜と脈絡膜の任意の層（スラブ）を個別に評価することができ，SCPのみならず，ICPや

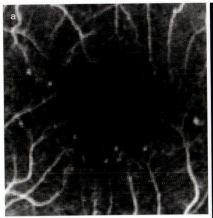
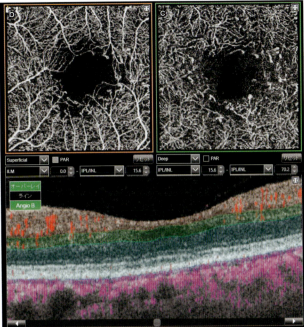

図5 糖尿病網膜症の中心窩無血管領域（FAZ）
a：FA 画像
b：OCTA 画像（網膜表層） 毛細血管の脱落を認め，不規則な形状となっている．
c：OCTA 画像（網膜深層） 網膜表層より顕著に毛細血管の脱落を認める．
OCTA では FA より毛細血管が鮮明に描出されるため，FAZ の面積や形状をより詳細に評価できる．

DCP の評価も可能である．さらに OCTA は FA では判定が困難であった中心窩無血管領域（foveal avascular zone：FAZ）の評価に優れている（図5）．FAZ は中心窩領域の毛細血管に取り囲まれた無血管領域を指し，その拡大は黄斑虚血の進行の指標となりうる．OCTA を用いることで FAZ のサイズや形状の経時的変化を評価することが可能となっている．OCTA の短所としては，FA に比べ撮像範囲が狭いこと，セグメンテーションエラーなどの各種アーチファクトへの注意を要することがあげられる．OCTA は近年の技術革新と共に撮影範囲の拡大や画像処理能力の向上など，めざましく進歩しており，FA に代わる網膜血流評価の新たなスタンダードとしての地位を確立しつつある．

　NPA の部位や範囲，拡大のスピードは各疾患によって様々である．網膜血管障害を伴う眼疾患を認めた場合，それぞれの疾患の特徴に応じた適切な検査方法を選択し，NPA の評価を定期的に行い，網膜光凝固などの治療のタイミングを逃さないことが重要である．

（村尾史子，三田村佳典）

文献

1) Antaki F et al. The prognostic value of peripheral retinal nonperfusion in diabetic retinopathy using ultra-widefield fluorescein angiography. *Graefes Arch Clin Exp Ophthalmol* 2020；258：2681-90.
2) An D et al. Three-Dimensional Characterization of the Normal Human Parafoveal Microvasculature Using Structural Criteria and High-Resolution Confocal Microscopy. *Invest Ophthalmol Vis Sci* 2020；61：3.
3) Muraoka Y et al. Segmentation of the Four-Layered Retinal Vasculature Using High-Resolution Optical Coherence Tomography Angiography Reveals the Microcirculation Unit. *Invest Ophthalmol Vis Sci* 2018；59：5847-53.
4) Lavia C et al. Retinal Capillary Plexus Pattern and Density from Fovea to Periphery Measured in Healthy Eyes with Swept-Source Optical Coherence Tomography Angiography. *Sci Rep* 2020；10：1474.

Chapter 1 所見

1.4 網膜新生血管

文献 1

　血管新生（neovascular, neovascularization）は，既存の血管から血管内皮細胞が増殖・遊走して新たな血管を形成する発芽的血管新生（angiogenesis）から血管内腔を形成する vasculogenesis を経て成熟化する[1]．網膜循環疾患においては，網膜虚血は血管内皮増殖因子（vascular endothelial growth factor：VEGF）濃度の上昇を引き起こし，angiogenesis に至り網膜新生血管が形成される．網膜新生血管は増殖糖尿病網膜症（proliferative diabetic retinopathy：PDR），虚血型の網膜静脈閉塞症（retinal vein occlusion：RVO），未熟児網膜症など様々な疾患に合併し，硝子体出血や牽引性網膜剥離など重篤な視力低下の原因となるため，早期発見，早期治療が重要である．本節では，網膜新生血管に対する，検査・疾患ごとの特徴をまとめた．

1.4.1 検査

　網膜新生血管を見つけるためには，①検眼鏡的検査，②眼底写真，③蛍光眼底造影検査，④光干渉断層計（OCT）と OCT angiography（OCTA），が行われるが，検出の第一歩は，詳細な眼底観察である．一般的に，網膜新生血管を生じる眼は強い虚血を示唆する所見が観察される．

　詳細は後述するが，強い虚血を疑う場合，網膜新生血管を伴っている可能性を考えて念入りに眼底観察することが重要である．

■ 眼底写真

　網膜新生血管は拡張・蛇行した毛細血管として観察される（図 1a）．検眼鏡による観察を行う場合，硝子体腔側へ突出する立体的な構造であることも手助けとなる場合がある．より進行した網膜新生血管は線維血管増殖膜（図 1b）を伴っている場合があり，より重症度の高い病態であると判断できる．検眼鏡的検査，眼底写真にて網膜新生血管

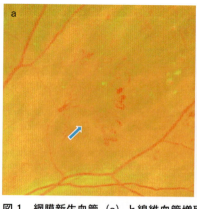 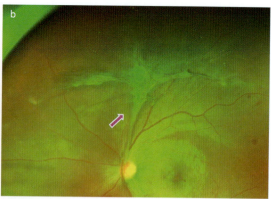

図 1　網膜新生血管（a）と線維血管増殖膜（b）
a：拡張・蛇行した毛細血管として観察される．
b：網膜表面に広がる血管を含む増殖膜であり，牽引により周囲の網膜血管を屈曲させている．

を疑った場合，蛍光眼底造影検査を行うことで網膜新生血管を網羅的に検出することが可能である．

■ 蛍光眼底造影検査

網膜新生血管領域は，早期相（造影剤静注後30秒程度）から過蛍光を示し，後期相（5〜10分）では旺盛な蛍光漏出を観察することができる（図2）．網膜新生血管を伴う疾患では，毛細血管の拡張を伴う場合も多く，そのような異常血管からも造影剤の漏出がみられるが，網膜新生血管では早期から後期相にかけてより旺盛な蛍光漏出がみられることが鑑別に有効である．

■ 光干渉断層計（OCT），OCT angiography（OCTA）

近年進歩がめざましい検査手段としては，OCTやOCTAも網膜新生血管検出に有用である．網膜新生血管は内境界膜を穿破し，硝子体腔へ発達した血管であることから，OCTにより網膜表面に出現した異常組織が観察された場合，網膜新生血管であると考えることができる．図3に示すように，造影検査で網膜新生血管を確認した領域の眼底写真を確認しても，網膜新生血管か網膜内細小血管異常（intraretinal microvascular abnormalities：IRMA）か判定が難しい症例は少なくない．そのような場合，同部位の

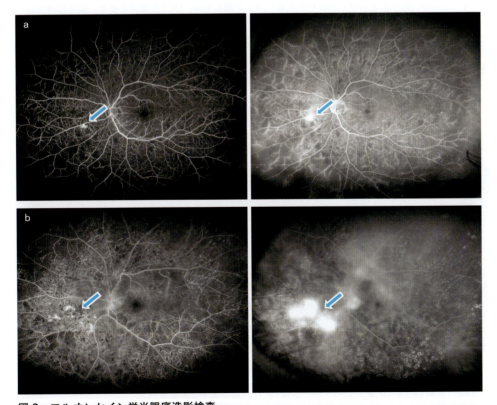

図2　フルオレセイン蛍光眼底造影検査
a：症例1　b：症例2　左：早期相　右：後期相
網膜新生血管は造影剤の漏出を伴うことから検出することが可能である．早期相（左）から造影剤の漏出が出現し，後期相（右）では周囲に広がる旺盛な造影剤の漏出により網膜新生血管が存在することがわかる．

Chapter 1 所見

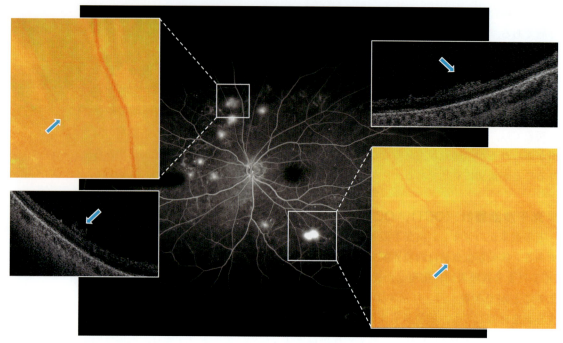

図3 OCTの活用
造影検査にて網膜新生血管が疑われる領域の眼底写真を見てみると，明らかな網膜新生血管が検出できない場合がある．本症例では，眼底写真では網膜内細小血管異常と網膜新生血管の区別が難しいが，OCTを観察すると，異常組織が網膜表面に存在することがわかる（矢印）．このことから，これらの異常血管は網膜新生血管であるということができる．

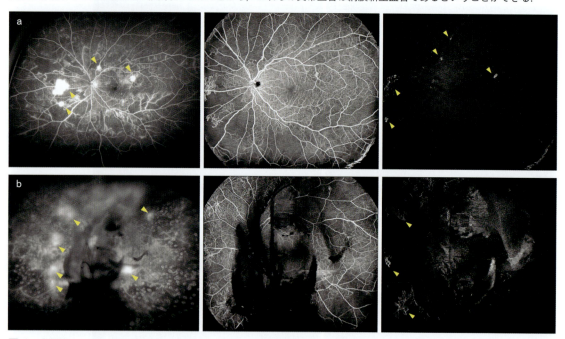

図4 OCTA
a：増殖糖尿病網膜症　b：硝子体出血を伴う増殖糖尿病網膜症
左：蛍光眼底造影　中央：広角OCTA（全層スラブ）　右：広角OCTA（網膜硝子体界面スラブ）
OCTAは非侵襲的に網膜血流を描出することが可能である．網膜新生血管を描出するには，網膜表面に存在する血流信号を画像化する，網膜硝子体界面スラブ（右）が有用である．網膜全層のOCTAでは明らかでない網膜新生血管が，網膜硝子体界面スラブでは明らかとなる．また広角OCTAを用いることで，硝子体出血を伴う症例においても網膜新生血管検出が可能であることがわかる．

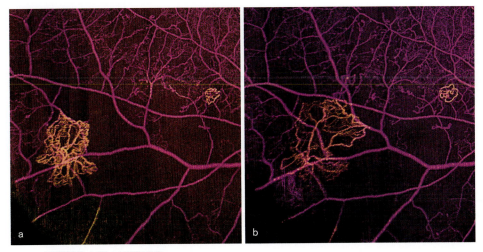

図5 網膜新生血管の形態変化
OCTAでは網膜新生血管の形態学的特徴も明瞭に描出可能である．aは未治療の網膜新生血管であり，bは抗VEGF薬投与後である．網膜新生血管の細かい血管が消失し，太い血管のみが残されている様子がわかる．

OCT検査にて，網膜表面の増殖組織を観察することができれば網膜新生血管であると言える[2]．OCTと同様にOCTAを用いて検査する際にも内境界膜よりも硝子体側に存在する血流は網膜新生血管由来であると考えることができるため，OCTAを用いて網膜新生血管を検出する際には硝子体網膜界面を画像化した網膜硝子体界面スラブ（vitreoretinal interface slab；VRIスラブ）を使用する場合が多い[3]（前頁図4）．OCTAによる新生血管描出の利点は，形態学的な特徴を観察しやすいことである．造影検査では，造影剤の漏出により新生血管の形態を観察することが難しいが，OCTAでは血管構造が明瞭に描出される．Ishibazawaらは，旺盛な造影漏出を伴う活動性の高い新生血管では，OCTAで高密度な血管構造を有するexuberant vascular proliferationであったと報告している[4]．図5に示した症例でも，抗VEGF薬使用前と使用後では，網膜新生血管の構造的変化が確認できる．

文献2

文献3

文献4

1.4.2 疾患ごとの特徴

■ 増殖糖尿病網膜症（PDR）

網膜新生血管を伴う糖尿病網膜症と定義されている．これは，網膜新生血管およびそれに付随する所見が増えるほど，重篤な視力低下を発症するリスクが高まることが示されているからである．糖尿病網膜症における網膜新生血管検出で重要なのは，その前駆病態である非増殖糖尿病網膜症（NPDR），特に重症NPDRの診断である．特にIRMAや数珠状静脈（venous beading）はNPDRの重要な徴候であり，網膜新生血管を伴っている可能性を考慮して検査を行う必要がある．図6に示した症例では，眼底写真だけでは網膜新生血管は明らかではないが，IRMAやvenous beadingを疑う所見を多数認めており，新生血管を伴っている可能性も高いと推測することが可能である．その場合には，造影検査を行うことで，新生血管を鑑別することが可能となる．またIRMAをOCTやOCTAを用いて経時的に観察すると，網膜内の血管異常であるIRMAが網

Chapter 1 所見

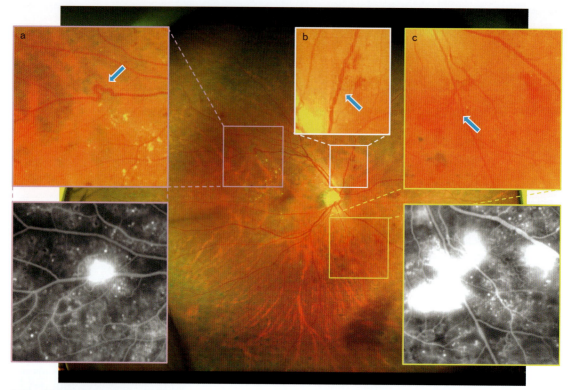

図6　増殖糖尿病網膜症の眼底所見
眼底写真から重症非増殖糖尿病網膜症の指標であるa：網膜静脈の蛇行，b：静脈の数珠状変化，c：網膜内細小血管異常を疑う所見がみられる（矢印）．造影検査では，aとcの部分に網膜新生血管が観察された．

膜表面へ進展し，網膜新生血管へ発展したと報告されている．このように網膜新生血管を見逃さないために，前駆病変の観察も重要になってくる．

　糖尿病網膜症ではNPDRに対する抗VEGF治療がPDRになることを抑制することが報告されている[5,6]．この結果は，抗VEGF薬の予防的投与の効果を示唆したが，アウトカムを視機能とした場合，偽薬群と比較して4年間で両群間に差は認められなかった．そのため糖尿病において網膜新生血管予防のための抗VEGF薬投与の意義は限定的と考えられている．

■ 網膜静脈閉塞症（RVO）

　無灌流領域（NPA）が広い虚血型RVOやアーケード血管が閉塞する網膜静脈分枝閉塞症（major BRVO〈branch retinal vein occlusion〉）で網膜新生血管発生リスクが高いが，網膜中心静脈閉塞症（central retinal vein occlusion：CRVO）では，網膜新生血管よりも虹彩新生血管や血管新生緑内障の発生が多い[7]．自然経過（未治療）のRVOにおいて，発症後1年以内は新生血管発生率が高いと報告されているが，現在は黄斑浮腫に対する抗VEGF治療を受ける症例が多く，抗VEGF薬により新生血管発症時期が遅れるが，最終的な発生率は差がないとCRVOでは報告されており，1年以上経過した症例でも注意が必要である[8]．

　RVOに伴う網膜新生血管に対する予防的な網膜光凝固術はBRVO，CRVOともに明確な効果は示されておらず，むしろ虚血領域に対する汎網膜光凝固術が視野障害を引き

文献5

文献6

文献7

文献8

起こすとして推奨はされていない．しかし，通院中断後に網膜新生血管による硝子体出血（CRVO では血管新生緑内障）をきたして再受診となる症例もあり，経過観察が困難な場合や，治療中断時など，症例ごとの判断が必要である．

1.4.3 まとめ

網膜新生血管は重篤な視力低下を引き起こす可能性のある病態であり，早期発見が重要である．多くの疾患において，網膜新生血管は経過中に出現することから，虚血の強い網膜循環疾患をみた際には，注意深い観察が欠かせない．抗 VEGF 薬は網膜新生血管退縮に有用ではあるが，病気によっては完全な退縮ではなく，逆に検出を難しくする可能性も指摘されている．眼底写真や造影検査など従来の観察方法に加えて，OCT やOCTA という非侵襲的な検査方法は，網膜新生血管検出精度を高めることが期待されている．

（坪井孝太郎）

文献

1）Ferrara N et al. The biology of VEGF and its receptors. *Nat Med* 2003；9：669-76.
2）Lee CS et al. Reevaluating the Definition of Intraretinal Microvascular Abnormalities and Neovascularization Elsewhere in Diabetic Retinopathy Using Optical Coherence Tomography and Fluorescein Angiography. *Am J Ophthalmol* 2015；159：101-10.e1.
3）Hirano T et al. Vitreoretinal Interface Slab in OCT Angiography for Detecting Diabetic Retinal Neovascularization. *Ophthalmol Retina* 2020；4：588-94.
4）Ishibazawa A et al. Characteristics of Retinal Neovascularization in Proliferative Diabetic Retinopathy Imaged by Optical Coherence Tomography Angiography. *Invest Ophthalmol Vis Sci* 2016；57：6247-55.
5）Maturi RK et al. Effect of Intravitreous Anti-Vascular Endothelial Growth Factor vs Sham Treatment for Prevention of Vision-Threatening Complications of Diabetic Retinopathy：The Protocol W Randomized Clinical Trial. *JAMA Ophthalmol* 2021；139：701-12.
6）Maturi RK et al. Four-Year Visual Outcomes in the Protocol W Randomized Trial of Intravitreous Aflibercept for Prevention of Vision-Threatening Complications of Diabetic Retinopathy. *JAMA* 2023；329：376-85.
7）Hayreh SS et al. Ocular neovascularization with retinal vascular occlusion-III. Incidence of ocular neovascularization with retinal vein occlusion. *Ophthalmology* 1983；90：488-506.
8）Brown DM et al. Ranibizumab in preproliferative（ischemic）central retinal vein occlusion：the rubeosis anti-VEGF（RAVE）trial. *Retina* 2014；34：1728-35.

Chapter 1 所見

1.5 硬性白斑

1.5.1 硬性白斑とは

眼科医であれば，下の写真（図1）から硬性白斑（hard exudate）を指し示せと言われれば，容易なことであろう．しかし，硬性白斑の姿形を言葉で表現することは意外に難しい．硬性白斑はカラー眼底写真（かろうじて赤外線写真でも許されている），もしくは検眼鏡において，網膜に認められる色々な大きさ形の黄色い粒子である．しかし，ドルーゼンとどのように異なるのかと言われると難しく，American Academy of Ophthalmology が一般人に向けて回答した文面では，「習熟するとすぐにわかる」としている[1]．では，眼科医はどのように硬性白斑を見分けているのだろうか？　硬性白斑は何から構成されているのであろうか？

文献1

† oil red-O 染色：中性脂肪を染色する．

文献2

文献3

1.5.2 病理

中心窩下に蓄積した硬性白斑を洗浄して除去するという術式が存在するが，摘出した硬性白斑を解析した報告はない．1969年 Yanoff は糖尿病網膜症の剖検眼から冷凍切片を作製し，oil red-O 染色†を用いて，中性脂肪を含む滲出物が外網状層に存在し，その周囲を泡沫状のマクロファージが取り巻いていることを示した[2]．また，2003年に Cusick らは免疫染色を用いて，硬性白斑が多発する剖検眼で CD68 陽性マクロファージの存在，LDL コレステロールの要素であるアポリポ蛋白 B とコレステロールエステルの存在を示した[3]．したがって，硬性白斑には少なくとも，脂質，リポ蛋白（LDL），そ

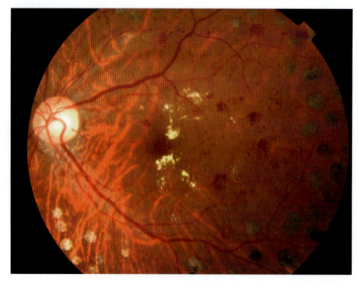

図1　糖尿病網膜症の眼底カラー写真
汎網膜光凝固後の症例．後極には網膜出血と硬性白斑を認める．

1.5 硬性白斑

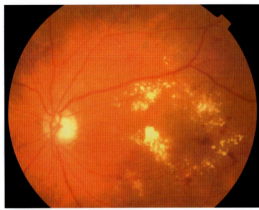
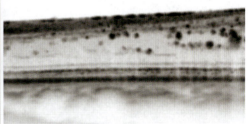
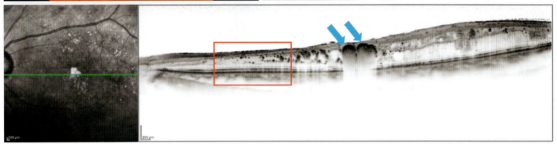

図2 硬性白斑と hyperreflective foci
中心窩付近の硬性白斑部位には OCT で hyperreflective foci が密に集簇している（青矢印）．硬性白斑として視認できない部位の網膜にも hyperreflective foci は認められる（赤枠内）．

れらを貪食するマクロファージが含まれていると考えられる．

1.5.3 硬性白斑と hyperreflective foci（図2）

hyperreflective foci はスペクトラルドメイン光干渉断層計（spectral-domain OCT：SD-OCT）の誕生により，認識されるようになった所見である．2009年に Bolz らが，糖尿病網膜症では毛細血管瘤の壁面や神経網膜全体にこの hyperreflective foci が分布していると報告した[4]．foci の一つ一つは検眼鏡や眼底写真で確認することはできないが，外網状層に集簇した foci は硬性白斑の位置と一致していた．そのため，hyperreflective foci は硬性白斑と同様に，脂質やリポ蛋白，脂質を含んだマクロファージなどで構成されているのではないか，そして硬性白斑の前駆体ではないかと推測されている．その後，hyperreflective foci は網膜静脈閉塞症（RVO），加齢黄斑変性など他の網膜疾患でも認められることがわかり，血液網膜関門（BRB）の破綻など血管外漏出の存在を示す所見であり，病態を推測する手がかりとなっている．

文献4

1.5.4 臨床的意義

硬性白斑が眼底に認められる場合，上記に述べたように血管外漏出の存在を示していることになる．硬性白斑は漏出点を中心として輪状に析出することが多く，蛍光眼底造影検査をする以前に漏出点の位置を推測することができる（図3）．また困ったことに，析出した硬性白斑はすべて中心窩に向かって移動しようとする．中心窩に近い漏出点が

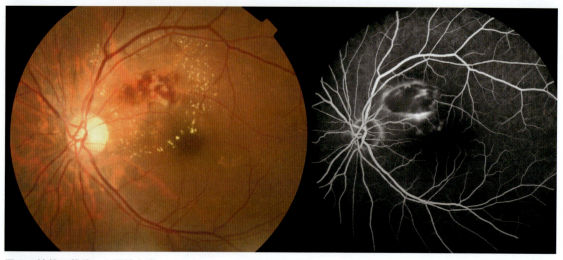

図3 輪状に蓄積した硬性白斑

ある場合や，析出した硬性白斑が多量の場合，最終的に中心窩下に蓄積することになる．ETDRS（Early Treatment Diabetic Retinopathy Study）report 23 では糖尿病網膜症において，蓄積した硬性白斑が中心窩下の線維化と関係し視力低下を引き起こすことが示されている[5]．コーツ（Coats）病，陳旧性のRVOなどでも，中心窩下の硬性白斑蓄積が問題となることがある．OCTベースで黄斑浮腫の治療を行うことが多い現在，検眼鏡所見がおろそかになりがちであるが，中心窩に硬性白斑が到達する前に気づきたいものである．

文献5

1.5.5 治療

既に中心窩下に蓄積してしまった硬性白斑については硝子体手術を行い，細いカニューラを用いて網膜下に灌流液を注入し，洗浄するといった方法が提案されている[6]．しかし，できれば中心窩下に蓄積する前に，血管外漏出のコントロールを行うことが，良好な視力維持のために重要である．その目的で，毛細血管瘤，血管腫など漏出点に対する直接光凝固，浮腫のある網膜に対する格子状光凝固などが古くから行われてきた（図4）．抗VEGF（血管内皮増殖因子）薬の登場以降は，糖尿病黄斑浮腫，加齢黄斑変性など保険適用のある疾患については，抗VEGF薬の強力な血管透過性抑制効果が用いられることが多い．全身状態，特に脂質異常症と硬性白斑の関係性については以前から注目されている．脂質異常症をコントロールすることで，硬性白斑および糖尿病黄斑浮腫が軽減するのではないかと推測されているが，現時点では確かな答えは得られていない[7]．

文献6

文献7

（荻野　顕）

文献

1) American Academy of Ophthalmology. What is the difference between drusen and exudates? SEP 18, 2023.

1.5 硬性白斑

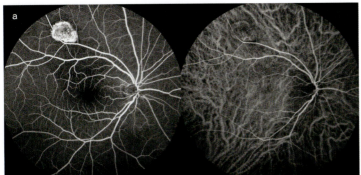

図4 硬性白斑の増加と消失
a：網膜血管アーケードの上方に網膜血管腫が存在し，黄斑浮腫により視力低下をきたしたため，光凝固を行った症例
b：治療前（左上），治療後1か月（右上）で硬性白斑は増加，3か月（左下），1年後（右下）にほぼ硬性白斑は消失した．

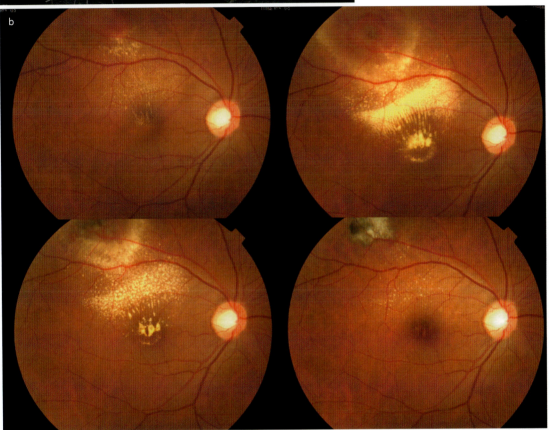

2) Yanoff M. Ocular pathology of diabetes mellitus. *Am J Ophthalmol* 1969；67：21-38.
3) Cusick M et al. Histopathology and regression of retinal hard exudates in diabetic retinopathy after reduction of elevated serum lipid levels. *Ophthalmology* 2003；110：2126-33.
4) Bolz M et al. Optical coherence tomographic hyperreflective foci：a morphologic sign of lipid extravasation in diabetic macular edema. *Ophthalmology* 2009；116：914-20.
5) Fong DS et al. Subretinal fibrosis in diabetic macular edema. ETDRS report 23. Early Treatment Diabetic Retinopathy Study Research Group. *Arch Ophthalmol* 1997；115：873-7.
6) Kumagai K et al. Removal of foveal hard exudates by subretinal balanced salt solution injection using 38-gauge needle in diabetic patients. *Graefes Arch Clin Exp Ophthalmol* 2020；258：1893-9.
7) Das R et al. Dyslipidemia and Diabetic Macular Edema：A Systematic Review and Meta-Analysis. *Ophthalmology* 2015；122：1820-7.
8) Kadomoto S et al. Ultrastructure of Hard Exudates in Retinal Vein Occlusion. *Ophthalmol Retina* 2021；5：796.

TOPICS

硬性白斑の超微細構造

網膜静脈分枝閉塞症発症後，6 か月の眼底写真（図 5A，B）と 12 か月の眼底写真（図 5C，D）では，硬性白斑の様子はあまり変わらないように見える．一方で，補償光学付き走査型レーザー検眼鏡（AO-SLO）では，6 か月で認められたぶどうの房状の超微細構造（図 5E）が，12 か月では崩れていることがわかる（図 5F）[8]．

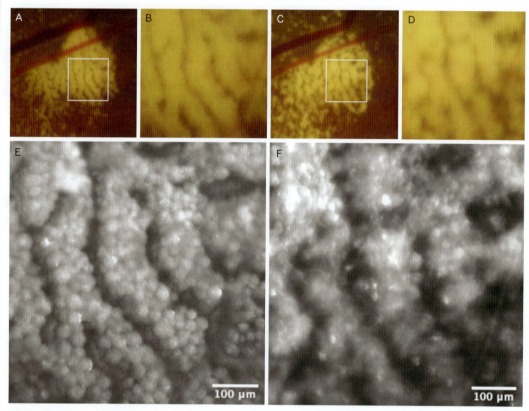

図 5　網膜静脈分枝閉塞症の硬性白斑のカラー眼底写真と AO-SLO 画像
（文献 8 より許可を得て転載）

文献 8

1.6 軟性白斑

1.6.1 軟性白斑とは

　軟性白斑（soft exudate）は眼底検査で認める毛羽だった境界不鮮明な白色隆起病変であり（図1），綿花様白斑（cotton-wool spot）とも呼ばれる．滲出病変ではない．網膜神経線維層内の病変で，限局性の急性微小梗塞によって神経軸索の軸索流の障害が生じ神経線維層が肥厚して軟性白斑として観察される[1]（図2）．神経線維層の厚い後極部で顕著に観察される．発症直後から数か月間は白色を呈するが，時間と共に薄くなり最

文献 1

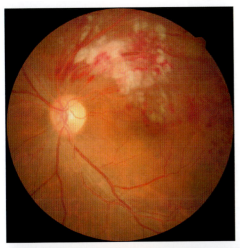

図1　55歳，男性に発症した半側網膜中心静脈閉塞症（hemi-CRVO）
網膜出血と多数の軟性白斑を認める．

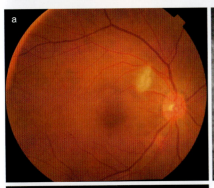
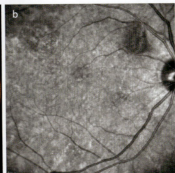
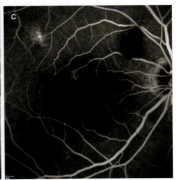
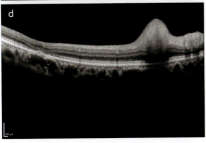

図2　糖尿病と高血圧の病歴のある67歳，男性に発症した軟性白斑
a：眼底写真
b：近赤外光画像　軟性白斑に一致して低蛍光を示す．
c：FA　軟性白斑に一致して低蛍光を示す．
d：OCT　神経線維層内に高反射を示す肥厚を認める．

27

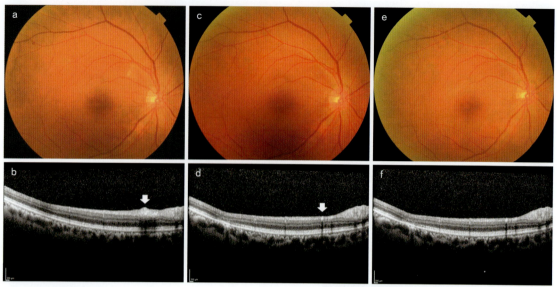

図3　図2症例の経過
a：1か月後の眼底写真　軟性白斑は縮小した．
b：1か月後のOCT　神経線維層の高反射の肥厚は縮小している（矢印）．
c：3か月後の眼底写真　軟性白斑はさらに縮小した．
d：3か月後のOCT　神経線維層の高反射の肥厚は消失し，わずかな高反射を認めるのみとなった（矢印）．
e：6か月後の眼底写真　軟性白斑は消失した．
f：6か月後のOCT　神経線維層の高反射の肥厚は消失した．

終的に消失し網膜萎縮となる．図3に経過を示す．中心窩に及ばない限り視力に影響はない．病理学的には変性したミトコンドリアなどの細胞小器官の集積した細胞様小体（cystoid body）が神経線維層内に認められる．多数の軟性白斑は，急性あるいは広範囲の無灌流領域（NPA）の存在を示す所見である．

1.6.2 画像所見

　光干渉断層計（OCT）では神経線維層の高反射な局所肥厚を呈する（図2d）．検眼鏡検査上，軟性白斑が消失してもOCTでは網膜内層の萎縮を認める[2]．また，軟性白斑の消失後もグリオーシスによる高反射所見が残ると報告されている[3]．フルオレセイン蛍光眼底造影（FA）検査では血管床閉塞と白斑部によるブロックのため低蛍光を示す（図2c）．軟性白斑が消失した部位も虚血による低蛍光を示す．

文献2

文献3

1.6.3 軟性白斑を発症する疾患

　糖尿病網膜症，高血圧網膜症，腎性網膜症などの全身疾患に伴う場合や，貧血や白血病などの血液疾患，全身性エリテマトーデス（systemic lupus erythematosus：SLE）などの膠原病，網膜静脈閉塞症（RVO），インターフェロン網膜症，プルチェル（Purtscher）外傷性網膜症など網膜循環障害を生じる様々な疾患で観察される．また，治療中に急激に発症することがあり，黄斑浮腫を伴う網膜中心静脈閉塞症（CRVO）眼に対して抗VEGF（血管内皮増殖因子）治療を行った後に急激に軟性白斑が増加する

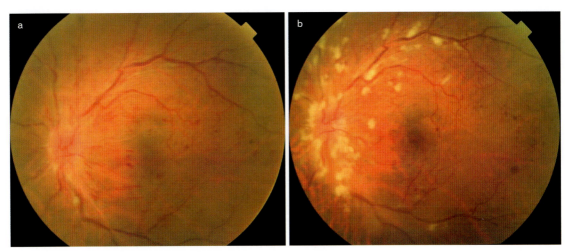

図4　67歳，男性の網膜中心静脈閉塞発症に対する抗VEGF治療
a：抗VEGF治療前　視神経乳頭の下方に軟性白斑を認めるのみであった．
b：抗VEGF薬投与2週間後に軟性白斑が顕著に増加した．

ことがある[4]（図4）．

1.6.4 まとめ

　軟性白斑は局所的な血管閉塞を示すが，多くの場合に全身疾患が関わっているため全身疾患の精査を行う必要がある．

（松原　央）

文献4

文献

1) McLeod D et al. The role of axoplasmic transport in the pathogenesis of retinal cotton-wool spots. *Br J Ophthalmol* 1977；61：177-91.
2) Yu S et al. The spectrum of superficial and deep capillary ischemia in retinal artery occlusion. *Am J Ophthalmol* 2015；159：53-63.e1-2.
3) Kozak I et al. Hyperreflective sign in resolved cotton wool spots using high-resolution optical coherence tomography and optical coherence tomography ophthalmoscopy. *Ophthalmology* 2007；114：537-43.
4) Kida T et al. Cotton Wool Spots after Anti-Vascular Endothelial Growth Factor Therapy for Macular Edema Associated with Central Retinal Vein Occlusion. *Ophthalmologica* 2016；235：106-13.

1.7 黄斑浮腫

黄斑は網膜の中心に位置する直径約3 mmの範囲を指し，網膜の中で最も視細胞の密度が高くそのほとんどが錐体細胞であり，視機能の約80％を担う．黄斑の中央は中心窩と呼ばれ，直径は1.5 mmほどで，正常では周りの網膜に比べて若干の陥凹を示す（図1）．中心窩には網膜内層（双極細胞，神経節細胞層，神経線維層）がなく，錐体細胞の軸索であるヘンレ（Henle）神経線維層が斜め放射状に走行する．このような構造は前方から来た光を網膜の最深部にある視細胞に効率よく運ぶために有用であるものの，網膜を縦に貫通するグリア細胞であるミュラー細胞による支持が弱いため漏出液が貯留しやすい[1]．また，中心窩の中央直径0.25〜0.6 mmの部分は網膜毛細血管網が存在せず中心窩無血管領域（FAZ）と呼ばれる（図1）．このように，中心窩は視細胞が最も密な上に網膜血管が乏しいため，主に脈絡膜血管から酸素や栄養が供給される．しかし，傍中心窩の毛細血管に血流異常が生じると中心窩も影響を受けることが多い．

文献1

1.7.1 原因疾患

黄斑浮腫（macular edema）を生じる原因は多岐にわたり，糖尿病網膜症や網膜動・

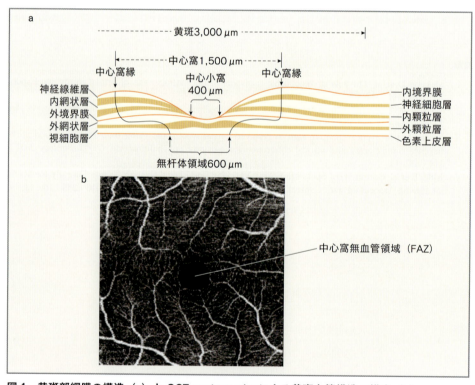

図1　黄斑部網膜の構造（a）とOCT angiographyによる黄斑血管構造の描出（b）

1.7 黄斑浮腫

静脈閉塞症，網膜細動脈瘤，傍中心窩毛細血管拡張症など網膜循環障害の他に，網膜色素変性などの変性疾患，ぶどう膜炎や網膜血管炎などの炎症性疾患，内眼手術や薬剤の合併症でも生じる．それぞれで黄斑浮腫を生じるメカニズムは様々であり，診断や治療の考え方も異なるが，本節では全体のテーマを鑑みて，以下の記述は主に網膜循環障害によるものに限定する．

1.7.2 検査と診断

1. 眼底検査

最も古典的な眼底検査法である検眼鏡や細隙灯顕微鏡による眼底検査あるいは眼底写真撮影では，黄斑浮腫は本来陥凹している中心窩の陥凹消失[†]や膨隆として観察される．高度な浮腫では網膜混濁や脈絡膜紋理の不鮮明化をみるが，網膜中心動脈閉塞症では特徴的な桜実紅斑（cherry-red spot）が観察される（図2）．網膜毛細血管瘤がある場合は，浮腫の周囲に硬性白斑の蓄積をみることがある．

[†]中心窩の陥凹消失：中心窩反射や輪状反射の消失をみることもある．

2. 蛍光眼底造影

フルオレセイン蛍光眼底造影（FA）は網膜血管の描出に優れ，FA初期には網膜毛細血管瘤が鮮明に写し出される．また中期には，網膜無灌流領域（NPA）の他に毛細血管の透過性亢進や毛細血管瘤からの蛍光漏出が検出される．特に嚢胞様浮腫の場合，嚢胞への花弁状蛍光貯留（pooling）が特徴的である（図3）．インドシアニングリーン蛍光眼底造影（indocyanine green angiography：IA）は一般に脈絡膜血管の描出に優れるが，一部の比較的大きな網膜毛細血管瘤も造影される．

3. 光干渉断層計（OCT）

黄斑浮腫の診断に最も有効，かつ定量性に優れた検査法である．OCTにおける黄斑

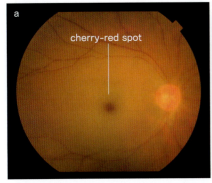

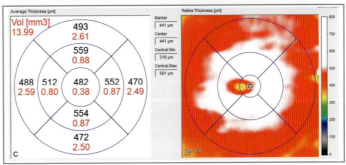

図2 黄斑の虚血性浮腫―網膜中心動脈閉塞症の症例

a：発症当日では特徴的なcherry-red spotを認める．
b：OCTでは虚血による壊死性浮腫で網膜内層の高反射を認める．
c：ボリュームスキャンでは黄斑のエリアごとの平均網膜厚が数値化され，定量的に表示される．またカラーマップとして浮腫の広がりをイメージとして捉えやすく表示できる．

31

Chapter 1 所見

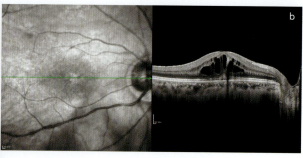

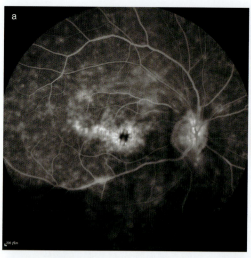

図3 黄斑の囊胞様浮腫—糖尿病黄斑浮腫の症例
a：フルオレセイン蛍光眼底造影　囊胞への花弁状蛍光貯留（pooling）が特徴的である．
b：同時期に撮った OCT 所見

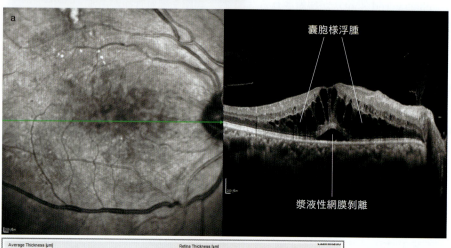

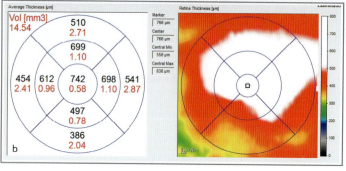

図4 黄斑浮腫の OCT 所見—糖尿病黄斑浮腫の症例
a：黄斑とその周囲に囊胞様浮腫が広がる．
b：ボリュームスキャンの数値は囊胞様黄斑浮腫と漿液性網膜剥離の総和として示される．

　浮腫の代表所見としては，①網膜膨化（スポンジ状浮腫），②囊胞様変化（囊胞様浮腫），③漿液性網膜剥離があげられるが（図4）．通常の眼底検査では判別困難な微細な所見も OCT では明瞭に観察されることが多い．また OCT マップを使用することで浮腫の大きさや高さを定量的に評価することができるため，診断だけでなく経過観察や治療効果の判定にも大変有用である．最近では，造影剤を用いない OCT angiography（OCTA）によって黄斑浮腫と関連する傍中心窩毛細血管の状態を評価する方法が広まりつつあるが，詳細は他節に譲る．

1.7.3 種類と成因

代表的所見は糖尿病網膜症や網膜静脈閉塞症（RVO）でよくみられ，これらが複合してみられることもしばしばある．網膜膨化は網膜浮腫の初期から起こり，最も高頻度にみられる所見である．毛細血管瘤や網膜毛細血管からの漏出で網膜にびまん性の浮腫が生じた状態を指す．OCT 所見では細胞間隙への液貯留に伴う外網状層（outer plexiform layer：OPL）の低信号域として観察される．視細胞の健常性を反映する ellipsoid zone（EZ）ラインや外境界膜（external limiting membrane：ELM）ラインの不明瞭化を伴う場合は視力低下につながることがある[2]．

中心窩およびその近傍のヘンレ神経線維層では神経線維が放射状かつ斜めに走行するため，この部位に形成される囊胞腔に漏出液が貯留すると FA や OCT で菊花状を呈する囊胞様浮腫が生じやすい（図 3）．一方，黄斑部以外の網膜では OPL の神経線維が垂直に走行するためハニカム（honeycomb）状の囊胞様浮腫が生じる．OCT 所見では囊胞様変化は境界鮮明な低信号域が隔壁によって区分されて見える点で網膜膨化と異なる（図 4）．また，囊胞様変化は内顆粒層，内網状層，神経節細胞層にも生じうる．高度な，あるいは遷延する囊胞様変化は細胞間隙への漏出液貯留のみならず神経細胞の破壊を示唆するものであり，浮腫が消退した後も視力への影響が残る場合が多い．

網膜浮腫の中でも網膜動脈閉塞のような虚血性変化が強い場合は細胞膜の透過性破綻をきたし，ナトリウムイオンと水の流入による神経細胞と軸索およびグリア細胞の膨化を伴う壊死性浮腫が生じるため[3]，OCT では低信号ではなく，びまん性の高信号を呈する（図 2）．特に網膜循環の支配領域である網膜内層に変化を認め，網膜の層構造は不明瞭となる．網膜動脈閉塞症の新鮮例では OCT のマップ表示で網膜肥厚部位がよく識別されるが，発症後に時間が経過すると組織壊死による網膜内層の菲薄化が進行するため，マップ表示では肥厚部位の認識が困難となる．このような場合も，個別の OCT 断層像で網膜内層の高信号が確認できれば，診断は可能である．

1.7.4 まとめ

黄斑浮腫は様々な疾患・病態で生じる所見であるが，視力に直接影響する大変重要なものである．最近では複数の眼底検査を組み合わせることによって原因疾患の診断に役立つだけでなく，視機能評価や予後予測も可能になってきた．治療や視力予後の面で言えば，早期発見が何よりも重要であり，黄斑浮腫を起こしうる疾患の管理においては診察ごとにその発症や進行の有無に常に注意を払っておく必要がある．

〈本田　茂〉

文献 2

文献

1) Lai D et al. The Role of Müller Cells in Diabetic Macular Edema. *Invest Ophthalmol Vis Sci* 2023；64：8.
2) Shin HJ et al. Association between photoreceptor integrity and visual outcome in diabetic macular edema. *Graefes Arch Clin Exp Ophthalmol* 2012；250：61-70.
3) Ed by Love S et al. Greenfield's Neuropathology, 9th ed. CRC Press Taylor & Francis Group；2015.

Chapter 1　所見

1.8 retinal whitening

1.8.1 正常眼底の色調

　正常眼底の色調は，網膜色素上皮と脈絡膜メラノサイトが含有する褐色色素の量と血管に豊富な脈絡膜の赤色に依存しており，黄色人種では赤褐色を呈する．眼底が正常な色調を呈するには，眼底を構成する神経網膜，網膜色素上皮，脈絡膜が健常である必要があり，これらの組織の障害は眼底の色調に変化をもたらす．

　正常な中心窩網膜には内層網膜がなく，大部分を外顆粒層が占めており，周囲の網膜と比べ薄いため，赤みが濃く観察される．また，黄斑部の内層網膜にはルテインなどのキサントフィルからなる黄色の黄斑色素が存在する．

1.8.2 網膜循環

　眼動脈の分枝である網膜中心動脈は眼内で網膜分枝動脈となり内層網膜を走行し，内顆粒層から内層の網膜に血液を供給する．一方，外網状層から色素上皮層までの外層網膜は脈絡膜毛細血管板から血流の供給を受けている．毛様体循環の枝である毛様網膜動脈を有する症例では，毛様網膜動脈が視神経乳頭から中心窩までの内層網膜に血液を供給している[1]．

　中心窩周囲には毛細血管が存在しない中心窩無血管領域（FAZ）がある．

1.8.3 retinal whitening とは

　網膜血管障害や眼内炎症，外傷，腫瘍性疾患など様々な原因により生じた二次性の眼底所見であり，黄色人種では赤褐色に観察される眼底が局所的に，あるいは眼底全体が白っぽく観察される状態を指す．患者の年齢，性別，病歴といった情報が retinal whitening の原疾患鑑別の手がかりとなる．しかし，原疾患ごとに特徴的な retinal whitening 像を呈するため，丁寧な眼底観察が求められる．ここでは本巻の趣旨に基づき，網膜血管障害に伴う retinal whitening について解説する．

■ 網膜動脈閉塞症（RAO）

　網膜動脈閉塞症（retinal artery occlusion：RAO）の急性期では閉塞動脈が灌流する領域の内層網膜が虚血に陥り膨化し，retinal whitening を呈する．動脈閉塞後数日で内層網膜の膨化は消失し同部位は萎縮するため retinal whitening は観察されなくなる．

　図 1a は網膜中心動脈閉塞症の急性期眼底写真で，中心窩と乳頭耳側網膜を残し retinal whitening を認める．中心窩網膜は上述の通り血流が保たれているため cherry-red spot を呈している．赤褐色を維持している乳頭耳側網膜（矢印）は毛様網膜動脈により血流が維持されている．図 1b は光干渉断層計（OCT）断層画像で，内層網膜が高輝

1.8 retinal whitening

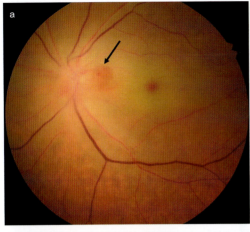
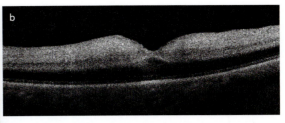

図1 急性期網膜中心動脈閉塞症
a：眼底写真　中心窩と乳頭耳側網膜を残し retinal whitening を認める．中心窩網膜は cherry-red spot を呈している．赤褐色を維持している乳頭耳側網膜（矢印）は毛様網膜動脈により血流が維持されている．
b：OCT検査　内層網膜が高輝度を呈している．

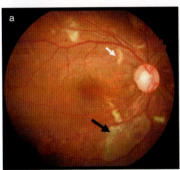
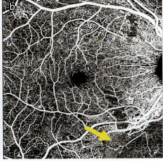
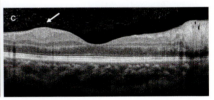

図2　増殖糖尿病網膜症に網膜動脈分枝閉塞症が生じた症例
a：眼底写真　下方アーケード近傍の動脈分枝閉塞（黒矢印）による retinal whitening を認める．
b：OCT angiography 検査　下方アーケード近傍に動脈分枝閉塞（黄矢印）を認める．
c：OCT検査　軟性白斑を横断する断層像では神経線維層が局所的に膨化し高輝度を呈している（矢印）．

度となっている．

　図2は増殖糖尿病網膜症に網膜動脈分枝閉塞症が生じた症例で，下方アーケード近傍の動脈分枝閉塞（a，黒矢印；b，黄矢印）による retinal whitening を認める．

■軟性白斑

　網膜表層の毛細血管が閉塞し局所の虚血が生じると，網膜神経節細胞の軸索流動が障害され網膜神経線維層が肥厚するため，retinal whitening を呈する．

　図2の眼底写真（a）には増殖糖尿病網膜症に伴う軟性白斑（白矢印）が散見される．軟性白斑を横断する OCT 画像（c）では神経線維層が局所的に膨化している（白矢印）．

　図3は発症後4か月が経過した網膜静脈分枝閉塞症で，残存する軽度の網膜出血と軟性白斑（a，矢印）を認める．同領域には無灌流領域（NPA）を認め（b），神経線維層の膨化による高輝度像（c）が確認される．

　図4の眼底写真（a）には白斑が散在し，乳頭上方にはロート（Roth）斑（矢印）を疑わせる所見も認められる．脳悪性リンパ腫が寛解した既往があるため，治療施設の脳外科，眼科受診を勧め，悪性リンパ腫と診断された．白斑を横断する OCT 画像（b）

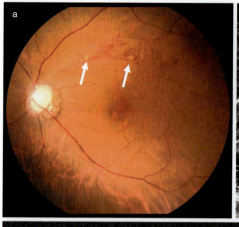
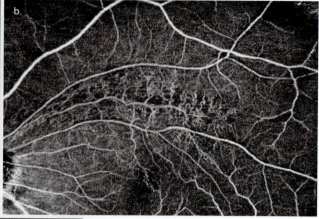
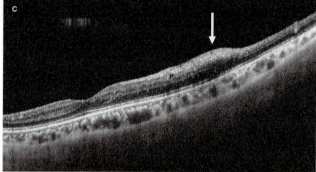

図3 発症後4か月が経過した網膜静脈分枝閉塞症
a：眼底写真　残存する軽度の網膜出血と軟性白斑（矢印）を認める．
b：OCT angiography検査　静脈閉塞領域に無灌流領域を認める．
c：OCT検査　神経線維層の膨化による高輝度像が確認される（矢印）．

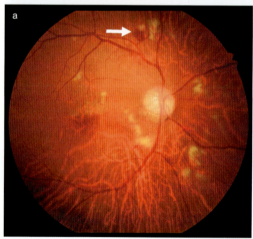
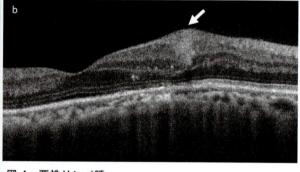

図4 悪性リンパ腫
a：眼底写真　白斑が散在し，乳頭上方にはロート斑（矢印）を認める．
b：OCT検査　白斑を横断する断層像では，白斑に一致する内層網膜が局所的に膨化している（矢印）．

では内層網膜が局所的に膨化している（矢印）．ロート斑の白斑は，透過性が亢進した血管から漏出した血小板とフィブリンから構成されていると報告されている[2]．

（引地泰一）

文献2

文献
1) Yanoff M et al. Neural (Sensory) retina. In：Ocular Pathology, 8th ed. Elsevier；2019. p.407-80.
2) Lepore FE. Roth's Spots in Leukemic Retinopathy. *N Engl J Med* 1995；332：335.

1.9 高血圧変化，動脈硬化

　高血圧（high blood pressure, hypertension）は内科的疾患ではあるが，眼科医として全身の血管で唯一直接観察できる眼底から得られる所見を知っておくこと，高血圧によって引き起こされる視機能が障害される疾患の存在を知っておくこと，そして眼底所見と生命予後の関係を知っておくことは重要である．血圧が短期間かつ急激に上昇したときには，急性変化として高血圧網膜症がみられる．つまり，線状の網膜出血や硬性白斑，綿花状白斑などの臨床所見があげられる．これらについては他節の詳細な記述に譲る．

　一方，網膜細動脈硬化症（retinal arteriosclerosis）は，高血圧が長期に持続することにより生じる血管壁の退行性変化で慢性的なものである．

1.9.1 高血圧による変化

　網膜細動脈の血管壁には平滑筋が存在し，その収縮により血管内腔を変化させ，毛細血管床への血流を調節している．血圧上昇があると，末梢の臓器を守るために細動脈が収縮し，血管抵抗が増大する反応が働く．その結果，網膜細動脈の狭細化，および口径不同（図1，限局性狭細）[1]が生じる．血圧の急激な変化における網膜細動脈の収縮は可逆性の張力亢進で，血管攣縮が原因と考えられており，適切な降圧治療により正常に回

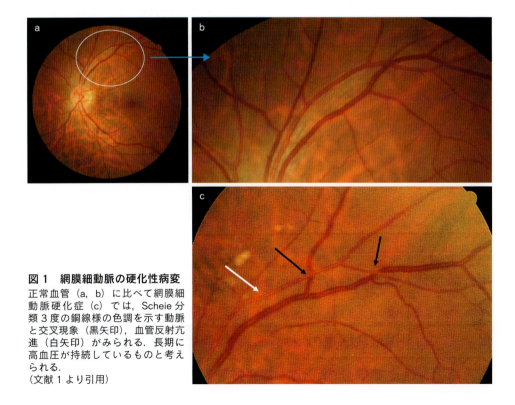

図1　網膜細動脈の硬化性病変
正常血管（a, b）に比べて網膜細動脈硬化症（c）では，Scheie分類3度の銅線様の色調を示す動脈と交叉現象（黒矢印），血管反射亢進（白矢印）がみられる．長期に高血圧が持続しているものと考えられる．
（文献1より引用）

復しうるが，高血圧が持続すると血管変化は慢性化し，網膜細動脈硬化症となる．しかし，実際は両者の変化が混在していることもある．

1.9.2 網膜細動脈硬化症と分類

慢性的に高血圧が持続すると，血管壁，特に動脈壁に変化が生じる．動脈硬化に伴うびまん性細動脈狭細，血管壁の肥厚，平滑筋の変性，細動脈の血柱反射の亢進（arterial wall opacification）や，銀線もしくは銅線動脈（silver or copper wiring），網膜の細動脈と静脈の交叉部で生じる動静脈交叉現象（A-V crossing phenomenon）（図1c）などがある[1]．

古くは1953年のScheieの分類（表1）[2]があり，細動脈変化（S）と高血圧性変化（H）に分けてあり理解しやすい．

1960年代の研究で，Keith-Wagener-Barkerの分類（表2）[3]が，高血圧性眼底所見と生存率との関係を示した．すなわち，Gradeが高いほど7年後の生存率が低くなるという，高血圧性眼底所見の意義を明確にした．特にGrade Ⅲ，Ⅳでは生存率への影響が顕著である（図2）[3]．このように眼底所見は，高血圧に伴う心血管疾患や脳卒中などの循環器イベントや死亡リスクを評価できる．高血圧の管理や治療が進歩した現代においても，心血管系病変リスクと眼底所見の関係性は複数の大規模疫学研究で確認され，

文献2

文献3

表1 Scheieの分類（改変）

程度 / 変化の種類	硬化性変化（S）	高血圧性変化（H）
1度	動脈血柱反射が増強 軽度の動静脈交叉現象	網膜動脈系に軽度のびまん性狭細化をみるが口径不同は明らかでない．
2度	動脈血柱反射が高度増強 動静脈交叉現象は中等度	網膜動脈のびまん性狭細化は軽度または高度．限局性狭細も加わり口径不動を示す．
3度	銅線動脈，動静脈交叉現象は高度	動脈の狭細と口径不同はさらに著明．出血あるいは白斑のどちらかまたは両方．
4度	血柱の外観は銀線状 ときには白線状	3度＋乳頭浮腫

1度では動脈径と静脈径の比率が正常では2：3程度であるところが，1：2以下となる．2度では1度に加えて，もっとはっきりした動脈の局所性の狭細化が生じ，動静脈の交叉現象がみられる．

（文献2より）

表2 Keith-Wagener-Barkerの分類

Grade Ⅰ	動脈径が静脈径の50％以下
Grade Ⅱ	交叉現象が乳頭から1乳頭径以上離れた場所で存在する
Grade Ⅲ	網膜出血や綿花状白斑
Grade Ⅳ	網膜出血や綿花状白斑を伴った乳頭浮腫

（文献3より）

図2 Keith-Wagener-Barkerの分類におけるGrade Ⅰ～Ⅳの7年後までの生存曲線
（文献3より）

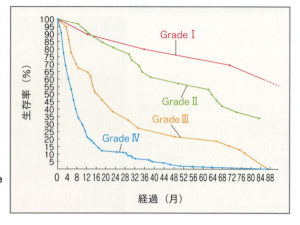

表3 Wong-Michell による高血圧に関わる網膜血管病変分類と Keith-Wagener-Barker（K-W）分類，Scheie 分類との対応表

重症度分類	所見	全身疾患との関連	判定	K-W 分類	Scheie 分類
なし	所見なし	なし	A		H0S0
軽度	網膜細動脈のびまん性狭細・局所性狭細化・口径不同，動静脈交叉現象，血管柱反射亢進・混濁（銅線動脈）	脳卒中，非症候性脳卒中，冠動脈疾患，循環器死亡の危険上昇あり（オッズ比1〜2）	BまたはC	Grade I / II	H0S1〜4 H1S0〜4 H2S0〜4
中等度	網膜出血（斑状，点状，火炎状），毛細血管瘤，綿花状白斑，硬性白斑などの網膜症所見	脳卒中，非症候性脳卒中，認知低下，循環器死亡の危険高い（オッズ比2以上）	D2	Grade III	H3S0〜4
重度	網膜症所見に加えて乳頭浮腫	循環器死亡の危険が高い	D2	Grade IV	H4S0〜4

判定区分　A：異常なし　B：軽度異常問題なし　C：要経過観察　D：要医療（D1：要治療，D2：要精査）

（文献5より）

Wong-Michell 分類としてまとめられている[4]．この分類は最近の日本人間ドック・予防医療学会の眼底の評価方法として勧められている（表3）[5]．

1.9.3 慢性的な高血圧変化の注意点と今後の展望

　高血圧は全身性の疾患であるので，一般に両眼にほぼ同程度の所見を呈する．左右差がみられるときは高血圧以外の原因に注意しておきたい．これまでは眼底観察・眼底写真での検討について述べた．しかし近年では，技術の進歩により血管の変化や交叉現象を光干渉断層計（OCT）で検討した新たな分類を提唱する報告[6]もある．

　高解像度の補償光学カメラの進歩により，高血圧で生じている網膜血管の変化として，細動脈レベルで血管壁が肥厚し，管腔径が相対的に小さくなっていることが生体で明らかになっている[7]．測定が複雑であるため一般臨床で用いるレベルには至っていないが，近い将来に定量的な検討が普及することが期待される．

（張野正誉）

文献4

文献5

文献6

文献7

文献

1) 張野正誉：高血圧網膜症と血管攣縮性網膜症，眼底所見とその意義．日本の眼科 2013；84：430-4.
2) Scheie HG. Evaluation of ophthalmoscopic changes of hypertension and arteriolar sclerosis. *AMA Arch Ophthalmol* 1953；49：117-38.
3) Keith NM et al. Some different types of essential hypertension：their course and prognosis. *Am J Med Sci* 1974；268：336-45.
4) Downie LE et al. Hypertensive retinopathy：comparing the Keith-Wagener-Barker to a simplified classification. *J Hypertens* 2013；31：960-5.
5) 日本人間ドック・予防医療学会．眼底健診判定マニュアル（2015.4月改訂）．
6) Kumagai K et al. Three-Dimensional Optical Coherence Tomography Evaluation of Vascular Changes at Arteriovenous Crossings. *Invest Ophthalmol Vis Sci* 2014；55：1867-75.
7) Hillard JG et al. Retinal Arterioles in Hypo-, Normo-, and Hypertensive Subjects Measured Using Adaptive Optics. *Transl Vis Sci Technol* 2016；5：16.

1.10 disorganization of the retinal inner layers（DRIL）

1.10.1 DRILとは

disorganization of the retinal inner layers（DRIL）は 2014 年に Sun らにより報告された光干渉断層計（OCT）断層像における所見であり，糖尿病黄斑浮腫（diabetic macular edema：DME）において，網膜内層の層構造が不明瞭となった形態的な状態である[1]．光刺激の伝達路における障害に対応していると考えられ，視力低下と強い相関を示す臨床的意義の高い所見である．具体的な評価方法としては，スペクトラルドメイン OCT（SD-OCT）を用いて 20×20°を 49 本の B スキャンで撮像し，中心窩を通るスキャンとその上下 3 本ずつ，つまり，計 7 本の画像において，中心 1 mm の範囲で神経節細胞層/内網状層（GCL/IPL〈inner plexiform layer〉），内顆粒層（INL），外網状層（OPL）の各層の境界が確認できない範囲の横方向の長さを測定し，その平均値（μm）を DRIL と定義している．近年では，網膜各層の自動セグメンテーションの技術が向上し，さらには，ディープラーニングを用いた自動評価の報告も出てきており，客観的な指標となる可能性が出てきている[2]．

文献 1

文献 2

1.10.2 病態と糖尿病黄斑浮腫（DME）における臨床的意義

正常の網膜では，視細胞からのシグナルを双極細胞，神経節細胞へと垂直方向へシグナル伝達するときに，水平細胞とアマクリン細胞による水平方向の微調整により，解像度を上げている．その伝達路に一致して，3～4 層の網膜血管が栄養しており，神経血管ユニットを構成している．良好な視力のためには，それらの神経細胞が整然と配列することが必要条件であり，生理的な網膜では，OCT 上で明確な層構造が視認できる（図 1a，d）．

糖尿病網膜症（diabetic retinopathy：DR）は従来，糖尿病による細小血管障害の一つと言われていたが，網膜機能検査の結果から神経障害を生じることも知られていた．OCT により，神経細胞の配列の状態を把握できるようになり，DME における形態的変化の一つとして，内層における神経細胞の配列が乱れると DRIL を生じると考えられる（図 1b，c，e，f）．特に，当該の網膜層は網膜血管が存在しており，血管透過性亢進による神経血管ユニット障害が，浮腫性変化，血中 neurotoxic factors の曝露，神経炎症などのメカニズムにより個々の神経細胞が障害されると共に，配列の乱れを生じる．DME の横断研究において DRIL を有する症例では視力低下を認めることが多く，また縦断研究でも，抗 VEGF（血管内皮増殖因子）療法後の予後不良因子であった．

1.10.3 対象疾患の拡大

DME 眼で初めて報告された DRIL だが，DR における無灌流領域（NPA）でもしば

1.10 disorganization of the retinal inner layers (DRIL)

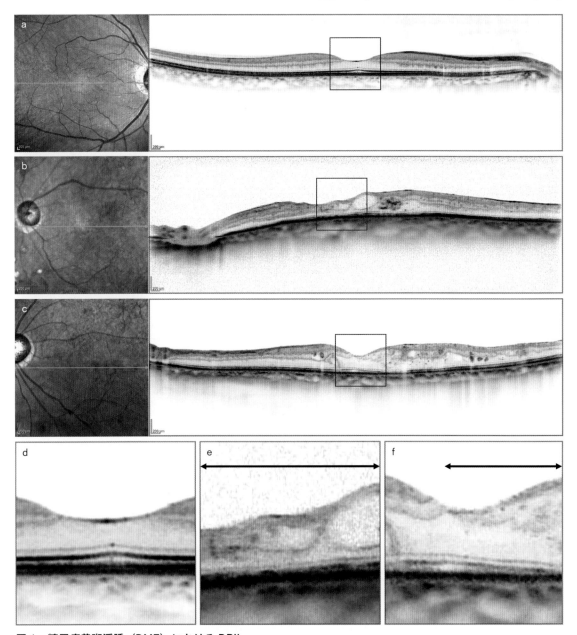

図1 糖尿病黄斑浮腫（DME）における DRIL
a：正常網膜の SD-OCT 断層像　b, c：DME の SD-OCT 断層像　d〜f：それぞれ a, b, c の拡大図
d：正常網膜では内層から外層まで層構造が明瞭に描出される.
e, f：両端矢印の範囲で，内層の層構造が確認できず，DRIL に相当する.

しばみられることがわかり，OCT と OCT aigiography（OCTA）の対応に関する研究が進んでいる[3]．NPA では神経細胞が障害されるが，網膜内層が高反射の浮腫性変化をきたしたり，逆に菲薄化することもある．層構造が維持されることもあるが，多くの場合で層構造の乱れ，つまり，DRIL の所見を呈する．DR 以外の網膜血管疾患である網膜静脈閉塞症（RVO）も，網膜虚血と血管透過性亢進が特徴であり，同様に網膜内層の変化をきたすことがある．特に，重篤な血流障害を起こした症例や慢性期や再燃を

文献3

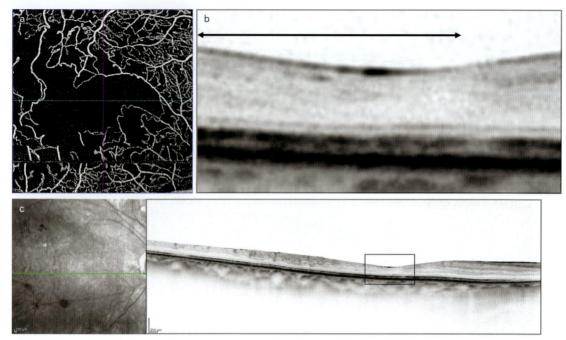

図2 糖尿病黄斑虚血の症例におけるDRIL
a:黄斑部3×3mmの網膜浅層におけるen face OCTA画像 黄斑部の血流障害が顕著である.
b,c:SD-OCT断層像(c)とその拡大図(b) 内層の菲薄化と共に,両端矢印の範囲で内層の層構造は消失しており,DRILとなっている.

文献4

繰り返す症例では,DRILがみられることがある[4](図2).

陳旧期のぶどう膜炎でもDRILを認めることがあるが,神経炎症,浮腫性変化,また虚血など,いくつかのメカニズムにより,神経細胞が消失したり,配列が乱れると考えられる.さらには,重症の網膜上膜における牽引性病変でも,内層が乱れ,DRILを呈することがある.

1.10.4 類似所見

網膜動脈閉塞症(RAO)の閉塞領域では,急性期にはOCT断層像で網膜内層の高反射と浮腫性変化をきたすが,慢性期には萎縮する.急性期の所見はDRILと酷似するが,よく見ると全体に高反射となるものの,層構造は確認できる.その類縁疾患であるparacentral acute middle maculopathy (PAMM)では,INLの高反射を特徴とする網膜中層の虚血性病変と考えられている.もともと低反射のINLが高反射となることで,網状層との区別がしにくくなるものの,特徴的な反射強度の変化により,鑑別可能である.

(村上智昭)

文献

1) Sun JK et al. Disorganization of the Retinal Inner Layers as a Predictor of Visual Acuity in Eyes With Center-Involved Diabetic Macular Edema. *JAMA Ophthalmol* 2014;132:1309-16.

2) Singh R et al. Deep Learning Algorithm Detects Presence of Disorganization of Retinal Inner Layers (DRIL)-An Early Imaging Biomarker in Diabetic Retinopathy. *Transl Vis Sci Technol* 2023 ; 12 : 6.
3) Onishi AC et al. Multi-Level Ischemia in Disorganization of the Retinal Inner Layers on Projection-Resolved Optical Coherence Tomography Angiography. *Retina* 2019 ; 39 : 1588-94.
4) Babiuch AS et al. Association of Disorganization of Retinal Inner Layers With Visual Acuity Response to Anti-Vascular Endothelial Growth Factor Therapy for Macular Edema Secondary to Retinal Vein Occlusion. *JAMA Ophthalmol* 2019 ; 137 : 38-46.

Chapter 2
検査

2.1 フルオレセイン蛍光眼底造影（FA）

フルオレセイン蛍光眼底造影（fluorescein angiography：FA）は，蛍光色素であるフルオレセインを静脈注射し，眼内に流入した蛍光色素による眼底所見の時間的な変化を撮影することにより，網膜血管疾患の循環や病態を確認するために行われる．近年，造影剤を使用しない非侵襲性の光干渉断層血管撮影（optical coherence tomography angiography：OCTA）の普及によりFAを行わなくても網膜血管障害の病態の把握が可能となる症例も多くなっているが，蛍光色素の充盈遅延などの時間的な経過や漏出などはOCTAでは確認できないため，FAは重要な検査の一つである．

2.1.1 FAの基本

フルオレセインは，分子量376の水溶性の色素で，吸収波長は465〜490 nmにあり，480 nmの青色光で励起されると520 nm（495〜600 nm）の波長をもつ蛍光を発し，濾過フィルター（520 nm）を通して検出できる．血液中ではフルオレセインは70〜80％が血漿蛋白と結合する．残りの色素は結合せずにフリーの状態で存在する．FAの網膜レベルの所見は，アルブミンと結合したフルオレセインも，結合していないフルオレセインも正常な網膜毛細血管の内血液網膜関門を透過しないため，網膜血管からフルオレセインの漏出を認めれば，その部位に異常があることがわかる．FAにより網膜血管の循環，無灌流領域の有無と範囲，網膜血管の形態的異常（新生血管や血管瘤）や病巣からの蛍光色素の漏出や貯留の有無と程度が確認できる．

2.1.2 造影の経時的変化の正常所見と異常所見

1．脈絡膜造影相

網膜中心動脈が造影される1〜2秒前に脈絡膜血管が造影され，斑状の蛍光を示す時期である．脈絡毛細血管板が急速に造影され初期脈絡膜蛍光（choroidal flush）と言われる（図1a）．視神経乳頭辺縁にみられる短後毛様体動脈から分枝した毛様網膜動脈は脈絡膜造影相で確認できる（図2a）．毛様網膜動脈は，先天異常ではあるが，識別方法に応じて6.9％から49.5％とばらつきがあり[1]，血管閉塞などが生じなければ疾患とはならず，その範囲の網膜内層を栄養する重要な動脈である．毛様網膜動脈閉塞症は，網膜動脈閉塞症と同様に網膜内層の虚血領域は網膜白濁となり（図3a），FAで充盈遅延や充盈欠損が確認できる．図3は脈絡膜造影相には造影されず，その後の造影で充盈遅延が確認できた毛様網膜動脈閉塞症である（図3b〜d）．

2．網膜動脈相

視神経乳頭の網膜中心動脈から分枝する網膜主幹動脈が造影される時期（図1a，b）である．フルオレセインの静脈注射直後から視神経乳頭の網膜中心動脈が造影されるまでの時間を腕-網膜循環時間と呼び，正常では，10〜15秒である．腕-網膜循環時間は，頸動脈と眼動脈の口径や全身状態に影響される．また，造影検査の介助者が造影剤

文献 1

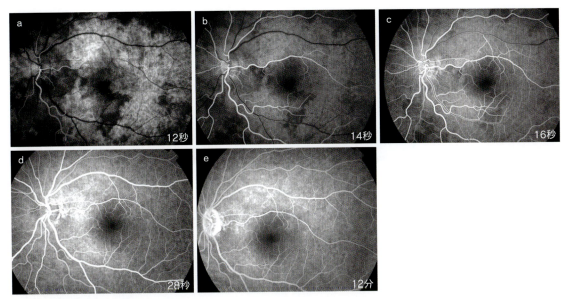

図1 正常のFA
a：網膜動脈相早期　視神経乳頭の網膜中心動脈から分枝する網膜主幹動脈が造影される時期．脈絡毛細血管板が急速に造影された初期脈絡膜蛍光（choroidal flush）が脈絡膜造影相から引き続きみられる．
b：網膜動脈相　網膜動脈の分枝が造影される．
c：初期静脈相　網膜主幹静脈の造影が始まる時期．静脈壁に沿った部のみに蛍光が認められる層流（laminar flow）がみられる．
d：後期静脈相　動脈の蛍光が静脈より減弱している時期．
e：造影後期相　脈絡膜，ブルッフ膜，強膜などの組織染が認められる時期．

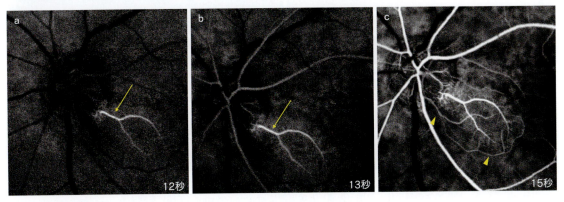

図2 毛様網膜動脈
a：脈絡膜造影相で，視神経乳頭4時の部位の乳頭縁から毛様網膜動脈が造影される（矢印）．
b：網膜動脈相で，網膜中心動脈が造影され始めている時期に毛様網膜動脈を明瞭に認める（矢印）．
c：網膜静脈が造影される前に，毛様網膜動脈から周囲の静脈に造影色素が循環しているのを認める（矢頭）．

の静脈注射を急速に行う場合とややゆっくりと行う場合とでも異なってくるが，急速に行うほうがより正確に造影開始を捉えやすい．この時相のFAの撮影はピント合わせやコントラストの調整も瞬時に行う必要があり，最も集中を要する．造影剤の静脈注射開始後8秒くらいから撮影を開始し，さらに動画撮影が可能ならば動画記録を開始しておくことで，その後の読影の際に正確に網膜中心動脈の造影開始時間を把握できる．眼動脈閉塞症，網膜中心動脈閉塞症では，この時相では網膜動脈は造影されていない．図4の黄斑部にcherry-red spotを認める眼動脈閉塞症は13秒の時点から2分18秒まで網

Chapter 2 検査

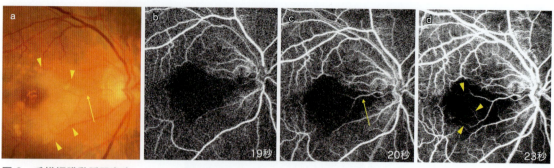

図3 毛様網膜動脈閉塞症
a：カラー眼底写真　毛様網膜動脈を認めるが（矢印），視神経乳頭から黄斑部鼻側にかけて，この範囲の網膜内層の虚血を示唆する乳白色病巣を認める（矢頭）．
b：視神経乳頭から網膜動脈は造影されているが，毛様網膜動脈は造影されていない．
c：毛様網膜動脈が造影される（矢印）．
d：毛様網膜動脈の分枝も充盈遅延で認める（矢頭）．

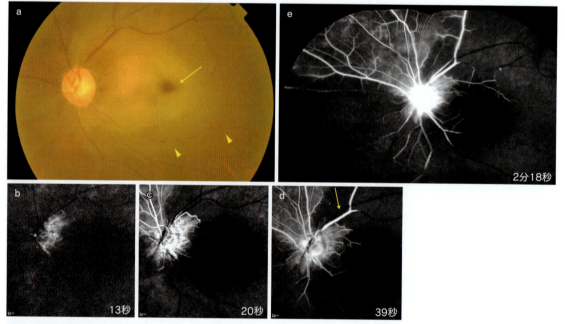

図4 眼動脈閉塞症
a：カラー眼底写真　網膜動脈の狭小化，途絶（矢頭）と黄斑部に cherry-red spot（矢印）を認める．
b：13秒　視神経乳頭周囲の造影を認めるが，初期脈絡膜蛍光（choroidal flush）は認めない．
c：20秒　上鼻側の網膜動脈と静脈の造影を認めるが，下鼻側，上下網膜動脈の造影は認めない．
d：39秒　上耳側の網膜静脈の造影を認める（矢印）．
e：2分18秒　上鼻側の網膜動脈以外の動脈の造影は認めず脈絡膜蛍光も暗いままである．

膜動脈は造影されず，腕-網膜循環時間の延長が確認でき，また choroidal flush は認めず，その後の脈絡膜蛍光も暗いままである（図4a〜d）．

3．網膜静脈相

初期静脈相は，黄斑部の細静脈から網膜主幹静脈の造影が始まる時期で，静脈壁に沿った部のみに蛍光が認められる層流（laminar flow）がみられる（図1c）．これは網膜静脈では血管壁に沿う血流が静脈中央部の血流より速いためである．層流の時期で網膜内循環時間の差異が確認できる．図5の網膜細動脈瘤の末梢側の動脈は造影が遅く

2.1 フルオレセイン蛍光眼底造影（FA）

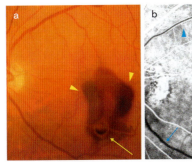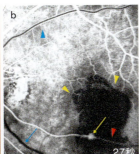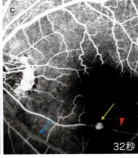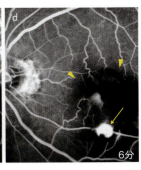

図5　網膜細動脈瘤
a：カラー眼底写真　網膜前出血（黄矢頭）を伴う網膜細動脈瘤（黄矢印）を認める．
b：下耳側の網膜動脈は網膜細動脈瘤（黄矢印）から末梢は造影されていない（赤矢頭）．網膜静脈は上耳側の層流は確認できるが（青矢頭），下耳側では充盈遅延のため造影されていないことから（青矢印），網膜内循環時間の上下の差異があることが確認できる．カラー眼底写真の網膜前出血の範囲は block に伴う低蛍光を示す（黄矢頭）．
c：網膜細動脈瘤（黄矢印）から末梢が造影され（赤矢頭），充盈遅延であることが確認できる．下耳側の網膜静脈はこの時点で層流を確認できる（青矢印）．
d：網膜細動脈瘤からの leakage の過蛍光は強く（黄矢印），疾患活動性が高いことが確認できる．block に伴う低蛍光は後期も低蛍光となる（黄矢頭）．

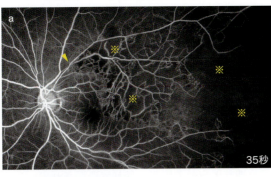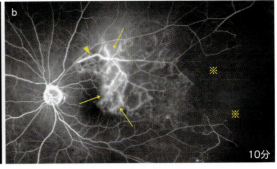

図6　網膜静脈分枝閉塞症
a：上方の網膜動静脈交叉部に伴う静脈閉塞で（矢頭），黄斑部上方から耳側にかけて広範囲の無灌流領域の低蛍光を認める（※）．
b：充盈欠損である無灌流領域は後期まで低蛍光を示す（※）．閉塞部位より末梢の網膜静脈は拡張し（矢頭），黄斑部上方の血管からは leakage に伴う過蛍光を示す（矢印）．

なり，その影響で下耳側の網膜静脈の層流の開始も遅延し，網膜内循環時間の上下の差異が生じている（図5b）．

4．造影後期相

脈絡膜，ブルッフ（Bruch）膜，強膜などの組織染が認められる時期（図1e）である．網膜細動脈瘤（図5d）や網膜新生血管からの leakage（色素漏出，図6b）はこの時間でより強調される．

2.1.3 低蛍光

正常でみられる蛍光が認められない，および正常よりも弱く認める所見を指す．

1．block（蛍光遮断）

背景蛍光がその前方に存在する出血，色素沈着，硬性白斑など組織や病変によって遮断され低蛍光となる．硝子体や網膜前の出血は網膜血管を含めすべての蛍光が遮断さ

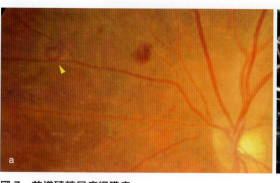
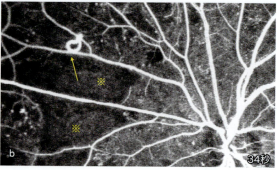

図7 前増殖糖尿病網膜症
a：カラー眼底写真　視神経乳頭上鼻側の網膜静脈が変形したループ形成（前増殖糖尿病網膜症に関わる所見：静脈異常）を認める（矢頭）．
b：鮮明にループ形成が確認できる（矢印）．その周囲には無灌流領域を認める（※）．

れ，網膜下の出血では網膜血管は検出されるが，脈絡膜の蛍光は遮断される．網膜静脈閉塞症では，網膜静脈の狭窄や閉塞部位の確認や無灌流領域の有無と範囲を確認するためにFAを行うが，発症早期では出血は厚くまた広範囲に及ぶこともあり，それらの所見が出血に伴うblockで確認できないため，加療開始後しばらくして，ある程度出血が吸収され，blockの影響がない時点でFAを行うことが望ましい．また，下記の充盈欠損に伴う低蛍光は，まずblockを否定するため，カラー写真での確認は必須となる．図5の網膜細動脈瘤の低蛍光は網膜前出血によるblockである．

2．充盈遅延，充盈欠損

充盈遅延（filling delay）はフルオレセインの流入が通常よりも遅れる状態で，時間の経過で造影が確認できる．図5の網膜細動脈瘤の末梢側は遅れて造影されているので充盈遅延となる（図5b，c）．一方，充盈欠損（filling defect）は，フルオレセインが流入されない状態が続く状態である．図4の眼動脈閉塞症は，上鼻側以外の網膜動脈は後期まで造影されていない（図4b〜e）．網膜静脈閉塞症（図6）や糖尿病網膜症（図7b）などで認める無灌流領域は充盈欠損である．

2.1.4 過蛍光

正常ではみられない部位に蛍光を認める，および正常よりも蛍光を強く認める所見で，自発蛍光，window defect（窓陰影），leakage（色素漏出），pooling（貯留），staining（組織染）があり，網膜血管障害では，leakage，pooling，stainingの所見を確認する．leakageは内血液網膜関門の障害で，網膜血管からフルオレセインが漏出した状態の所見である．leakageの有無・強弱で疾患活動性を判断する．leakageにはpooling，stainingがある．

1．pooling

leakageにより網膜内や網膜下の限局性の空間に色素貯留が生じる過蛍光がpoolingである．図8の糖尿病黄斑浮腫では，黄斑部の毛細血管瘤からのleakageは，蛍光色素が早期から後期にかけて網膜内の囊胞に貯留するpoolingで，疾患活動性が高いことが確認できる（図8a，b）．抗VEGF（vascular endothelial growth factor；血管内皮

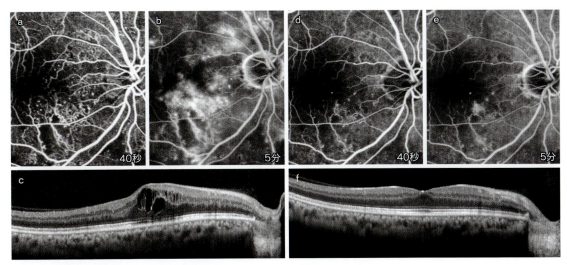

図 8 糖尿病黄斑浮腫─抗 VEGF 薬注射前（a〜c）・3 か月後（d〜f）
a, b：抗 VEGF 薬注射前には，黄斑部に複数の毛細血管瘤を早期に認め，後期にその leakage は囊胞内に貯留する pooling の過蛍光として認め，活動性が高いことが確認できる．
c：OCT　中心窩に囊胞とびまん性浮腫を認める．
d, e：3 か月後　毛細血管瘤はほぼ消失し，後期に leakage は認めず，活動性が抑制されたことが確認できる．
f：OCT　黄斑浮腫は認めない．

増殖因子）薬注射により leakage が抑制され過蛍光は認めない（図 8d, e）．

2. 組織染（staining）

フルオレセインにより組織が染色された状態で，早期から後期まで過蛍光を呈し，大きさは不変で後期に周囲の健常部との境界が比較的鮮明である．網膜血管障害では，活動性のない新生血管や瘢痕組織などでみられる．

2.1.5 血管の形態異常

網膜血管の形態異常は，OCTA が普及した現在では FA での確認は不要となる症例も多いが，一部の機種を除き現況の OCTA では眼底周辺部に及ぶ広角撮影は不可のため，FA での確認が必要となる症例もある．また，OCTA では確認できない上述した充盈遅延や leakage を含めて読影することで，血管の形態異常の病態をより詳細に把握できる．図 7 の前増殖糖尿病網膜症の所見となる静脈異常のループ形成はカラー眼底写真より鮮明に確認できる．図 9 の結核性ぶどう膜炎の網膜新生血管は，早期では血管形態が鮮明に確認でき，後期の leakage で疾患活動性が確認できる．図 10 の網膜血管増殖性腫瘍は，眼底周辺部に認めるため OCTA では検出できないが，腫瘍の流入血管と流出血管の形態異常は，FA の早期の所見で見分けることができる（図 10b, c）．

（森　隆三郎）

文献

1）Schneider M et al. Prevalence of Cilioretinal Arteries：A systematic review and a prospective cross-sectional observational study. *Acta Ophthalmol* 2021；99：e310-8.

Chapter 2 検査

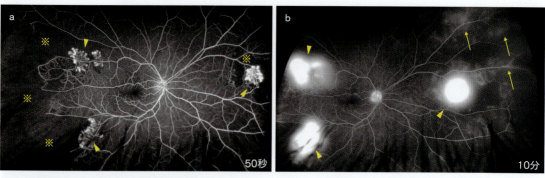

図9 結核性ぶどう膜炎の網膜新生血管
a：早期に無灌流領域（※）に接した上下耳側2か所と鼻側1か所の新生血管の形態が確認できる（矢頭）．
b：後期に新生血管から硝子体への強いleakageを認める（矢頭）．鼻側周辺部に網膜血管炎に伴う過蛍光を認める（矢印）．

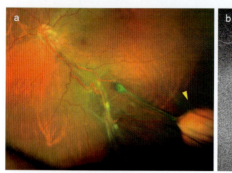 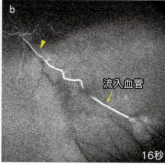 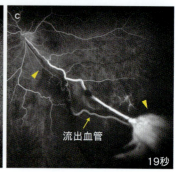

図10 網膜血管増殖性腫瘍
a：カラー眼底写真　眼底耳下周辺部に網膜血管増殖性腫瘍を認める（矢頭）．
b：視神経乳頭からの網膜動脈（矢頭）が腫瘍への流入血管（矢印）であることが確認できる．
c：腫瘍内のpooling（矢頭）を認め，その流出血管（矢印）が視神経乳頭への層流として認める網膜静脈（矢頭）と連続していることが確認できる．

2.2 インドシアニングリーン蛍光眼底造影（ICGA）

2.2.1 ICGA とは

インドシアニングリーン蛍光眼底造影（ICG〈indocyanine green〉angiography：ICGA，IA）検査は脈絡膜血管を主に評価し，網膜色素上皮下の病変や脈絡膜血管の循環障害，異常血管などを検出可能である[1]．

新生血管型加齢黄斑変性では黄斑新生血管（macular neovascularization：MNV），ポリープ状病巣，異常血管網などの検出ができ，病型分類や治療方針の決定に有用である．また，脈絡膜血管腫や脈絡膜悪性黒色腫，転移性脈絡膜腫瘍などの脈絡膜腫瘍の診断にも用いられる[2]．

フルオレセイン蛍光眼底造影（FA）と比較し，出血などに伴う蛍光遮断の影響を受けにくいため，網膜細動脈瘤や3型MNV[†]などの症例の診断にも有用である．広角眼底撮影による正常眼撮影画像を図1〜3に示す．

[†] 3型MNV；または「網膜血管腫状増殖（retinal angiomatous proliferation：RAP）」とも言う．

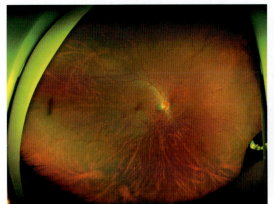

図1　正常眼の広角眼底撮影画像（35歳，男性）

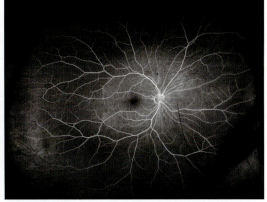

図2　正常眼のフルオレセイン蛍光眼底造影画像

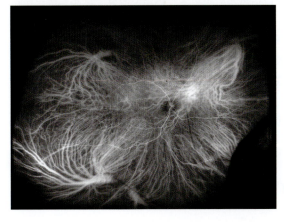

図3　正常眼のインドシアニングリーン蛍光眼底造影画像（Optos® California ICGA）

Chapter 2 検査

2.2.2 検査における注意事項

ICGAでは副作用発現の可能性があるため，検査の必要性やアナフィラキシーショックなどの副作用の説明を含むインフォームドコンセントを行い，書面での承諾を得る[1]．その際に，過去にICGAを行い発疹や嘔気などのアレルギー反応が生じた既往がないかを確認する．特にヨードアレルギーの既往のある患者にはICGAは禁忌である．

ICGの注入前には20ゲージもしくは22ゲージで静脈血管確保を行い，検査終了し体調に異変がないことを確認できるまで保持できるよう固定する．検査の際には急変にも対応できるよう，救急処置に必要な物品をそろえておく必要がある．フルオレセインは腎排泄のため腎機能障害のある患者には投与量の調整が必要だが，ICGは肝臓から胆汁中に排泄されるため透析患者でも検査の実施が可能である．

2.2.3 検査結果―正常所見

脈絡膜動脈相，脈絡膜動静脈相，脈絡膜静脈相，消退相に経時的に分けられる．脈絡膜動脈相は数秒であるが，視神経乳頭周囲から周辺部に向かって動脈が描出される．続く脈絡膜動静脈相では，脈絡膜蛍光が最も強くなる．脈絡膜静脈相では，脈絡膜動脈の蛍光が徐々に減弱し脈絡膜静脈の蛍光が最も強くなる．消退相は，ICGの投与後およそ15〜20分ほど経過した造影後期に観察され，脈絡膜血管内のICGが消退し，黒くシルエット様に撮影できる．脈絡膜は均一びまん性蛍光が認められる[3]．

2.2.4 検査結果―異常所見

低蛍光，過蛍光と脈絡膜血管の形態異常に分類される．ICGAにおける異常所見のフローチャートを図4に示す．

1．低蛍光

正常でみられる蛍光が認められない場合や正常より弱く認める場合のことを指す．低蛍光は蛍光遮断（block）と循環障害（充盈欠損〈filling defect〉，充填遅延〈filling delay〉）に分類される[4]．蛍光遮断は正常所見として蛍光を発する組織の前方にある物質により励起光や蛍光が遮断され観察機器に蛍光が届かない状態である．蛍光遮断の原因として出血，硬性白斑，色素沈着などや網脈絡膜病変（有髄神経線維，線維瘢痕化した新生血管，脈絡膜腫瘍など）があげられる．図5ではドルーゼンの蛍光遮断による低蛍光を示す．循環障害のうち，充盈欠損は脈絡膜血管が完全に閉塞もしくは消失している状態で，造影早期から後期まで低蛍光が継続する．特に後期では周囲よりも低蛍光が著明に検出できる．充盈遅延は造影剤の流入が遅れ周囲より低蛍光を示すが，時間の経過により蛍光を発する状態である．循環障害は黄斑ジストロフィや萎縮型加齢黄斑変性，レーザー光凝固後の瘢痕部，中心性漿液性脈絡網膜症などに特徴的である．

2．過蛍光

色素貯留（pooling），組織染（staining），脈絡膜血管透過性亢進（choroidal vascular hyperpermeability：CVH）に分類される．色素貯留は血液網膜関門の異常によって蛍

2.2 インドシアニングリーン蛍光眼底造影（ICGA）

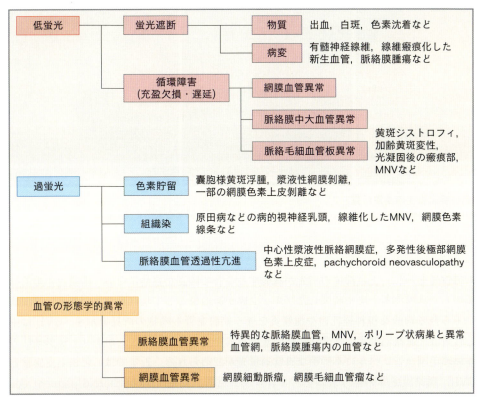

図4 ICG蛍光眼底造影異常所見フローチャート
（文献3をもとに作成）

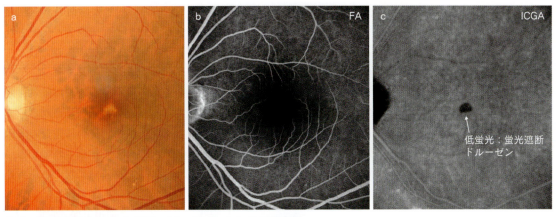

図5 眼底写真（a）およびFA（b），ICGA（c）の比較画像
ICGAでドルーゼンが蛍光遮断による低蛍光所見を示す．

光色素が網膜内，網膜下，網膜色素上皮下などに貯留することを示す．造影早期から後期にかけて蛍光が増強するなどの経時的変化がみられることもある．FAで色素貯留が認められる場合には，嚢胞様黄斑浮腫，漿液性網膜剥離や一部の網膜色素上皮剥離などの所見を認める．多くはフリーで存在するFAと異なりICGは血中の低比重リポ蛋白に結合して，通常は血管外に滲出しにくいため，硬性白斑の析出を伴うような強い滲出の場合，蛍光貯留部位はICGAにおいても過蛍光となる．組織染は造影早期では不明瞭だが，後期に過蛍光として現れる．障害された網膜色素上皮やブルッフ（Bruch）膜

55

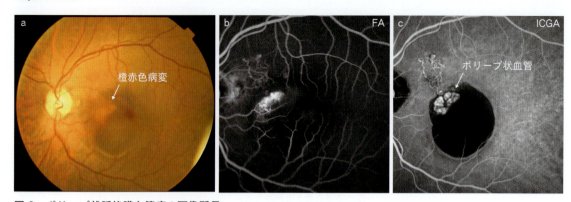

図6 ポリープ状脈絡膜血管症の画像所見
眼底所見（a）とOCTで橙赤色隆起病変を確認し，ICGA（c）によりポリープや異常血管網を検出した．

も過蛍光を示し，正常部位の蛍光が減弱することで確認が容易になる．網膜色素線条は萎縮した網膜色素上皮や断裂したブルッフ膜が組織染として現れることがある．原田病にみられる病的な視神経乳頭や血管炎を伴う網膜血管も同様の所見を示す．CVHは中心性漿液性脈絡網膜症や多発性後極部網膜色素上皮症で現れることがあり，造影後期の脈絡膜毛細血管レベルに不鮮明な異常過蛍光が認められる．近年では，色素上皮異常とCVH，脈絡膜肥厚の伴うものをパキコロイド色素上皮症（pachychoroid pigment epitheliopathy：PPE），さらに漿液性網膜剥離を伴えば中心性漿液性脈絡網膜症，1型MNVを伴うものをpachychoroid neovasculopathy，ポリープ状病巣があればポリープ状脈絡膜血管症（polypoidal choroidal vasculopathy：PCV，図6）と診断され，総じてパキコロイド関連疾患（pachychoroid spctrum disease）という疾患概念が提唱されている[3]．

3．血管の形態学的異常

MNVや脈絡膜血管および網膜血管の走行異常が検出される．新生血管型加齢黄斑変性では造影早期にMNVの範囲やポリープ病巣の血管構造や栄養血管が検出される．また，網膜毛細血管瘤は通常，FA早期に同定するが，ICGAの中期，後期に脂質の滲出を伴う毛細血管瘤がFAで認めるより一回り大きめの過蛍光点として描出されてくる．糖尿病黄斑浮腫や黄斑部毛細血管拡張症1型にみられる網膜毛細血管瘤に対する局所光凝固にICGAが有用である[3]．

（稲垣美保，安川　力）

文献

1) 森隆三郎．インドシアニングリーン蛍光眼底造影．根木　昭（監），飯田知弘ほか（編）．眼科検査ガイド，第3版．文光堂；2022．pp.623-30．
2) 白木邦彦．蛍光眼底造影検査（フルオレセインおよびインドシアニングリーン眼底造影検査）．大路正人ほか（編）．今日の眼疾患治療指針，第3版．医学書院；2016．pp.99-104．
3) 森隆三郎．インドシアニングリーン蛍光眼底造影検査と異常所見．大鹿哲郎ほか（編）．眼科学，第3版．文光堂；2020．pp.934-40．
4) 大野京子，森隆三郎．IAの正常所見と代表的な異常所見．身につく蛍光眼底造影検査手技と所見の読み方．金原出版；2011．pp.24-31．

2.3 OCT（光干渉断層法）

　光干渉断層法（optical coherence tomography：OCT）は，生体組織などの透明または半透明な物質の断層像を非侵襲的に取得するためのイメージング技術であり，これにより網膜などの微細な構造を非侵襲的に高解像度で観察することが可能となった．OCT の進化に伴って，眼科診療における診断技術は大きく前進し続けている．本節では，OCT の歴史や原理に触れ，基本的な OCT 活用法と課題について述べる．

2.3.1 発明から現在に至るまでの歴史

　OCT の原理の発明は，1990 年に山形大学元教授の丹野直弘氏らによって世界で初めて提唱され，日本の特許庁に「光波反射像測定装置」として出願されている[1]．しかし翌年の 1991 年には，Haung と Fujimoto らのマサチューセッツ工科大学の研究チームによって同様の原理が報告され，米国で特許出願された[2]．5 年後の 1996 年には，産学連携により初期の市販化 OCT が米国の Humphrey 社（現 Carl Zeiss 社）により販売された．当時の OCT はタイムドメイン OCT（TD〈time-domain〉-OCT）であり，参照鏡を動かすことでリファレンス光の光路長を時間軸上で変化させ，光軸方向の干渉信号を取得する方式をとっていたが，都度の機械的な走査を必要とするため画像取得に時間がかかるという課題を有していた．そこで第 2 世代として，フーリエドメイン OCT（FD〈Fourier-domain〉-OCT）の技術を応用した OCT が登場した．FD-OCT は 1995 年にウィーン大学の Fercher らによって報告され，従来の TD-OCT と比較して，感度と速度の両方において大きな改善が認められた[3]．FD-OCT は構成によってスペクトラルドメイン OCT（SD〈spectral-domain〉-OCT）と swept source-OCT（SS-OCT，波長掃引型 OCT）に分類される．各 OCT の技術的特徴は後述する．本邦では 2006 年の FD-OCT 市販化以降，SD-OCT と SS-OCT のいずれかが OCT 機器に搭載されている．

文献 2

2.3.2 基本原理

　レーザー光は，太陽光のような自然光と比較して，優れた時間的および空間的コヒーレンスを有している．これはレーザー光が一定の特性をもつ光波であることを意味する．時間的コヒーレンスとはレーザー光が時間を通じて一貫性を保ち，連続的に同じ状態で長く続くことを意味し，これにより光波の位相（波の形や周期）が時間を通じて一定であるため，非常に正確な測定が可能になる．また空間的コヒーレンスとはレーザー光が空間を通じて一貫性を保ち，ある時点で空間の広い範囲にわたって同じ状態で連続して存在することを意味し，この特性により，レーザー光は非常に遠くまで直進する能力があり，焦点を非常に細かく合わせることができる．これらの特性については，特定の用途に応じて異なるコヒーレンスの性質が求められることになる．実際，OCT においては，光源のコヒーレンス長が短いほど位置選択の精度が高くなることから，光軸方

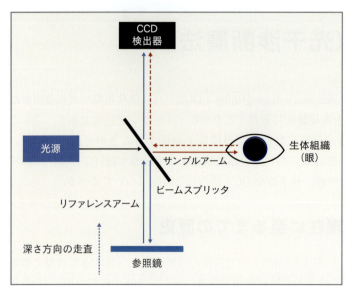

図1 OCTで用いられる光干渉計の代表的な構造と原理
TD-OCTをモデルとしたOCTの基本構成を示す.

向の空間分解能に関しては光波の短い低コヒーレンス，つまり低い時間コヒーレンスが求められる．一方で，空間コヒーレンスが高いほうが集光性が高く，高い横分解能が得られる．そのため，アンバランスなコヒーレンスの特徴を有する光源がOCTにおいては好まれる傾向にある．

OCT測定システムは，干渉光学系，走査機械系，信号データ処理・制御系から構成されている．特に光学系はマイケルソン（Michelson）干渉計に基づいている．具体的には，光波の短い低コヒーレンスの光源から発せられた光が，サンプルアームとリファレンスアームに分けられると，サンプルアームの光は対象の生体組織に照射され，リファレンスアームの光は参照鏡に反射される．両アームから戻ってきた光が干渉計内で再結合されると，経路長の差を反映した位相差によって干渉現象が生じる．この干渉現象から，生体組織の断層像が計算・生成されている（図1）．

2.3.3 技術革新

眼科用OCTとして初期型のTD-OCTは，前述のように物理的に参照鏡を移動させることで深度スキャンを行い，反射された光の時間遅延を測定する方式をとっていた．しかし，スキャン速度は100〜400スキャン/秒と遅く，また垂直方向の解像度は10〜15μm程度で画像の解像度にも限界を有していた．これらの課題を克服するため，干渉光を任意にスペクトル分解し，CCD（charge coupled device）カメラにより検出された信号をフーリエ変換して深さ方向の反射光強度プロファイルを得るFD-OCTが開発され，より高速かつ高解像度のイメージングが可能になった．FD-OCTは，波長固定光源と分光器を用いてフーリエ空間で検出するSD-OCTと，光源の発信波長を高速に変化させることにより光波の干渉を同じくフーリエ空間で行う方式であるSS-OCTとがある．相違点として，SD-OCTでは光源として多数の色を含んだ広帯域光源を使用し，分光器によって各色を分離して同時に測定するが，一方SS-OCTでは光源として各色を一気に照射するのではなく順番に波長を変化させる波長掃引光源（swept

表1 市販化 OCT の仕様の比較

	TD-OCT	FD-OCT	
		SD-OCT	SS-OCT
光源タイプ	SLD	SLD	波長掃引光源
中心光源波長（nm）	810	840	1,050
A スキャンスピード（/秒）	400	27,000 ～ 40,000	100,000 ～ 400,000
光軸分解能（μm）	10	3 ～ 7	5 ～ 8
横軸分解能（μm）	20	14 ～ 20	20 ～ 30
市販化の年代	1996 年	2006 年	2009 年

source）を使用し，光検出器で各色の光干渉信号を順番に検出する．また SD-OCT のセンサは回折格子とラインセンサから構成される分光器である一方，SS-OCT のセンサは単センサである．

　スキャン速度と画像の解像度について，SD-OCT はスキャン速度 20,000 ～ 40,000 A スキャン/秒と TD-OCT に比べて取得速度が格段に向上し，また解像度も 3 μm と非常に高いため，網膜などの詳細な構造を精細に観察できるようになった．さらに SS-OCT は SD-OCT の限界を克服し，1,00,000 ～ 4,00,000 A スキャン/秒に達する高速スキャンと，またより深部への組織深達度を有し，OCT angiography（OCTA）や広角 OCT などの最新機器に搭載されている．一方で水平分解能はいずれの OCT タイプでも 20 μm 程度と顕著な差は認めない（**表1**）．

　実臨床においては，2000 年代初頭には SD-OCT が開発され，その後 2006 年，日本のトプコン社が世界で最初に眼底観察用 SD-OCT の発売を開始した．さらに近年，SS-OCT の開発・市販化が進み，前述したように画像取得の速度やイメージングの深さにおいては SD-OCT よりも優位性を有している．一方で，画像分解能に関しては SD-OCT が優位性を有しており，今後 OCT のコンセプトに合わせて SD-OCT と SS-OCT の棲み分けが明確になってくるものと思われる．

2.3.4 正常網膜・脈絡膜の OCT 所見

■網膜

　網膜の微細構造は光学顕微鏡的に 10 層に区別されており，硝子体側から，①内境界膜（inner limiting membrane：ILM），②神経線維層（nerve fiber layer：NFL），③神経節細胞層（ganglion cell layer：GCL），④内網状層（inner plexiform layer：IPL），⑤内顆粒層（inner nuclear layer：INL），⑥外網状層（outer plexiform layer：OPL），⑦外顆粒層（outer nuclear layer：ONL），⑧外境界膜（external limiting membrane：ELM），⑨視細胞層（photoreceptor layer：PRL），⑩網膜色素上皮層（retinal pigment epithelium：RPE）とされている．FD-OCT 以降の解像度であれば光学顕微鏡の解像度には劣るものの組織標本と同様に網膜 10 層構造を分類することは可能である．ただし，OCT 所見の解釈において，光学顕微鏡所見と OCT 所見が必ずしも一致するわけではないことに留意すべきである．近年は OCT 技術の革新に伴い，OCT に内蔵のソフトウェアにて網膜の各層の境界の自動解析が可能となっている（**図2**）．

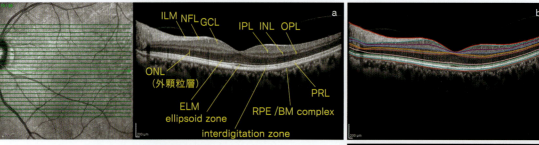
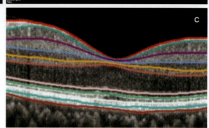

図2 網膜の層別解析
a:正常網膜のOCT画像に対応する網膜層および重要な網膜構造
b:正常網膜のOCT画像における自動層別解析
c:bの拡大図
━━ 内境界膜(ILM) ━━ 神経線維層(NFL) ━━ 神経節細胞層(GCL)
━━ 内網状層(IPL) ━━ 内顆粒層(INL) ━━ 外網状層(OPL)
━━ 外境界膜(ELM) /━━ 視細胞層(PRL)
━━ 網膜色素上皮層(RPE) /━━ ブルッフ膜(BM)

　OCT画像は網膜および脈絡膜組織の反射強度を輝度に変換し,画像化を行っている.そのため,網膜構造の組織の区別において輝度が重要になっている.
　例えば,神経細胞の細胞体が存在するGCL,INL,ONLは低反射を示す.ただし,視細胞の細胞体からなるONLを反映する低反射層には,ヘンレ(Henle)神経線維も含まれており,本来のONLはOCT画像上の見かけよりも薄くなっている.
　一方,神経線維が網膜面に平行に走る網膜NFLとIPLは,測定光が線維の走行に対して垂直に入るため,強い反射・散乱が生じて高反射層となる.また視細胞の軸索と双極細胞の樹状突起,水平細胞の神経突起からなるOPLも部分的に高反射帯として描出される.実は,中心窩近傍の視細胞軸索は中心窩を中心として斜め前方に放射状に走行してヘンレ神経線維層を形成している.そのため測定光は中心窩近傍のヘンレ神経線維走行に対して斜めに入射するため,反射光は減弱し低反射として描出される.そのため,OPLとして描出される高輝度層は本来のOPLよりも薄くなっている.また前述したように,低反射のヘンレ神経線維は隣り合う同じく低反射層として描出されるONLと区別ができず,同一の低反射層として認識されるため,見かけのONLが肥厚する.
　また網膜と脈絡膜の境界部の網膜外層の4本の高輝度ラインはOCTによる視機能評価において重要である[4].
　4本の高輝度ラインは硝子体側からELM, ellipsoid zone, interdigitation zone, RPE(およびブルッフ膜)である.
　これらはTD-OCTでは1本の高輝度ラインとして描出されていたが,SD-OCTやSS-OCTの登場により垂直方向の画像分解能が向上して,4本の高輝度ラインが分離描出可能になった.ELMはミュラー細胞と視細胞内節の細胞結合部に相当し,物理的な境界を形成して視細胞の内部構造を保護している.また,視細胞の内節・外節の分子の移動を制御する役割も果たしている.ellipsoid zoneは視細胞の外節と内節の境界に位置する重要な構造で,かつては「視細胞内節外節接合部(photoreceptor inner/outer-segment〈IS/OS〉junction)」と呼ばれていたが,解剖学的な理解が進むにつれて,

文献4

視細胞内節のellipsoid部に相当することが明らかになったため，より正確な名称として「ellipsoid zone」が使われるようになっている[5]．

視細胞内節のellipsoid部には，視細胞のミトコンドリアが最も多く存在しており，エネルギー産生において重要な役割を果たしている．またミトコンドリアの集積するellipsoidにおいて光を強く反射するため高反射帯として認識される．特にellipsoid zoneの連続性が視機能評価のバイオマーカーとして有用であることは多数の網膜疾患で報告されている[4]．interdigitation zoneもかつては「錐体外節先端部（cone outer segment tip：COST）ライン」と呼ばれていたが，錐体外節の先端がRPEの微絨毛に包まれる部分（contact cylinder）に相当すると考えられるようになり，名称が変更された[6]．interdigitation zoneもまた視細胞の状態の変化を鋭敏に反映する[7]．

RPEは通常OCTの解像度ではブルッフ膜と区別することは困難であり，RPE/Bruch's membrane complexとして認識される．研究用の高解像度のSD-OCTでは区別可能とされるが，網膜色素上皮剥離などを生じた際は市販のSD-OCTでもRPEとブルッフ膜が分離される様子が観察できる．

文献 5

文献 6

文献 7

■ 脈絡膜

RPE/ブルッフ膜の外側には5〜10 μmの厚みの脈絡膜毛細血管板（choriocapillaris）が存在する．脈絡膜毛細血管板は有窓の血管内皮細胞をもち，視細胞に必要な栄養や酸素を供給する栄養槽として機能する．さらに外側には中血管層のSattler層より深部の大血管層のHaller層が存在する．

通常SD-OCTでは光到達深度は約2 mm程度であり，それよりも深部の組織になると光の減衰に伴い信号強度も減弱する．そのため，眼内組織において網膜は明瞭に描出されても，脈絡膜の明瞭な描出は難しかった．しかし2008年にSpaideおよびKoizumiらが報告したenhanced depth imaging（EDI）OCT技術（後述）により脈絡膜評価が可能となった[8]．

一方で1,050 nmの波長掃引光源を用いるSS-OCTの光は，約840 nmのSLD（super luminescent diode）光源を用いるSD-OCTの光と比較して，RPEでの光の吸収と散乱が少ないため，光は減衰せずにより深部に到達する．そのため，硝子体から脈絡膜まで同時に撮影が可能である．

文献 8

2.3.5 アーチファクトとその対処法

OCT画像におけるアーチファクト（図3）は，画像の解釈を誤らせる原因となりうる．そこで，検者および医師は確実な画像取得と正確な診断のため，それらのアーチファクトを理解し識別することが重要となる．以下に代表的なアーチファクトを解説する．

1．モーションアーチファクト（図3b）

患者の眼球の微動により発生し，画像にぼやけや歪みが生じる．OCTスキャン中の眼球運動によって，同じ領域が歪んだり，二重にスキャンされたりする場合に発生する．OCTAでは任意の層が左右にずれたように見えるが，特に網膜血管の連続性の断絶を複数認める場合は再スキャンが望ましい．またモーションアーチファクトは，次に記すセグメンテーションエラーの原因となることが知られている．

Chapter 2 検査

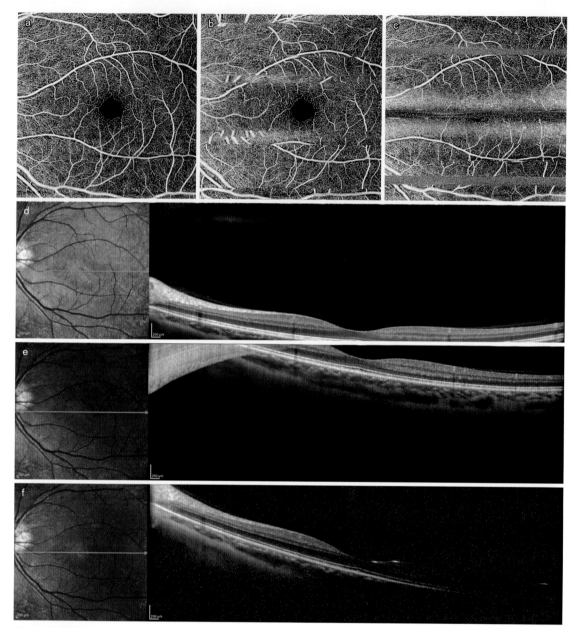

図3 代表的な OCT アーチファクト
a：OCTA 異常なし　b：OCTA モーションアーチファクト　c：OCTA 瞬目アーチファクト　d：OCT ミスレジストレーションアーチファクト　e：OCT ミラーアーチファクト　f：OCT カットエッジアーチファクト

2．セグメンテーションエラー

　　OCT のソフトウェアが網膜の各層を誤って識別することで，層の厚さや形状が不正確に表示される．網膜硝子体境界障害や外側の網膜・脈絡膜の疾患（加齢黄斑変性を含む）を含む多くの症例では，この自動検出に不具合（垂直方向にずれる）が生じ，その結果，マップの厚さの値が本来と異なる数値を示すことがある．

3．シャドウイング

　　網膜下出血や高度な白内障など，光の通過を妨げる病変が原因で，影のような暗い領域が画像に現れる．

4. ミラーアーチファクト（図 3e）

網膜剥離や強度近視などで光が高反射性の表面（剥離網膜や近視眼の周辺網膜）から反射し，画像上に虚像（画像反転）が生じる．全スキャンの9.3％に生じるとされる[9]．

5. カットエッジアーチファクト（図 3f）

OCTビームの一部が虹彩やその他の構造物によって遮られた場合に発生し，画像の片側で信号が失われる減光現象のことである．網膜上に明らかな影を落とす構造もある．これには，出血，色素沈着，硝子体浮遊物などが含まれる．スキャンの2.3〜6.3％で確認された．なお虹彩による影は，瞳孔を適切に拡張し，OCT装置を左右に動かして鮮明な画像を撮影することで回避可能である[10]．

文献 9

6. 瞬目アーチファクト（図 3c）

瞬目中にOCT画像取得が一瞬遮断されるためにデータが部分的に失われることである．瞬目アーチファクトは，OCT画像と黄斑部マップを横切る黒いスペースとして容易に認識される．

文献 10

7. ミスレジストレーションアーチファクト（図 3d）

スキャン画像が上方または下方にシフトして，網膜層の一部が完全に画像化されない状態として定義される．発生率は，様々なTD-OCTおよびSD-OCTで2.4〜13.0％の範囲とされている．これは通常，スキャンの位置ずれによって引き起こされる検者依存のアーチファクトであり，スキャンをフレームの中心に持ってくることで修正できる[11]．

文献 11

2.3.6 画質改善のための技術的工夫

1. アイトラッキング

SLO（scanning laser ophthalmoscope；走査レーザー検眼鏡）画像などにより血管照合を行って眼球の動きを追尾することで，OCTスキャン位置を常に同一位置へ自動補正し，患者の微動に伴う画質低下を抑制することができる．また測定部位を自動的に記憶できるため，眼底フォローアップの際にも，高解像度で同一部位がスキャンされた信頼性・再現性の高い画像を経時的に比較評価することが可能である．

2. 画像加算平均

OCTにおいて組織に到達したコヒーレント光は散乱し，散乱光同士が干渉するため，OCT画像上に不規則に現れる顆粒状の模様をスペックルノイズと呼ぶ．このスペックルノイズ除去のために，同一位置上で複数回撮影されたOCT画像を重ね合わせることにより，ランダムに生じるスペックルノイズを平均化すること（加算平均）で画像上のコントラストを改善することができる（図 4b）．

3. enhanced depth imaging（EDI）

通常，深部方向の検出感度の低下を避けるため，網膜組織の描出の際には参照鏡は硝子体側に設定されている．一方で，OCTの対物レンズを患者眼に接近させ，参照鏡をより深部の脈絡膜に設定することで，脈絡膜の信号強度を高めることができる．さらに，加算画像処理によるスペックルノイズ除去を行ってSD-OCTにより明瞭な脈絡膜構造が描出する技術をEDIと呼ぶ（図 4c）．

Chapter 2 検査

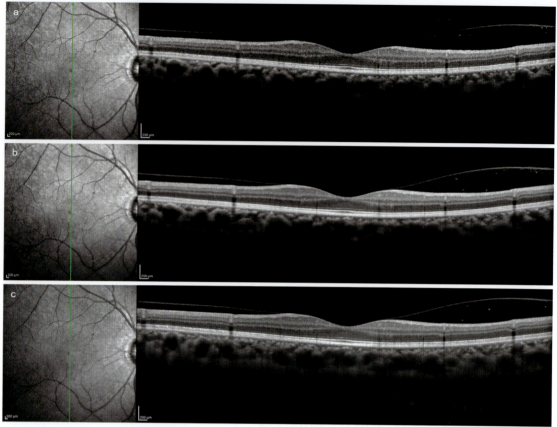

図4 加算平均処理画像とEDI画像
a：加算処理なし（1枚）　b：加算平均（100枚）処理画像
c：EDIを用いた加算平均処理画像　脈絡膜構造がより明瞭に描出される．

4. AIによるノイズリダクション

　加算枚数を増やすとそれに比例して撮影時間が増加し，被検者への負担がかかることから，「ディープラーニング」によるシングルショットOCT画像のノイズ除去なども開発されており，AIによるノイズ低減技術は既に1市販機にも搭載されている[12]．

文献12

2.3.7 まとめ

　1990年代のOCT技術の萌芽からOCTは飛躍的な進化を遂げ，現代の眼科診療において欠かせない機器となっている．本節で述べた技術的進歩により，一定の範囲内において複数の網膜断層画像（Bスキャン）が取得され，それらによって三次元画像の構築（Volumeスキャン）が可能となった．さらに任意の深さ（層）ごとにen face（Cスキャン）画像を得ることができるようになり，OCTAへの発展につながっていった．次世代のOCTとしては補償工学（adaptive optics：AO）を搭載した横方向解像度の向上したAO-OCTや組織のもつ複屈折やメラニン色素のもつ偏光スクランブル効果を可視化した偏光OCTの実用化が期待されている．またAI技術を活用した診断支援システムの構築など，より効率的で個別化された患者ケアへと進化させる可能性が期待さ

れる．それゆえ，眼科医のみならず眼科に関わる医療者すべてが，今後のOCTのさらなる発展に期待しつつ注視する必要がある．

（松宮　亘）

文献

1）丹野直弘．光波反射像測定装置．日本特許第 2010042 号．1990．
2）Huang D et al. Optical coherence tomography. *Science* 1991；254：1178-81.
3）Fercher A et al. Measurement of intraocular distances by backscattering spectral interferometry. *Opt Commun* 1995；117：43-8.
4）Tao LW et al. Ellipsoid zone on optical coherence tomography：a review. *Clin Exp Ophthalmol* 2016；44：422-30.
5）Staurenghi G et al；International Nomenclature for Optical Coherence Tomography（IN・OCT）Panel. Proposed lexicon for anatomic landmarks in normal posterior segment spectral-domain optical coherence tomography：the IN・OCT consensus. *Ophthalmology* 2014；121：1572-8.
6）Spaide RF et al. ANATOMICAL CORRELATES TO THE BANDS SEEN IN THE OUTER RETINA BY OPTICAL COHERENCE TOMOGRAPHY：Literature Review and Model. *Retina* 2011；31：1609-19.
7）Oishi A et al. Recovery of photoreceptor outer segments after anti-VEGF therapy for age-related macular degeneration. *Graefes Arch Clin Exp Ophthalmol* 2013；251：435-40.
8）Spaide RF et al. Enhanced depth imaging spectral-domain optical coherence tomography. *Am J Ophthalmol* 2008；146：496-500.
9）Ho J et al. Clinical Assessment of Mirror Artifacts in Spectral-Domain Optical Coherence Tomography. *Invest Ophthalmol Vis Sci* 2010；51：3714-20.
10）Ray R et al. Evaluation of image artifact produced by optical coherence tomography of retinal pathology. *Am J Ophthalmol* 2005；139：18-29.
11）Chhablani J et al. Artifacts in optical coherence tomography. *Saudi J Ophthalmol* 2014；28：81-7.
12）坂下祐輔ほか．Deep learning によるシングルショット OCT 画像のノイズ除去．視覚の科学 2019；40：104-10.

Chapter 2 検査

2.4 OCT angiography（OCTA）

眼底疾患を診断・治療方針を決定する上で，病態を把握するためには網脈絡膜の循環動態を可視化することが重要である．可視化するためのイメージング手法として，フルオレセイン蛍光眼底造影検査（FA）とインドシアニングリーン蛍光眼底造影検査（ICGA，IA）の両者は，現在でもゴールドスタンダードであると考える．しかしながら，FA，ICGA は造影剤検査であることから腎障害，アナフィラキシーといったリスクを伴う侵襲的な検査[1]であり，撮像時間，検査スタッフの拘束を考慮すると短期間において頻回に行う検査としては現実的ではない．

文献 1

光干渉断層血管撮影（optical coherence tomography angiography：OCTA）は蛍光眼底造影検査と異なり，OCT を用いて造影剤を使用することなく，非侵襲的，短時間に網脈絡膜血管叢の層別解析を反復して撮像できる新しいイメージングモダリティである．OCT の検査と同様に来院ごとの OCTA の検査が可能であり，治療効果判定を含む病変の変化を縦断的に評価できるメリットがある．一方で，造影剤を用いない検査であることから病変の活動性評価や血管閉塞の程度の指標となる蛍光漏出や色素貯留，充盈遅延などは可視化されないため，蛍光眼底造影と OCTA との棲み分けにはコンセンサスがいまだ得られていないのが現状である．本節では，OCTA 読影の基礎として，蛍光眼底造影と OCTA との違いを理解した上で OCTA の原理，アーチファクトについて概説する．

2.4.1 原理

[†]微小時間：1スキャンと1スキャンの間の時間，interscan time

OCTA は同一箇所を繰り返しスキャンし，連続的に取得された複数の OCT 断層画像間において微小時間[†]内で変化する成分（差分，信号強度・位相の変化）を抽出することによって画像が生成される．OCT 画像から血流が抽出されているため蛍光眼底造影検査と異なり造影剤を使用する必要はない．網膜神経線維層のような静的な構造物はごく微小な変化しかみせず，血管内の赤血球のように動的な構造物は複数の画像内で大きな変化を示す．網膜内において動的，経時的に変化しうるものは血流のみであるため，血流成分のみを抽出できるよう，ある一定の閾値以上の信号（decorrelation signal）を画像化したものが OCTA 画像である（図 1）．

ある1箇所の複数回スキャンで作製されたBスキャン単位の OCTA 画像（decorrelation image）は血管の断面の画像（図 1，差分画像）にすぎないため，蛍光眼底造影検査のような平面的かつ連続的な血管像を得るためには，この作業を眼底の目標とする範囲で密に繰り返し行い，三次元データとして構成する必要がある．一つ一つの decorrelation image を各網膜層に対してセグメンテーションを行い，目標としている層（slab）の血管画像データのみ利用した画像を形成すること（en face 画像の作製）で特定の slab の血管像を平面的に観察することが可能である．この任意の位置での slab の切り出しは OCTA 検査の醍醐味でもあり，蛍光眼底造影では評価が難しかった最表層の放射状乳頭周囲毛細血管（radial peripapillary capillaries：RPCs）や中層毛細血管網

2.4 OCT angiography（OCTA）

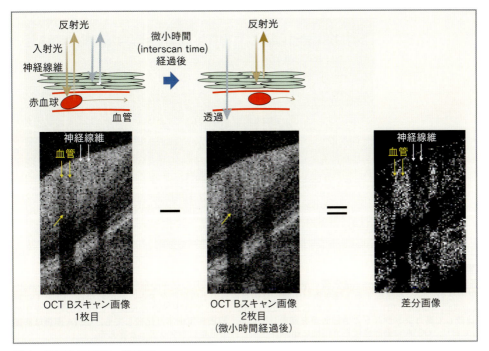

図1　OCTAの原理―概略図
神経線維層の信号強度（白矢印）は1枚目と2枚目とで大きく変化しないが，血管内部の信号強度（黄矢印）には変化が確認できる．微小時間で複数枚の画像を取得し，信号強度や位相の変化の差分を抽出することで，血流信号であるOCTA画像を出力する．

（intermediate capillary plexus：ICP）および深層毛細血管網（deep capillary plexus：DCP）を層別に描出でき，FAと比較するとOCTAは網膜血管を毛細血管レベルで高精細，高コントラストに描出できる（**図2**）[2,3]．三次元のボクセルデータとして取得したOCTA信号を再構成することで，3D画像として網脈絡膜血管を観察でき，網膜動静脈の交叉部や脈絡膜新生血管のような異常血管の位置を三次元的に把握することが可能である（**図3**）．

　OCTAの血流抽出方法のアルゴリズムとして，強度変化検出（amplitude-decorrelation）と位相変化検出（phase-variance）が主に採用されている[4]．光を正弦波として一般化すると**式1**となる．

$$A \cdot \sin\left(\frac{2\pi}{\lambda} t + \varphi\right) \quad (\text{式1})$$

　Aが強度（振幅；amplitude）であり山の高さとなる．λは光の波長（nm）であり山と山の間隔となる．φが位相差となり，波と波の時間方向のずれである（**図4a，b**）．強度変化検出は，血流の動きによって生じる画像間の信号の強度，すなわち振幅の変化を検出するアルゴリズムであり，本邦で承認・販売されているOCTA機種すべてに採用されている（**表1，2**）．血流の速い領域では，OCT画像間の大きな振幅の変化量として良好に描出される．しかしながら，血流が遅い箇所（ポリープ状病巣内や毛細血管瘤など）では，強度変化だけでは画像間での振幅の変化量が小さいことから血流検出が不良となりうる（**図4c上段**）．一方，位相変化検出は，研究用のOCTAで用いられることが多いアルゴリズムで，血流の動きによって生じるドップラー効果による位相変化

文献4

67

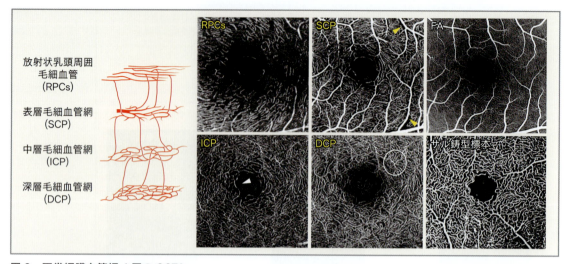

図2　正常網膜血管網4層のOCTA
SCPでは網膜動脈周囲のcapillary free zone（黄矢頭）が明瞭に観察される．ICPでは中心窩無血管領域（foveal avascular zone：FAZ）が観察され，FAZを構成する毛細血管（矢頭）は内顆粒層の上縁に存在することがわかる．DCPでは網目状の毛細血管とcapillary vortex（円）が数多く認められ，horizontal rapheでは上下のcapillary vortexの吻合を認める．OCTAはFAと比較して高コントラストに毛細血管を描出している．組織鋳型標本と比較しても，OCTA画像は網膜血管を忠実に描出しており，OCTAは網膜血管を高精細に組織レベルで評価可能なモダリティと言える．
（文献2，3をもとに作成）

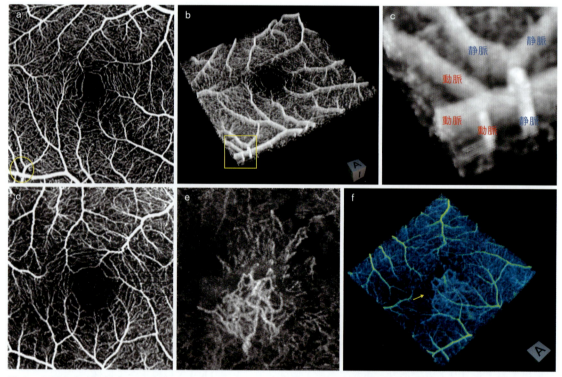

図3　OCTAの3Dイメージング
a：正常眼のOCTA（浅層）　黄丸は動脈と静脈が交叉している箇所だが，二次元のOCTA画像では動静脈の三次元的交叉状況（動静脈のどちらが上〈硝子体側〉を走行し，どこで分岐しているか）がわからない．
b，c：volume renderingされたaのOCTA 3Dイメージ　毛細血管の三次元的連続性や動静脈の交叉状況がわかる．cはbの拡大図（aの丸に相当）であり，実際は静脈が動脈の上を走行している．
d，e：加齢黄斑変性のOCTA（d：浅層　e：網膜外層）　eはプロジェクションアーチファクト除去後の画像であり，網膜外層のslabでは本来ならば血流信号は描出されないが，OCTAで脈絡膜新生血管が高精細に描出されている．
f：volume renderingされたdおよびeのOCTA 3Dイメージ　MNV（矢印）と網膜血管との三次元的位置関係がわかる．

2.4 OCT angiography（OCTA）

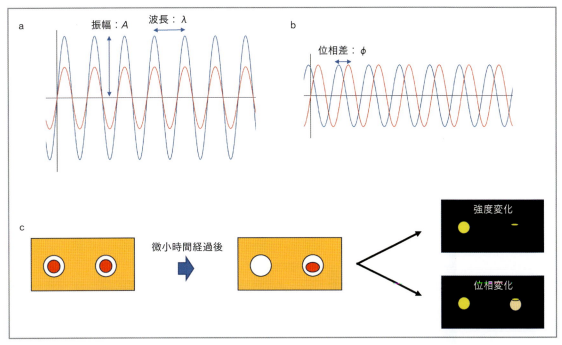

図4　強度変化と位相変化
a：強度変化（振幅の差）が大きいほど，差分として decorrelation signal は大きくなる．
b：同じ正弦波をφだけ時間軸方向にずらしたもの．この場合，強度変化のアルゴリズムでは decorrelation signal は小さくなるが，位相変化（位相の差）は大きくなるため差分の検出が可能になる．
c：網膜組織（オレンジ）内の2本の血管において速度が速い場合（左の血管），微小時間経過後は内部が空洞になっているため，強度変化では decorrelation signal は大きくなる．しかしながら速度が遅い場合（右の血管），内部の血球の変化は小さくなり強度変化では差分の検出が難しくなる．一方，位相変化では赤血球表面の微細な反射の変化を位相差として検出できるため強度変化では描出が難しい血管構造を描出可能になる．

を検出する．OCT光源のビームが当たる箇所の微小な変化に対しても光の位相変化として信号抽出が可能になるため，血流の動きが乏しく強度変化として検出が困難な場合でも位相変化量として十分に信号抽出ができる（**図4c下段**）．ただし，眼の動きや装置のわずかな振動による動きが位相差として検出されノイズとなりうることから，血流の検出感度は高いがノイズ混入による画質低下を起こしやすい手法である．強度変化検出のほうがロバスト性が高いためすべての市販機器に採用されているが，位相変化検出は現状 Carl Zeiss Meditec 社と Nidek 社の2社のみに採用されている（**表1，2**）．理論的には強度変化検出のみよりは強度変化検出＋位相変化検出の組み合わせのほうが血管描出能は高くなる[5]はずだが，条件次第では位相変化検出の欠点であるノイズ混入が起きやすくなる可能性については留意する必要がある．強度変化検出では検出が時に不良になる血管病変も，微小時間を延長する[6,7]，もしくは閾値を下げる[8]ことで描出できる可能性がある（**図5**）が，血流信号ではないノイズを多く拾ってしまうため，市販機器ではわれわれが微小時間と信号閾値設定のデフォルト値を変更することが通常できない．

毛細血管は赤血球（約8μm）が1つぎりぎり入るかぐらいの大きさであるため，病的な拡張がない限り通常は6～8μm程度の血管径である[9]．よって毛細血管の描出を主体においたOCTAでは，OCTと同様に光学的分解能が重要になる．光学的分解能にはZ軸方向の縦分解能（深さ分解能）とXY方向の横分解能（面分解能）の2種類が存在するが，両者の定義となる式は異なる．縦分解能（Δ_z）を規定する式は**式2**で表

文献5

文献6

文献7

文献8

Chapter 2 検査

表 1 性能一覧表—spectral-domain OCTA

名称	Xephilio OCT-A1	Spectralis OCT	Mirante	Solix FullRange
メーカー	Canon	Heidelberg Engineering	Nidek	Optovue
外観				
OCT方式	spectral-domain	spectral-domain	spectral-domain	spectral-domain
OCTAアルゴリズム	強度変化	強度変化	強度変化+位相変化	強度変化
Aスキャンスピード (/秒)	70,000 (70 K)	85,000 (85 K)	85,000 (85 K)	120,000 (120 K)
光学縦分解能	3 µm	7 µm	7 µm	5 µm
光学横分解能	20 µm	14 µm	20 µm	15 µm
最大撮影画角 (単回撮影, 水平×垂直)	10 × 10 mm	3 × 3 mm (HRモード), 9 × 4.5 mm (HSモード)*	12 × 12 mm	12 × 12 mm
最小瞳孔径	2.5 mm	2.0 mm	3.3 mm	2.0 mm
眼底写真/カラーSLO撮影	不可	可	可	可

*画角(度)を mm へ変換 5°≒1.5 mm として計算.

表2 性能一覧表—swept-source OCTA

名称	Xephilio OCT-S1	PLEX® Elite 9000	DRI OCT Triton Pro
メーカー	Canon	Carl Zeiss Meditec	Topcon
外観			
OCT方式	swept-source	swept-source	swept-source
OCTAアルゴリズム	強度変化	強度変化+位相変化	強度変化
Aスキャンスピード（/秒）	100,000（100 K）	100,000（100 K）	100,000（100 K）
光学縦分解能	8 μm	6.3 μm	8 μm
光学横分解能	30 μm	20 μm	20 μm（アタッチメントレンズ WA-1 装着前）
最大撮影画角（単回撮影，水平×垂直）	23 × 20 mm	12 × 12 mm, 15 × 9 mm	12 × 12 mm（アタッチメントレンズ WA-1 装着前） 21 × 21 mm（アタッチメントレンズ WA-1 装着下）
最小瞳孔径	3.0 mm	2.5 mm	2.5 mm
眼底写真/カラー SLO撮影	不可	不可	可

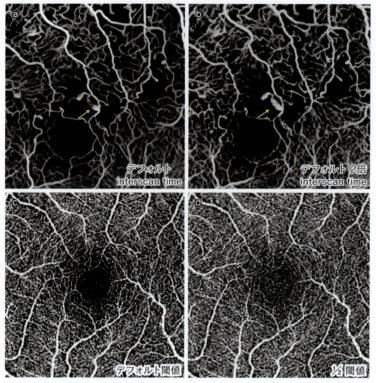

図5 微小時間（interscan time），閾値変更に伴う信号抽出の変化
a，b：微小時間変更例（a：デフォルト　b：デフォルトの2倍）
c，d：信号閾値変更例（c：デフォルト閾値　d：デフォルトの1/2の閾値）
毛細血管瘤（矢印）をOCTAは描出しているが，微小時間のデフォルト値では毛細血管瘤内の輝度は低い（a）．微小時間を2倍に延長することで，毛細血管瘤内部の輝度が高くなっていることがわかる．また，閾値を下げることで血管密度は上昇するが，ノイズ混入が起きやすく，ノイズの度合いは微小時間の延長よりも顕著である．

され，中心波長λ_0が長いほど，縦分解能は劣化する．

$$\Delta_z = \frac{2\ln(2)}{\pi} \cdot \frac{\lambda_0^2}{\Delta\lambda} \simeq 0.44 \cdot \frac{(中心波長)^2}{波長半値幅} \quad （式2）$$

一般的にはスペクトラルドメインOCT（SD-OCT）のほうが1μm波長のSS-OCT（波長掃引型OCT）よりも中心波長が短いことから，縦分解能が細かくなる（表1，2）．しかしながらSS-OCTの波長掃引幅（波長半値幅$\Delta\lambda$に相当）は約100 nmで，深さ分解能8μmに相当するため，SD-OCTの深さ分解能（中心波長840 nm，波長半値幅65 nmで深さ分解能6μm）と実際は大差はない．OCTAにおいてより重要なのは横分解能である．横分解能（Δ_x）を規定する式はRayleigh criterionに基づき，nodal pointからの眼軸長f＝16.7 mm，硝子体の屈折率n＝1.336の条件で，入射するビーム径をd（mm）とすると式3として表される．

$$\Delta_x = 1.22 \cdot \frac{f \cdot \lambda_0}{n \cdot d} \simeq 15.3 \cdot \frac{中心波長}{ビーム径} \quad （式3）$$

†これを補正し横分解能3μmを達成したのがAO-SLOやAO-OCTである[10,11]（2.8参照）．

文献10

文献11

中心波長が840 nmでビーム径が1 mmのOCTAの場合，横分解能は約13μmとなる．式3から，中心波長λ_0が短いほど，そしてビーム径が幅広くなるほど横分解能は改善する．SD-OCTはSS-OCTよりも中心波長は確かに短いのだが，1μmと840 nmはほんの1.3倍程度しか変わらず（13μm vs 16μm），横分解能に強く寄与するのはビーム径であることがわかる．にもかかわらず表1，2でわかるように各社横分解能が14～20μmで横並びである．これはビーム径を幅広にするほど，眼に備わっている収差に大きく影響され画質は著明に低下してしまうため，1 mm程度に収まっているのが現状だからだと考える†．分解能がOCTAの読影で特に影響するのは血管密度（二次元，

2.4 OCT angiography（OCTA）

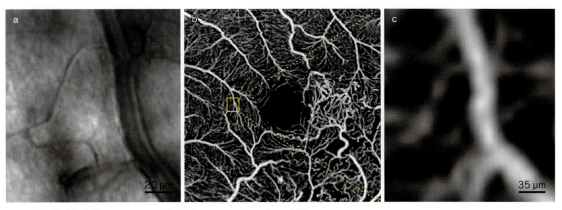

図6 網膜毛細血管の AO-SLO（a）と OCTA（b, c）の対比
a：網膜静脈分枝閉塞症患者の非障害側の健常毛細血管の非共焦点 AO-SLO 網膜動脈はおよそ直径 17 μm で毛細血管は 7 μm 程度である．
b, c：a と同一患者の 3×3 mm OCTA（SCP） c は b の黄色枠（a と同一箇所）の拡大図 OCTA では毛細血管の血管径は 22 μm 程度となり，網膜動脈は 30 μm 程度と毛細血管，網膜動脈ともに AO-SLO（横分解能 3 μm）での血管径と比較して太く描出されている．特に毛細血管は 3 倍程度太く描出されている．

三次元ともに）の測定時である．縦分解能は血管径に近いので影響は小さいが，OCTA 画像ではオーバーサンプリングなどの処理によりピクセル分解能（μm/pixel）を向上させてはいるものの，光学的横分解能が毛細血管の径を超える限り OCTA 画像では実際の毛細血管径よりも倍以上に"太く"描出される（図6）．OCTA 画像を二値化し平均血管径や血管密度などの定量解析をする際は，この事実を念頭におく必要がある．

2.4.2 蛍光眼底造影検査と OCTA それぞれの特徴

上述の通り，OCTA は造影剤を使用することなく，短時間で網膜の血流信号を三次元で取得可能である画期的なモダリティであるが，すべての面で蛍光眼底造影検査に勝るわけではない．蛍光眼底造影検査と OCTA それぞれの特徴の概略を表3 に示す．

このように OCTA は網膜血管の描出において蛍光眼底造影検査にはない利点を持つが，注意点も存在する．網膜血流動態評価においてゴールドスタンダードの検査である FA では蛍光色素漏出（leakage），蛍光色素貯留（pooling），組織染（staining），灌流

表3 蛍光眼底造影検査と OCTA の画像の違い

	蛍光眼底造影検査	OCTA
侵襲性	●侵襲性は高い	●侵襲性なし
毛細血管網	●極早期相以外では不明瞭	●高精細
三次元構造	●層別評価困難	●層別評価可能
血管機能	●蛍光色素漏出として血液網膜関門を評価可能	●評価できない
血液循環動態	●充盈遅延や pooling までの時間から動的に評価可能	●評価できない
画角	●超広角撮影可能	●超広角撮影と比較すると狭いが，一部機種で 21×21 mm から 23×20 mm の単回撮影可能（表2 参照）

/充盈遅延（flow/filling delay）の所見が診断，疾患活動性評価，治療方針決定などに有用である．一方 OCTA では，血球の微小時間内の信号の差分から構成された画像であるため，血漿の移動を反映した FA で重要な上記所見は描出されないことに注意が必要である．血液網膜関門破綻を反映した蛍光色素漏出の情報が OCTA 画像において描出されないことはデメリットともなりうるが，FA と比較し OCTA では無灌流領域が高コントラストで描出の正確な範囲の定量や新生血管の微細な構造の把握が可能となり（図 7b），糖尿病網膜症や網膜静脈閉塞症における重症度の判定や加齢黄斑変性の診断と治療効果判定において OCTA は効果を発揮する．一方，網膜動脈閉塞症や眼虚血症候群では，網膜動脈への蛍光色素の充盈遅延が診断に極めて有用であるが，血管が完全に途絶しない限り OCTA では健常側と同様に描出されてしまう．これは網膜大血管で特に顕著であるため（図 7d），OCTA で血管が描出されているならば，十分な速度の血流が担保されているというわけではないことに注意が必要である．

　各社機種ごとに異なるが，OCTA の画角は単回撮影でおおむね最大 12×12 mm（眼外角度 45°の眼底カメラに近い画角）であり，Optos® や Mirante のような超広角 SLO を用いた蛍光眼底造影検査と比較すると画角は狭くなる．特に糖尿病網膜症においては眼底 4 象限にわたって後極から周辺部までに網膜無灌流領域や網膜新生血管が生じることから，血管閉塞性疾患では広角での網膜血流評価が不可欠となるため，OCTA の画角が造影検査と比較して狭いことは大きなデメリットとなっていた．しかしながら OCTA の光学系ハードウェアの進歩により一部機種では最大 23×20 mm の範囲まで単回で広角撮像可能となった．糖尿病網膜症や網膜静脈閉塞症といった血管閉塞性疾患では，後極部だけでなく周辺部の無灌流領域や網膜新生血管の有無が診断，病態把握，治

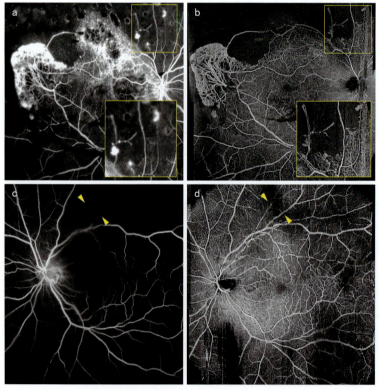

図 7　FA と OCTA の比較
a：網膜静脈分枝閉塞症の FA
b：a の OCTA
c：網膜動脈分枝閉塞症の FA
d：c の OCTA

a の FA 画像では毛細血管および網膜新生血管からの旺盛な蛍光色素漏出が認められる．しかしながら蛍光色素漏出により網膜新生血管の微細な血管構造は不明瞭である．また，灌流領域と無灌流領域とのコントラストが不十分であり，毛細血管叢がどこまで保たれているかの判別が難しい箇所が存在する（黄色枠）．一方 OCTA では，FA と比較し無灌流領域と灌流領域のコントラストは非常に明瞭である（黄色枠）．さらに蛍光色素漏出に邪魔されないため，網膜新生血管の構造が高精細に描出されている．
c の FA 画像（造影開始 5 分後）では網膜動脈分枝閉塞症による網膜動脈の著明な充盈遅延を認める（矢頭）．一方，OCTA（d）では，FA では造影開始 5 分時点でも描出されていない網膜動脈の大血管を描出している．OCTA だけでは網膜動脈分枝閉塞症においてどの動脈が閉塞しているのか判別が困難な場合がある．

2.4 OCT angiography（OCTA）

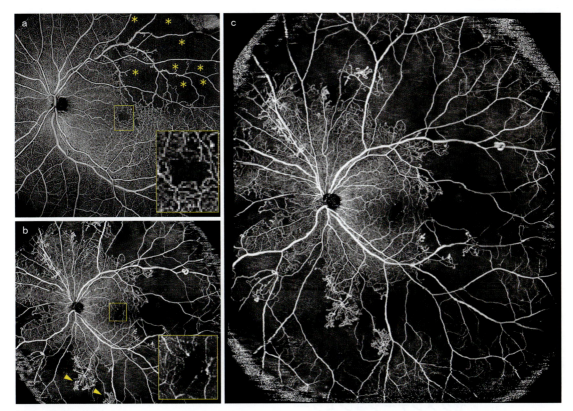

図8 広角 OCTA

a：網膜静脈分枝閉塞症の 15 × 9 mm 2 枚のパノラマ OCTA　b：増殖糖尿病網膜症の 23 × 20 mm の単回撮影 OCTA　広角撮影により網膜血管アーケードを越える範囲に散在する網膜無灌流領域（＊）や網膜新生血管（黄矢頭）が 4 象限にわたり，鮮明に描出されている．広角単回撮影（23 × 20 mm）ではスキャン密度が粗になることや横分解能が低下することから黄斑部の FAZ や毛細血管のコントラストが 15 × 9 mm よりも不良であることに注意する．
c：b の症例の 23 × 30 mm 5 枚のパノラマ超広角 OCTA　中間周辺部を越える範囲の網膜情報を取得できるが，撮像時間が非常に長くなるため症例は選ぶ必要がある．
（文献 12 より）

療方針決定に重要であるため，広角 OCTA は極めて有用である（図 8）[12]が，単回撮影の場合，画角が広角になるほど A スキャン間隔が疎になることから，通常画質は低下するため[13]，毛細血管瘤や 1 乳頭径未満の脈絡膜新生血管といった小さな病変の微細構造の検出には不向きである[14]．狭画角を改善する最も簡便な方法は複数方向の撮像を行い，パノラマ画像を作製することである．現行ではほぼすべての機種がパノラマ撮像機能を有しており，アーケード血管を越える範囲を 4 象限にわたって評価が可能となった（図 8）[12]．

2.4.3 アーチファクト

OCTA は非常に有用な検査であるが，画像を評価する際には OCTA 特有のアーチファクトの理解が必要である[15]．OCT と同様に OCTA の画像には撮影条件によって左右されるアーチファクトも存在するが，本節では撮影原理に由来し，ことさら OCTA の読影に影響を与えるプロジェクションアーチファクトとセグメンテーションエラーに絞って概説する．

文献 12

文献 13
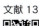

文献 14

文献 15

■プロジェクションアーチファクト

　OCTAではOCTビームがスキャンしている最中に，赤血球の有無で，血管内での反射する光が変化し，その変化量（強度/位相差）を差分として画像化している．反射した光はOCTA装置へと戻り画像生成に使用されるが，赤血球によるブロックで深い層の高輝度反射領域（視細胞層や網膜色素上皮〈RPE〉）に落ちた影も画像化されてしまう（図9）．よってRPEから脈絡膜毛細血管板では網膜血管が投影され，OCTA画像ではあたかもそこに血管があるかのように画像化される（図10）．このようなアーチファクトは上層の血管がスクリーン（RPE）に投影（projection）された形で画像化されるため，「プロジェクションアーチファクト」と呼ばれる．

　読影では特に加齢黄斑変性においてプロジェクションアーチファクトの解釈が重要となる．RPEや脈絡膜毛細血管板での高信号が黄斑部新生血管（MNV）による血流成分なのか網膜血管のプロジェクションアーチファクトなのか見極める必要があり，網膜色素上皮剥離やRPE不整症例ではプロジェクションアーチファクトによる偽の血流信号かMNVかの鑑別が時に難しいことがある．現行すべてのOCTA機器にはプロジェクションアーチファクトを軽減する機能があり，一部の機器ではdecorrelation image（cross-sectional OCTA）のうちプロジェクションアーチファクトも除去できる機能がある（図10c）ため，en face，cross-sectional OCTA両者においてプロジェクションアーチファクト軽減前後の画像間の比較は必須である．

■セグメンテーションエラー

　OCTA画像を表示する際には，自動的にソフト内でセグメンテーション処理され，注目するslabのみの血管画像を二次元的に観察する．セグメンテーション自体に間違いが生じれば，作製されたOCTAのen face画像上には意図する深さとは異なる深さ

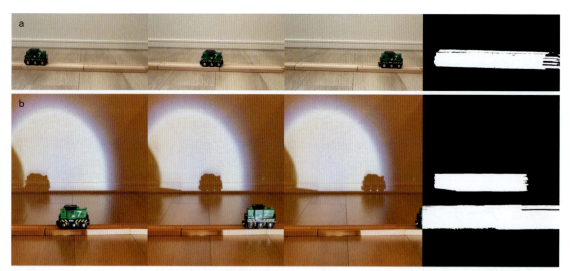

図9　プロジェクションアーチファクトの仕組み
模型列車を赤血球，線路を血管に見立てたとき，列車の時間経過の差分（動いた軌跡）の二値化画像は上段右端の図となる（a）．一方，光（懐中電灯だが，ここではOCTの光源とする）を当てると列車（赤血球）の動きと一緒に影も壁に投影（projection）されて動いている（b）．ここで壁が視細胞層もしくはRPEの役割をしていることになる．このときの二値化画像は下段右端の図となる．この影の動きの差分がプロジェクションアーチファクトである．

2.4 OCT angiography（OCTA）

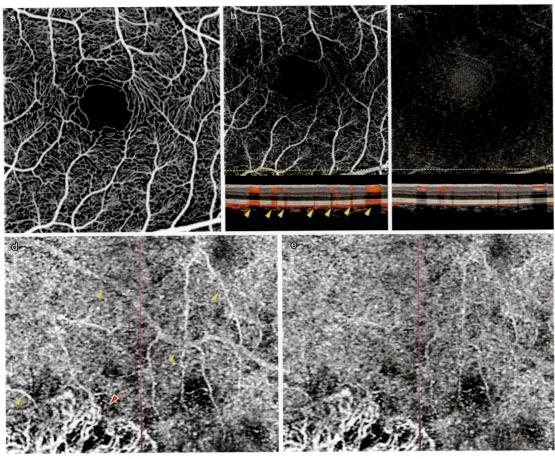

図10　プロジェクションアーチファクト例
a：正常眼のOCTA（SCP）
b：RPEのslabのOCTA　網膜内層の血管を通過したOCTビームは血流の影響を受け，血管直下のOCT断層像の信号強度が変化する．RPE層の信号強度の変化を描出した結果，bのようにRPE層にあたかもSCPとまったく同一の血管があるかのようなプロジェクションアーチファクトが生じる（矢頭）．cross-sectional OCTAでも視細胞層とRPEに投影された偽血流信号が描出されている．
c：プロジェクションアーチファクトを除去することで，投影されていた偽血流信号をなくすことができる．
d：滲出型加齢黄斑変性の外網状層から脈絡膜毛細血管板までをslabとしたOCTA　左下のMNV（赤矢頭）と一緒に血管成分として網膜血管のプロジェクションアーチファクトが描出されている（黄矢頭）．
e：プロジェクションアーチファクトを除去することで，より組織像に即した像を得ることができる．機械側で自動でアーチファクトを除去したとはいえ，薄く偽血管成分が残存しているため，脈絡膜毛細血管板の血管密度やflow voidを定量する際にはプロジェクションアーチファクトの除去は必須であると同時に，読影の際にはcross-sectional OCTAも確認すべきだと考える．

の血流情報が表示されてしまう．このようなセグメンテーション処理が失敗することに起因して，注目するslabのOCTA信号を表示することができないアーチファクトを「セグメンテーションエラー」と言う．

　正常眼でのセグメンテーションにミスが発生することは稀であるが，疾病を有する眼においては網膜内浮腫，出血，硬性白斑，増殖膜，網膜剥離などにより複雑な網膜形状を有するため，セグメンテーションがうまくいかない例が多々みられる．特に読影においては囊胞様黄斑浮腫や増殖膜を呈する糖尿病網膜症や網膜静脈閉塞症ではSCPとDCPのslabにおいてセグメンテーションエラーが生じやすく，RPE不整，出血，フィブリン，漿液性剥離を認める加齢黄斑変性や中心性漿液性脈絡網膜症ではRPEと脈絡

Chapter 2 検査

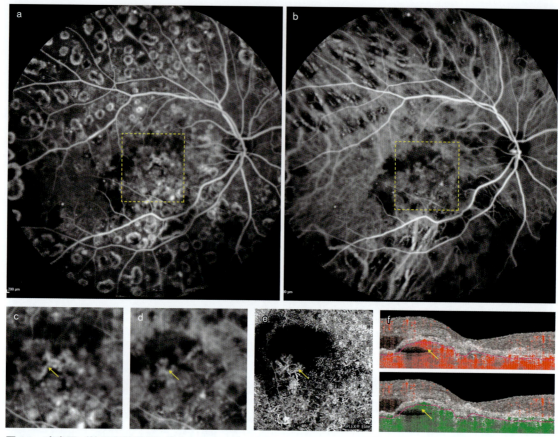

図11 疾患眼（糖尿病網膜症に伴うMNV）のセグメンテーションエラー例
頻度は稀だが糖尿病網膜症患者に滲出型加齢黄斑変性を合併することもある．本症例では網膜内層から視細胞層レベルまで糖尿病網膜症により障害をきたしており，蛍光眼底造影（a：FA b：ICGA）ではMNVからの蛍光漏出か糖尿病網膜症による毛細血管障害に伴う蛍光漏出かの判別が難しい．このような網膜の内層からRPEにかけて層構造が破綻している病態ではセグメンテーションエラーは必発である．手動で層境界を修正しプロジェクションアーチファクト除去後のOCTA（e）ではFA/ICGA（cとd）と比較しMNV（矢印）は比較的高コントラストで描出されている．しかしながら，手動での層境界の修正は非常に時間がかかる作業であり外来で行うのは現実的ではない．cross-sectional OCTA（f）ではセグメンテーションエラーに影響されずRPE下のMNVのdecorrelation signalが明瞭に描出されている．機種によっては網膜の血流信号と，RPEより深層の血流信号をそれぞれ異なる色で表示することができる（提示例では網膜血管を赤，MNVを緑，Carl Zeiss Meditec，PLEX® Eliteより）．

膜毛細血管板のslabにおいて生じやすいので，適宜手動で層のセグメンテーションを修正する必要がある．しかしながら，疾患の病態次第ではセグメンテーションエラーを手動で可能な限り修正したとしても，en face OCTAでは病変のコントラストが不良な場合もあるため（図11），常にcross-sectional OCTAも併用して評価することが何よりも重要である．

2.4.4 おわりに

本節では蛍光眼底造影検査とOCTAとの違いをまとめた上で，OCTAの原理を可能な限り詳述した．OCTAは網膜の三次元的血流情報を非侵襲的かつ短時間で取得できるという利点を備えた画期的なモダリティであるが，表3で示した蛍光眼底造影とOCTAそれぞれの特徴を考慮すると，OCTAが蛍光眼底造影検査に完全に取って代わ

るとは言えない．しかしながら，OCTA は本当に FA に取って代わる必要があるのだろうか？　機種ごとにアルゴリズム，光源特性，分解能が異なることから，施設で採用されている OCTA 機種の特徴を知った上で，造影検査と OCTA を病態に応じて適宜使い分け，時には併用することが望ましいと考える．

（加登本　伸）

文献

1 ）Kwiterovich KA et al. Frequency of Adverse Systemic Reactions after Fluorescein Angiography. Results of a Prospective Study. *Ophthalmology* 1991；98：1139-42.

2 ）猪俣　孟. 眼の組織・病理アトラス. 医学書院；2001.

3 ）Shimizu K et al. Structure of Ocular Vessels. Igaku-Shoin；1978.

4 ）Gorczynska I et al. Comparison of amplitude-decorrelation, speckle-variance and phase-variance OCT angiography methods for imaging the human retina and choroid. *Biomed Opt Express* 2016；7：911-42.

5 ）Zhang A et al. Minimizing projection artifacts for accurate presentation of choroidal neovascularization in OCT micro-angiography. *Biomed Opt Express* 2015；6：4130-43.

6 ）Choi WJ et al. Ultrahigh Speed Swept Source OCT Angiography in Non-Exudative Age-Related Macular Degeneration with Geographic Atrophy. *Ophthalmology* 2015；122：2532-44.

7 ）Nishigori N et al. MACULAR BLOOD FLOW CHANGES IN BRANCH RETINAL VEIN OCCLUSION EXAMINED BY OPTICAL COHERENCE TOMOGRAPHY ANGIOGRAPHY VARIABLE INTERSCAN TIME ANALYSIS. *Retina* 2022；42：2210-7.

8 ）Cole ED et al. The Definition, Rationale, and Effects of Thresholding in OCT Angiography. *Ophthalmol Retina* 2017；1：435-47.

9 ）Hogan M et al. Histology of the human eye. In：An Atlas and Textbook. Saunders；1971. pp.515-9.

10）Kadomoto S et al. Structural Changes in Acute Macular Neuroretinopathy Revealed With Adaptive Optics Optical Coherence Tomography. *JAMA Ophthalmol* 2023；141：400-2.

11）Kadomoto S et al. Ultrastructure and hemodynamics of microaneurysms in retinal vein occlusion examined by an offset pinhole adaptive optics scanning light ophthalmoscope. *Biomed Opt Express* 2020；11：6078-92.

12）Kadomoto S et al. NONPERFUSION AREA QUANTIFICATION IN BRANCH RETINAL VEIN OCCLUSION：A Widefield Optical Coherence Tomography Angiography Study. *Retina* 2021；41：1210-8.

13）Kawai K et al. Prevention of Image Quality Degradation in Wider Field Optical Coherence Tomography Angiography Images Via Image Averaging. *Transl Vis Sci Technol* 2021；10：16.

14）Zhu Y et al. Different Scan Protocols Affect the Detection Rates of Diabetic Retinopathy Lesions by Wide-Field Swept-Source Optical Coherence Tomography Angiography. *Am J Ophthalmol* 2020；215：72-80.

15）Spaide RF et al. Image Artifacts in Optical Coherence Tomography Angiography. *Retina* 2015；35：2163-80.

2.5 網膜撮影

網膜硝子体疾患を診療する際には詳細な眼底観察が基本となる．そして，それらの情報を網膜撮影によって記録することでより客観的・経時的な評価，情報の共有が可能となる．眼底写真をはじめとして得られた眼底の情報は日常診療はもちろんのこと，研究分野においても欠かせないものとなっている．1920年代に撮像画角が約20°の眼底カメラが初めて市販され，1970年代には無散瞳で画角45°の眼底が撮影できるようになった．しかし，瞳孔によって撮影に必要な入射光が制限されるため，周辺部を含めた広範囲の網膜を撮影することは困難であった．このような状況の中，楕円面の鏡を用いることで無散瞳下でも1回の撮影で画角200°の眼底を撮像可能な超広角眼底撮影装置Optos® 200Tx™（Optos社，現在はNikon社）が2011年に登場した．それ以降，様々な特徴をもつ広角撮影装置が登場し，日常診療での利用が広がっている．本節では網膜撮影について広角眼底撮影装置を中心に最近の話題も含めて解説する．

2.5.1 超広角眼底撮影装置の特徴と比較

眼底写真の撮像範囲は画角で表現されることが多いが，この表現には注意が必要である．以前より使用されていた眼底カメラの撮影画角は45°や55°と表現されていたが，これは入射光の広がりとして計測されていて，瞳孔を中心とした角度となる．一方，Optos®登場以降の超広角眼底撮影装置では，理論上の眼内中心を起点とした角度で表現されることが多い．Optos®でいう眼内中心を基準とした200°の撮影画角は，瞳孔中心では110°程度に相当する（図1）．「超広角」という言葉について明確な定義はないがDiabetic Retinopathy Clinical Research Network（DRCR network，現DRCR Retina Network）は100°以上の眼底写真を「超広角」とみなすとしている[1]．また，International Widefield Imaging Study Groupは，眼底撮影装置を含めた様々な検査機器において撮影範囲が文献や施設において統一されていないことを確認した．そして，「広角」画像は4象限すべてにおいて後極を越え渦静脈膨大部の後方までの網膜の解剖学

文献1

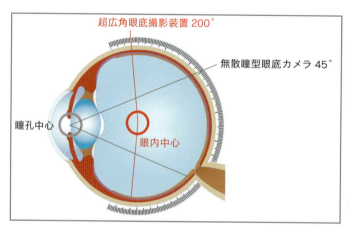

図1 眼底撮影画角—瞳孔中心と眼内中心

特徴を捉えられること，「超広角」画像はさらに渦静脈膨大部の前方までを描出できることを推奨した[2]．ここからは前者の定義に従い，1回の検査で画角100°以上の眼底を撮影可能な「超広角」眼底撮影装置についてそれぞれの特徴を解説する（表1）．

文献2

Optos®

Optos社（現在はNikon社）から超広角眼底撮影装置の草分けとなるOptos® 200Tx™が発売されて以降，Daytona，California，Monacoと多くのモデルが発売されている．すべてのモデルで画角200°の超広角眼底が撮影可能であり，モンタージュ機能を用いると最大で画角220°の撮影が可能である．モデルによってフルオレセイン眼底造影（FA），インドシアニングリーン眼底造影（IA，ICGA），光干渉断層計（OCT）と可能な検査が異なっており，それぞれの専門性や患者属性に応じて選択が可能である．Optos®の走査光は楕円面で反射し，瞳孔を通って眼底に到達するため，瞳孔と楕円面の間の障害物の影響を受けやすい．具体的には眼瞼と睫毛が画像に映り込みやすくなる[3]．テープや開瞼器を用いることでこれらのアーチファクトが軽減することが報告されている[4]．また，Optos®では合成カラー（RG）の光源波長に赤色と緑色を用いているため，実際の検眼鏡による観察と比べると緑がかった写真になることが多い．しかし，2024年に発売されたOptos® California RGBモデルでは青色波長が加わったことで合成カラー（RGB）を取得可能となり，より自然に近い眼底写真が期待される（図2）．

文献3

文献4

CLARUS

CLARUS 500は3色のLEDを光源としているため，実際の眼底の色調に近い画像を取得可能なCarl Zeiss Meditec社の超広角眼底撮影システムである．画角は眼球中心を基準として1画像で133°，2画像で200°とOptos®とほぼ同等となり，最大で267°を取得可能である（図3）．焦点深度が深いため睫毛などの映り込みが少なく，さらには解像度が7μmと高いことから高精細な画像を特徴とする．3色LEDを用いているため，撮影時に眩しさを訴える患者も多い．CLARUS 700ではFA画像も撮影できる．

Eidon

白色LED光源を用いたKY CenterVue社のトゥルーカラー共焦点スキャナーシステムである．眼底カメラやSLO（走査レーザー検眼鏡）疑似カラーではわかりづらい眼底所見を詳細に描出することができる．取得されたカラー画像は実際の検眼鏡による観察と比べるとやや赤みが少ない特徴をもつ（図4）．画角は眼球中心を基準として1画像で88.8°（広角レンズ装着で120°），3画像で163°，外付け固視灯を使用すれば214°まで取得可能である．また，マニュアルでの撮影ももちろん可能であるが，アライメント，フラッシュと露出，フォーカス，モザイク（パノラマ合成）機能をオートで行うことが可能で，検者の技量に関わらない安定した撮影が可能である．Eidon AFでは自発蛍光，Eidon FAではFA画像が撮影可能となる．

Mirante

Nidek社のMirenteは共焦点走査型ダイオードレーザー検眼鏡で赤色波長（670 nm），緑色波長（532 nm），青色波長（488 nm）の3色のSLO光源からフルカラー画像を作製

Chapter 2　検査

表1　画角100°以上の眼底を撮影可能な超広角眼底撮影装置の性能一覧表

名称	CLARUS	Eidon	Mirante	Optos® California RG	Optos® California RGB	Optos® Silverstone
メーカー	Carl Zeiss Meditec	KY CenterVue	Nidek	Nicon	Nicon	Nicon
カラー眼底	True Color	True Color	True Color	2色合成カラー	3色合成カラー	2色合成カラー
光源	3色LED	白色LED	4色レーザー	2色レーザー	3色レーザー	2色レーザー
波長	赤色：585～640 nm 緑色：500～585 nm 青色：435～500 nm	白色：440～650 nm 青色：440～475 nm —	赤色：670 nm 緑色：532 nm 青色：488 nm	赤色：635 nm 緑色：532 nm （青色：488 nm, FA モデル）	赤色：635 nm 緑色：532 nm 青色：488	赤色：635 nm 緑色：532 nm （青色：488 nm, FA モデル）
	IR：785 nm	IR：825～870 nm	IR：790 nm	（IR：802 nm, ICG モデル）	（IR：802 nm, ICG モデル）	IR：802 nm
画角 （眼内中心、1回撮影） （モンタージュ最大） （その他）	133° 267° —	88.8° 214° アダプタ装着時 120°	89° 270° アダプタ装着時 163°	200° 220° —	200° 220° —	200° 220° —
FAG	△ (CLARUS 700)	△ (Eidon Fa)	○	△ (FA モデル)	△ (FA モデル)	○
ICG	×	×	○	△ (ICG モデル)	△ (ICG モデル)	○
OCT	×	×	○	×	×	○
自発蛍光（緑）	○	×	○	○	○	○
自発蛍光（青）	○	△ (Eidon Af)	○	×	×	×
最小瞳孔径	2.5 mm	2.5 mm	3.3 mm	2.0 mm	2.0 mm	2.0 mm

○：すべてのモデルで撮影可能　×：すべてのモデルで撮影不能　△：（ ）内のモデルに限り撮影可能

2.5 網膜撮影

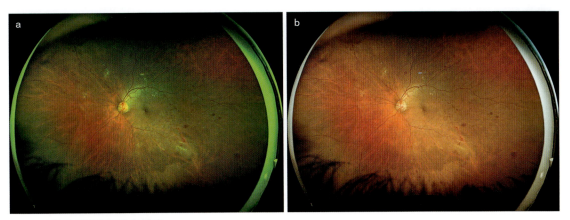

図2 未治療増殖糖尿病網膜症
Optos® California RG による眼底画像 (a) では下方に睫毛が映り込んでいるが，広範囲に硬性白斑，軟性白斑，新生血管が描出されている．a ではやや緑がかっているが，Optos® California RGB による眼底画像 (b) ではより自然に近い色合いで各所見が確認できる．(Nikon 社提供)

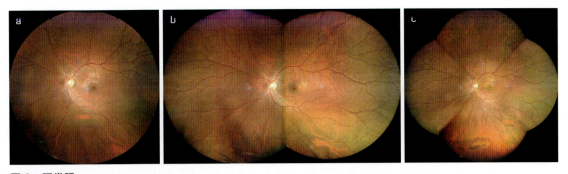

図3 正常眼
a：CLARUS 500 による同一正常眼における1枚画像　b：2枚パノラマ合成画像　c：4枚パノラマ合成画像
周辺部まで実際の眼底に近い色調で描出されている．

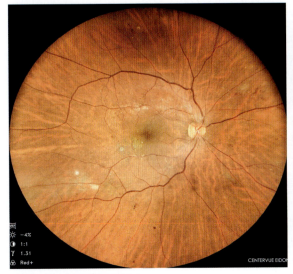

図4 非増殖糖尿病網膜症
広角レンズ使用下での Eidon による非増殖糖尿病網膜症の眼底画像
実際の検眼鏡による観察と比べるとやや赤みが少ないが点状出血，硬性白斑，軟性白斑がはっきりと描出されている．(KY CenterVue 社提供)

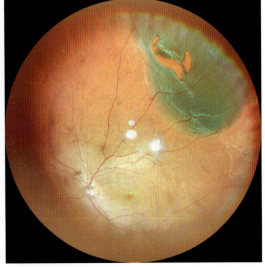

図5 裂孔原性網膜剝離
広角レンズ使用下での Mirante による裂孔原性網膜剝離の眼底画像
患者に上方視させることで，周辺部の弁上裂孔と網膜剝離の全体像が確認できる．

する．眼底画像以外にも赤外 SLO 画像（Infrared：IR），自発蛍光，FA，IA，OCT，OCTA と眼底マルチモーダルイメージング（multimodal imaging）を1台で取得可能な機器である．画角は眼球中心を基準として1画像で89°（広角レンズ装着で163°），パノラマ合成で最大270°まで取得可能である（前頁図5）．

2.5.2 実臨床における有用性

■ 裂孔原性網膜剝離（RRD）

裂孔原性網膜剝離（rhegmatogenous retinal detachment：RRD）は眼底撮影装置の撮像範囲の広角化により最も恩恵を受けた疾患の一つである．Optos® による眼底写真は治療が必要な網膜裂孔および萎縮円孔の検出において中程度の感度と高い特異度を示し，評価者間の一致度も高いことが報告されている[5]．しかしながら，同様の研究では Optos® の1枚画像では11時〜1時，5時〜7時に位置する網膜裂孔および萎縮円孔は描出できないことが報告されている[6]．どの機種においても撮像範囲が広いことに安心するのではなく，それぞれの機種で病変を見逃しやすい位置（Optos® であれば上方・下方）を意識して，状況によってはパノラマ合成などを行うことが重要となる．

文献 5

文献 6

■ 糖尿病網膜症（DR）

糖尿病網膜症（diabetic retinopathy：DR）は血糖コントロールが不良であれば経時的に進行する疾患であり，病変を記録し共有するために眼底撮影装置が用いられる．Early Treatment Diabetic Retinopathy Study（ETDRS）では，プロトコールで定められた7つの領域の30°眼底写真を合成した所見から DR の特徴を多段階に評価する DR severity scale を作製し病態を評価した[7]．その後，この ETDRS 7-field を用いた DR severity scale は多くの疫学研究や臨床試験で用いられている．ただし，この評価方法は検査に時間がかかるため実臨床の場では汎用されてこなかった．このような状況の中，上述したように様々なタイプの超広角眼底撮影装置が開発された．Optos® と CLARUS では1回の撮影で ETDRS 7-field を超える範囲の眼底画像を取得可能であることも報告されている[3]．このように，超広角眼底撮影装置が糖尿病網膜症の日常診療に有用であることは言うまでもないが，ETDRS 7-field の外側に病変（predominantly peripheral lesions：PPLs）が存在する症例は PPLs が存在しない症例と比較して4年間で有意に DR の進行を認めるなど新たな知見も報告されている[8]．

文献 7

2.5.3 おわりに

本節で紹介したように，超広角眼底撮影装置は日常診療で有用なだけではなく研究分野においても多くの新たな知見をもたらしている．しかし，機種によって画像の色調が従来の眼底写真とは少し異なっていたり，検査の際に多くの光量を必要とするためか，患者が強い羞明を訴えたりすることがある．また，眼底撮影以外にも機種・モデルによって FA，IA，OCT，OCTA などできる検査が異なってくる．それぞれの，施設の特徴に応じた機器を選択し，長所と短所を理解し活用することが重要となる．

（平野隆雄）

2.5 網膜撮影

TOPICS

最近の話題—AI 眼底カメラ

人工知能（artificial intelligence：AI）では3層を超える深い神経ネットワークを模した機械学習が行われる．眼底写真は規格化されていてこの学習を行いやすいため，以前より様々な機械学習研究が行われてきた．2018年には米食品医薬品局（FDA）が糖尿病網膜症の診断が可能な Digital Diagnostics 社の AI 検査機器 IDx-DR を承認した．IDx-DR は医療業界全体としても初めて FDA に承認された AI 検査機器であり，話題となった．IDx-DR では Topcon 社の眼底カメラ NW400 で撮影した画像がクラウドベースの AI にアップロードされ，眼科医の診察が必要な中等度非増殖糖尿病網膜症が存在するかどうかなどが判定される[9]．より効率的に糖尿病網膜症による失明を減らせるのではないかと期待されている．近年，IDx-DR は「LumineticsCore™」と呼称されるようになり，本邦では現在，治験が行われている．

文献9

文献

1) Ghasemi Falavarjani K et al. Ultra-wide-field imaging in diabetic retinopathy. *Vision Res* 2017；139：187-90.
2) Choudhry N et al. Classification and Guidelines for Widefield Imaging：Recommendations from the International Widefield Imaging Study Group. *Ophthalmol Retina* 2019；3：843-9.
3) Hirano T et al. Assessment of diabetic retinopathy using two ultra-wide-field fundus imaging systems, the Clarus® and Optos™ systems. *BMC Ophthalmol* 2018；18：332.
4) Inoue M et al. Wide-Field Fundus Imaging Using the Optos Optomap and a Disposable Eyelid Speculum. *JAMA Ophthalmol* 2013；131：226.
5) Mackenzie PJ et al. Sensitivity and specificity of the optos optomap for detecting peripheral retinal lesions. *Retina* 2007；27：1119-24.
6) Bonnay G et al. Dépistage du décollement de rétine par l'utilisation d'une imagerie panrétinienne [Screening for retinal detachment using wide-field retinal imaging]. *J Fr Ophtalmol* 2011；34：482-5.
7) Fundus photographic risk factors for progression of diabetic retinopathy. ETDRS report number 12. Early Treatment Diabetic Retinopathy Study Research Group. *Ophthalmology* 1991；98（5 Suppl）：823-33.
8) Silva PS et al. Peripheral Lesions Identified on Ultrawide Field Imaging Predict Increased Risk of Diabetic Retinopathy Progression over 4 Years. *Ophthalmology* 2015；122：949-56.
9) Savoy M. IDx-DR for Diabetic Retinopathy Screening. *Am Fam Physician* 2020；101：307-8.

Chapter 2 検査

2.6 レーザードップラー

糖尿病網膜症や網膜静脈閉塞症など網膜血管障害の診断には，フルオレセイン蛍光眼底造影（FA）が必要不可欠な検査法であった．FA は無灌流領域や新生血管など，診断や治療方針決定に欠かせない有益な情報を得ることができるが，造影剤による副作用のため，検査を躊躇せざるをえない症例が存在する．近年，非侵襲的な網膜画像診断法として大きな進化を遂げた光干渉断層計（OCT）による血管撮影検査（OCT angiography：OCTA）が登場して，造影剤を使わずに鮮明な網膜血管像が非侵襲的に観察可能となった．当初の課題であった広画角化も進み，毛細血管密度の定量的評価など解析ソフトも大きく進歩して，現在では日常臨床で広く用いられる網膜循環評価法となっている．

一方で，FA や OCTA などの検査はあくまでも血流が流れている部分（灌流領域）と流れていない部分（虚血領域）を区別する定性的評価法であり，微細な血流の変化を定量的に捉えることはできない．特に糖尿病黄斑浮腫の早期発見・早期治療には毛細血管瘤の描出が重要であり，網膜循環障害をいち早く検出し，それを是正することが望ましい．そのためには，眼循環を数値化して定量的に測定する必要がある．これを実現するために古くから開発されてきたのがレーザードップラー法を応用した眼血流測定法である．本節では，これまで臨床応用されてきたレーザードップラー網膜血流測定法と，最新の網膜血流測定法であるドップラー OCT についても解説する．

2.6.1 レーザードップラー流速計（LDV）

文献 1

文献 2

文献 3

文献 4

文献 5

文献 6

網膜血管にある波長のレーザー光を照射すると，血管内を移動する赤血球のスピードに応じて波長が変化するドップラーシフトが増加するが，この変化を2方向から捉えることで網膜血流速度の絶対値を測定することができることが Riva らによっておよそ50年前に報告された[1]．キヤノン社製 LDV（laser doppler velocimetry）装置（CLBF model 100）は，網膜血管内を流れる赤血球の血流速度測定と同時に取り込んだ血管像のプロファイルから血管径を同時に測定でき，血流速度（mm/sec）と血管径（μm）の値から，網膜血流量の絶対値（mL/分）を測定することが可能である[2]．眼球の動きを追従し，同一部位を測定し続けるオートトラッキング機能を内蔵しており，信頼性・再現性の高い経時的な測定が可能である．この LDV を用いてこれまで多くの臨床研究がなされた．LVD を用いた正常人での検討では，血管内皮機能を反映する指数であるずり速度（shear rate）が血管径と血流速度から算出可能であること[2]，血流動脈波形の立ち上がり（upstroke time）が年齢と共に延長し，加齢性動脈硬化の定量的指標となりうることを報告した[3]．さらに2型糖尿病患者を対象とした網膜循環動態の解析の結果，網膜症のない病期で既に網膜血流は低下し，単純網膜症でも血流は低下したままであることが明らかとなり[4]，通常の眼科検査では異常を検出できない極早期から糖尿病患者の網膜循環が障害されていることが明らかとなった．LDV を用いた臨床研究では実際に測定された網膜血流量が絶対値であり，測定値を個体間で比較可能であることを生かして，2型糖尿病患者の網膜血流低下の危険因子についても検討が行われ，腎機能[5]や喫煙歴[6]も網膜血流量に影響を与えることが報告され

ている．

2.6.2 ドップラー OCT による網膜血流測定

　前述のキヤノン社製 LDV は現在市販化されておらず，新しい網膜循環の定量的測定法の開発が期待されている．OCT を用いた網膜循環測定，すなわちドップラー OCT である．視神経乳頭近傍の網膜大血管の血流量を測定する方法[7]や，2 方向ドップラー OCT による網膜血流測定[8]などが報告されている．特に前者を用いた臨床研究では，増殖糖尿病網膜症では汎網膜光凝固開始前から既に網膜血流は低下していることが報告された[9]．本邦でも既存の OCT に組み込む形で使用可能な国産のドップラー OCT の開発を目指して，その開発が進められてきた[10]．この手法を用いると，1 秒間に 90 フレームの測定を行い，その差分から網膜血流によるドップラー信号を得て，同時に測定部位の血管と入射光のなす角度を計算することにより，網膜血流速度の絶対値を求めることができる．その測定原理から，入射光と血管の角度が 90°に近くなるとドップラー OCT が得られなくなることや，ある一定の速度を超えてしまうと血流速度の測定が困難になるなどの課題はあるものの，麻酔下のネコを用いた検討では，ドップラー角度が 85°以下であれば信頼性の高い血流測定が可能であること，高酸素負荷による網膜血流

文献 7

文献 8

文献 9

文献 10

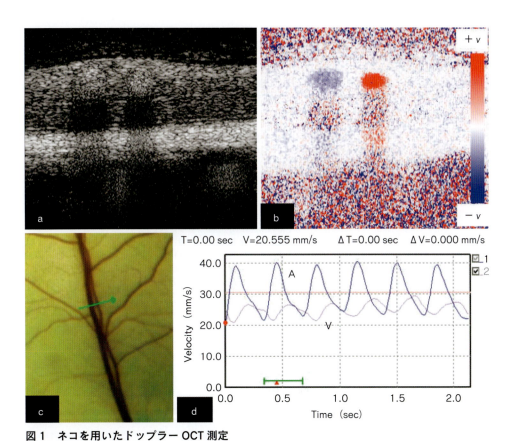

図 1　ネコを用いたドップラー OCT 測定
a：ネコ網膜の OCT 画像　b：ネコ網膜動脈（赤）静脈（青）の血流信号　c：ネコ網膜における測定部位　d：得られた動脈（A），静脈（V）の速度波形
（文献 10 より）

Chapter 2 検査

低下反応を LDV と同等に捉えられること，などを確認している（前頁図 1）[10]．このドップラー OCT を用いた臨床研究では，従来から報告されていた 2 型糖尿病患者における汎網膜光凝固後の網膜血流低下が確認され，また正常眼圧緑内障眼を対象とした臨床研究では，視野障害が進行している象限と進行していない象限に分けて網膜血流を測定したところ，視野障害が進行している象限のほうがより網膜血流は低下していることが明らかとなった[11]．さらにドップラー OCT から得られる網膜動脈波形の解析により，全身の動脈硬化の指標との相関も認められた[12]ことから，今後は健康診断などでの全身性動脈硬化性疾患の検出などにも役立つ可能性がある．

OCT による網膜疾患の診断技術の進歩は目を見張るものがあり，瞬く間に眼科臨床に浸透し，今ではなくてはならない診断機器となったが，この原理を応用して定量的に眼循環を評価できるドップラー OCT が市販化されれば，眼科臨床研究はさらに発展すると期待される．

（長岡泰司）

文献 11

文献 12

文献

1）Tanaka T et al. Blood velocity measurements in human retinal vessels. *Science* 1974；186：830-1.
2）Nagaoka T et al. Noninvasive Evaluation of Wall Shear Stress on Retinal Microcirculation in Humans. *Invest Ophthalmol Vis Sci* 2006；47：1113-9.
3）Nagaoka T et al. Effect of aging on retinal circulation in normotensive healthy subjects. *Exp Eye Res* 2009；89：887-91.
4）Nagaoka T et al. Impaired Retinal Circulation in Patients with Type 2 Diabetes Mellitus：Retinal Laser Doppler Velocimetry Study. *Invest Ophthalmol Vis Sci* 2010；51：6729-34.
5）Nagaoka T et al. Relationship Between Retinal Blood Flow and Renal Function in Patients With Type 2 Diabetes and Chronic Kidney Disease. *Diabetes Care* 2013；36：957-61.
6）Omae T et al. Effects of Habitual Cigarette Smoking on Retinal Circulation in Patients With Type 2 Diabetes. *Invest Ophthalmol Vis Sci* 2016；57：1345-51.
7）Wang Y et al. Retinal blood flow detection in diabetic patients by Doppler Fourier domain optical coherence tomography. *Opt Express* 2009；17：4061.
8）Werkmeister RM et al. Measurement of Absolute Blood Flow Velocity and Blood Flow in the Human Retina by Dual-Beam Bidirectional Doppler Fourier-Domain Optical Coherence Tomography. *Invest Ophthalmol Vis Sci* 2012；53：6062-71.
9）Lee JC et al. Pilot Study of Doppler Optical Coherence Tomography of Retinal Blood Flow Following Laser Photocoagulation in Poorly Controlled Diabetic Patients. *Invest Ophthalmol Vis Sci* 2013；54：6104-11.
10）Nagaoka T et al. Evaluation of Retinal Circulation Using Segmental-Scanning Doppler Optical Coherence Tomography in Anesthetized Cats. *Invest Ophthalmol Vis Sci* 2016；57：2936-41.
11）Abe T et al. Glaucoma Diagnostic Performance of Retinal Blood Flow Measurement With Doppler Optical Coherence Tomography. *Transl Vis Sci Technol* 2022；11：11.
12）Takizawa Y et al. Retinal Blood Velocity Waveform Characteristics With Aging and Arterial Stiffening in Hypertensive and Normotensive Subjects. *Transl Vis Sci Technol* 2021；10：25.

2.7 レーザースペックルフローグラフィ（LSFG）

2.7.1 有用性

　レーザースペックルフローグラフィ（laser speckle flowgraphy：LSFG）は非侵襲的に眼底血流の定量評価が可能であり，短時間かつ反復的に測定が可能である．撮影で長方形のカラーマップが得られ，黄斑中心の撮影では，黄斑部には解剖学的に網膜血管がないことから脈絡膜の血流を評価しており（図1a），視神経乳頭撮影では乳頭の網膜血管や血管以外の組織血流，乳頭周囲の脈絡膜血流を評価できる（図1b）．

　LSFGで得られる定量値は，mean blur rate（MBR）という血流速度の相対値である．黄斑のMBR解析では，中心性漿液性脈絡網膜症（central serous chorioretinopathy：CSC）[1]やフォークト-小柳-原田病（Vogt-Koyanagi-Harada disease：VKH）[2]など，他にも多くの網脈絡膜疾患の研究がされている（表1）．視神経乳頭のMBR解析では，図1cのように血管以外の組織血流成分MBR（mean of tissue area：MT）と血管血流成分MBR（mean of vessel area：MV）を分けて解析が可能である．MTの解

文献1

文献2

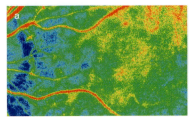
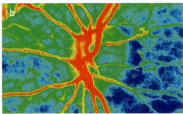
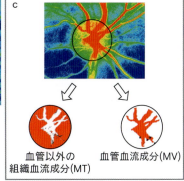

図1　黄斑撮影と乳頭中心撮影のカラーマップ

表1　網脈絡膜疾患における黄斑部MBRと脈絡膜厚の推移のパターン

疾患名	急性期 MBR	急性期 脈絡膜厚	パターン
原田病，地図状脈絡膜炎，急性後部多発性斑状色素上皮症（APMPPE），急性帯状潜在性網膜外層症（AZOOR），多発消失性白点症候群（MEWDS），点状脈絡膜内層症（PIC），AMN，白血病網膜症	低下	肥厚	炎症性疾患
中心性漿液性脈絡網膜症（CSC）パキコロイド色素上皮症（PPE）高血圧脈絡膜症	上昇	肥厚	非炎症性疾患（交感神経亢進）
網膜振盪	低下	減少	血管閉塞疾患

APMPPE：acute posterior mutifocal placoid pigment epitheliopathy　AZOOR：acute zonal occult outer retinopathy　MEWDS：multiple evanescent white dot syndrome　AMN：acute macular neuroretinopathy　PPE：pachychoroid pigment epitheliopathy

析では，MT 低下が緑内障の発症に関連する[3]こと，網膜厚や視野検査のパラメータとも関連していること[4]が報告されており，また術中の眼底血流の評価にも応用されている[5]．造影剤を使用することなく，血流を定量的に評価できるため，毎回の受診時に繰り返し測定が可能で多くの研究がされている．

2.7.2 原理

　カラーマップでみる血流の評価は，暖色系は血流が速く，寒色系は血流が遅いという皆さんのイメージ通りでいいだろう．このカラーマップがどのような原理で得られるかを解説する．LSFG の測定には，波長 830 nm のレーザー光を使用しており，動く赤血球にそのレーザー光を照射し，その赤血球の動きにより散乱したレーザー光が干渉し合うことで，スペックルパターンという小さな斑点模様が形成される（図 2a）．4 秒間という測定（照射）時間の中で，赤血球の動きが速い部位と遅い部位で斑点模様であるスペックルパターンに違いが出る．赤血球の動きが速い場合（図 2b，＊）は，スペック画像のコントラストが不明瞭な画像となり，一方で赤血球の動きが遅い部位（図 2b，＊）は画像のコントラストがはっきりとした画像になる（図 2b）．野球の投球のスピードが速いときと遅いときの差を考えると簡単で，同じ時間空間で，速い球は一瞬で通り過ぎるため，球の映像は不明瞭になり，コントラストも低くなる．一方遅い球は，動きながらも球の色や模様がわかるほどにくっきりしたコントラストが高い画像が得られる．このコントラストの二乗の逆数が MBR であり，LSFG における血流速度の定量値である．血球の動きが速い場合，コントラストが低く，分母が小さくなるので MBR は高くなる[6,7]（表 2）．

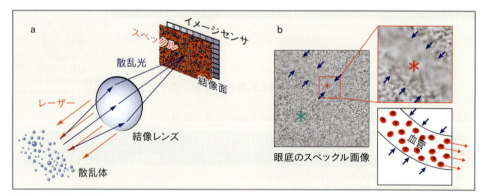

図 2　LSFG の原理
（ソフトケア社提供）

表 2　MBR の計算方法

	コントラスト	MBR 計算	MBR
血流速	低（ぼやける）	$1/10^2 = 0.01$（例：コントラスト 10 の場合）	高値 ＊
血流遅	高（くっきり）	$1/20^2 = 0.0025$（例：コントラスト 20 の場合）	低値 ＊

2.7 レーザースペックルフローグラフィ（LSFG）

2.7.3 実際の方法

　機械自体は光干渉断層計（OCT）やオートレフと同様にコンパクトな機械である（図3）．撮影の画角は，横750×縦360ピクセル（約6.0 mm×3.8 mm）で，最大画角は21°である．決して広い画角とは言えないので，病変部の特定時には注意が必要である．測定時には散瞳が推奨されるが，暗室で，ある程度の瞳孔径（4 mm以上を推奨）があれば，未散瞳でも測定が可能である．撮影時間は4秒間で，固視が不安定だと解像度の高い画像を得ることは難しい．固視が良好でも硝子体混濁や白内障などの中間透光体の影響で良い解像度が得られないこともある．中間透光体の混濁がある場合はOCTなどと同様に，散瞳し，上眼瞼を挙上し，少しジョイスティックを振ってピントが合うところを探す必要がある．そのとき，網膜の大血管を目印にしてピントを探っていくとよい（図4）．

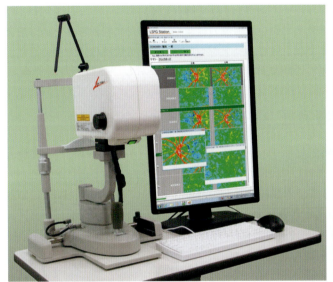

図3　LSFG本体

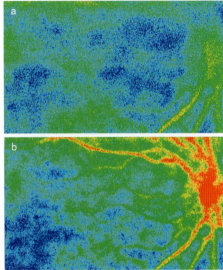

図4　白内障の混濁による不鮮明な画像（a）と白内障手術後の画像（b）

2.7.4 血流速度の評価

　得られたカラーマップ全体でも色味によって大まかな血流の変化はわかるが，そのカラーマップの中で解析したい範囲があれば，ラバーバンドと呼ばれる任意の形・大きさの枠を設定し，測定したい範囲に乗せると自動でMBR値が算出される．黄斑部の無血管野にラバーバンドをかけると網膜血管を避けて，純粋な脈絡膜血流を評価することが可能で，脈絡膜厚との比較にも活用できる．また，このラバーバンドはソフトに記憶して保存しておくことが可能で，まったく同じ大きさ・形のラバーバンドを次回の検査時に呼び戻して評価することができる．図5の点状脈絡膜内層症（punctate inner cho-

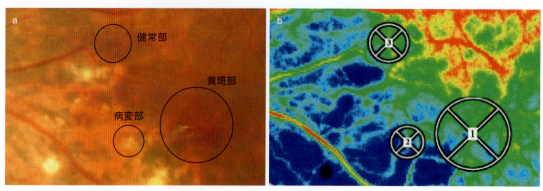

図5 点状脈絡膜内層症（PIC）の眼底写真（a）とLSFG解析（b）
（文献8より）

roidopathy：PIC）では，黄斑部，病変部，健常部で経時変化を比較するために1枚のカラーマップの画像に3つのラバーバンドをかけて解析している[8]．

実際の臨床現場では，撮りためておいた血流の画像を研究目的に後からまとめて解析することが多かったが，近年ではLSFGの結果をもとに，診断や投薬の量を決めたり，再発を考えたりと，臨床応用への期待が高まっている機械である．

2.7.5 MBRと眼灌流圧（OPP）との関連

MBRは血流速度の相対値であり，いわゆる"正常値"というものはなく，その個人個人での経時変化で血流を評価していく必要がある．また，LSFGの評価に欠かせないのが，血圧と眼圧から算出される眼灌流圧（ocular perfusion pressure：OPP）である．眼疾患のない症例群の運動前後のMBR評価の研究では，運動後MBRは有意に上昇する[9]ことがわかっており，OPPの変化はMBRに直接影響してしまう．逆にOPPの変化なしにMBRが変化した場合は，眼血流のみの変化を反映していると言える．よってLSFG測定時には安静状態が必要であり，階段を昇り下りした直後などに測定をすると結果が過大評価されてしまうこともあるので注意が必要である（図6）．VKHなど治療にステロイドを大量に使用する疾患に対しては，治療後のOPPの影響も当然考えなければならない．網脈絡膜疾患ではない甲状腺眼症患者のステロイドパルス前後のMBRは約5％の上昇のみにとどまっており[10]，VKHではパルス後1週間で平均50％MBRが上昇[2]することから，病的な要素なしにステロイドが脈絡膜血流を大きく動かす要因は考えにくいことが示されている．

2.7.6 脈絡膜疾患での鑑別の有用性

炎症性の疾患の代表としてVKHがある．VKHは，活動期に漿液性網膜剥離（serous retinal detachment：SRD）がみられ脈絡膜は著明に肥厚しており，ステロイドパルスによって改善することが多く，予後は比較的良好である．

LSFGでは，活動期には強い寒色で，改善と共に暖色系に推移する[2]．この炎症性疾

2.7 レーザースペックルフローグラフィ（LSFG）

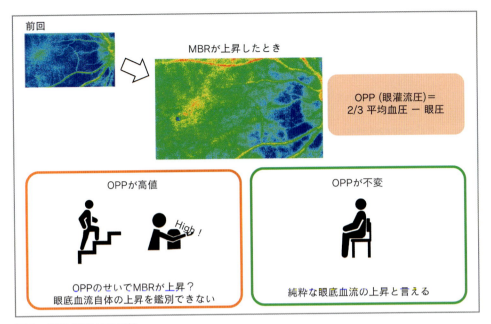

図6 OPP 測定の重要性

表3 CSC と VKH の経時変化の比較

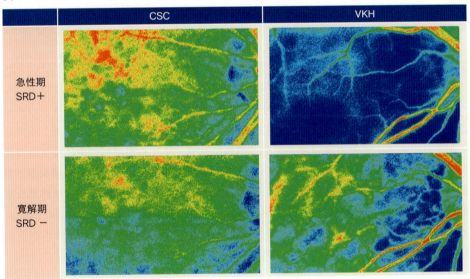

患の代表である VKH の脈絡膜評価により，炎症性疾患では活動期には脈絡膜血流が低下し，改善に伴い血流が上昇する炎症性パターンが提唱されている．一方，同じ SRD が生じ，脈絡膜が肥厚する CSC では，SRD がある活動期には血流は上昇し，寛解期および慢性期には血流は低下することがわかっており，VKH と結果は真逆である[1]．CSC は近年，脈絡膜血流のうっ滞と交感神経亢進のバランスによって引き起こされる病態であると報告されており[11]，脈絡膜厚と LSFG の研究では，交感神経亢進パターンとして提唱されている．炎症性かどうかの鑑別が必要な際には，急性期のカラーマップの寒色の程度や，寛解期との MBR の差を比較することで，LSFG での鑑別が可能な場合もある（表3）．

文献 11

Chapter 2 検査

表 4 血管抵抗の解析パラメータ

波形解析パラメータ	解析パラメータ
Skew	年齢と相関があり，高齢になるにつれて Skew が大きくなる 動脈硬化の指標となりうる
BOS（blowout score）	血管抵抗に関する指標 1 心拍間にどれだけ血流が維持されているかを評価
BOT（blowout time）	高齢になるにつれて BOT は減少する 栄養が末梢に潤沢に供給されている様子を表している
ATI（acceleration time index）	ピークまでに到達する時間が 1 心拍中に占める割合を示す
FAI（flow acceleration index）	増加する MBR の最大変化量を算出し血流を短時間に増加させる瞬発的な力を指標化したもの

2.7.7 血管抵抗の評価

さらに LSFG のもう一つの代表的な解析機能として，4 心拍分の心拍マップを平均化した波形の形によって，血管の抵抗や血流の流れやすさなどの全身の血流状態との関連を示す解析も可能になってきた（**表 4**）．これらのパラメータもラバーバンドをかけた部位ですぐに解析が可能であり，動脈硬化や加齢による血管の変化に対する研究も多くされている．

2.7.8 まとめ

LSFG は，非侵襲的に眼底血流の評価が可能である．炎症性疾患などベースになる疾患の解析やその解釈を理解し，これまで原因不明であった疾患への解析により，病態解明が進むだろう．またカラーマップ全体のみならず，任意の部位別の血流解析も可能で，それぞれの経時変化を観察することが可能である．OCT で観察する脈絡膜厚（形態）と LSFG で観察する血流（機能）の双方の評価で，網脈絡膜疾患のより詳細な病態理解が発展することを期待する．同じ眼底血流を観察することのできる OCT angiography（OCTA）とは少し原理が異なるが，OCTA では捉えきれない深部の血流の評価が可能で，今後は OCTA や他の検査との比較の研究も待たれる．

（廣岡季里子，石田　晋）

文献

1）Saito M et al. Macular choroidal blood flow velocity decreases with regression of acute central serous chorioretinopathy. *Br J Ophthalmol* 2013；97：775-80.
2）Hirooka K et al. Relationship between choroidal blood flow velocity and choroidal thickness during systemic corticosteroid therapy for Vogt-Koyanagi-Harada disease. *Graefes Arch Clin Exp Ophthalmol* 2015；253：609-17.
3）Shiga Y et al. Preperimetric Glaucoma Prospective Study（PPGPS）：Predicting Visual Field Progression With Basal Optic Nerve Head Blood Flow in Normotensive PPG Eyes. *Transl Vis Sci Technol* 2018；7：11.
4）Kiyota N et al. Sectoral Differences in the Association of Optic Nerve Head Blood Flow and Glaucomatous Visual Field Defect Severity and Progression. *Invest Ophthalmol Vis Sci* 2019；60：2650-8.
5）Hashimoto R et al. Impaired Autoregulation of Blood Flow at the Optic Nerve Head During Vitrec-

tomy in Patients with Type 2 Diabetes. *Am J Ophtalmol* 2017 ; 181 : 125-33.
6) Fujii H et al. Evaluation of blood low by laser speckle image sensing. Part 1. *Appl Opt* 1987 ; 26 : 5321-5.
7) Sugiyama T. Basic Technology and Clinical Applications of the Updated Model of Laser Speckle Flowgraphy to Ocular Diseases. *Photonics* 2014 ; 1 : 220-34.
8) Hirooka K et al. Increased macular choroidal blood flow velocity and decreased choroidal thickness with regression of punctate inner choroidopathy. *BMC Ophthalmol* 2014 ; 14 : 73.
9) Kinoshita T et al. Effects of Exercise on the Structure and Circulation of Choroid in Normal Eyes. *PLoS One* 2016 ; 11 : e0168336.
10) Saito M et al. Correlation between decreased choroidal blood flow velocity and the pathogenesis of acute zonal occult outer retinopathy. *Clin Exp Ophthalmol* 2014 ; 42 : 139-50.
11) Hirooka K et al. Imbalanced choroidal circulation in eyes with asymmetric dilated vortex vein. *Jpn J Ophthalmol* 2022 ; 66 : 14-8.

2.8 AO-SLO（補償光学付き走査型レーザー検眼鏡）

　網膜血管障害をはじめとした眼底疾患において，詳細な眼底検査は正確な診断と適切な治療方針決定に重要であることは言うまでもない．近年，光干渉断層計（OCT）や広角眼底撮影など，その進歩は目覚ましいものがある．しかし，眼底観察は収差が生じるため，眼底写真をいくら拡大してもその解像度には限界がある．またOCTにおいても，そのメカニズムから水平方向の解像度は約20μmであることが知られている．その解像度の限界を克服すべく開発されたものが補償光学付き走査型レーザー検眼鏡（adaptive optics-scanning laser ophthalmoscopy：AO-SLO）である．

2.8.1 補償光学とは

　もともと軍事や天体学などの分野において発展した技術である．天体観測において，大気の屈折率の空間的・時間的な変動（大気のゆらぎ）により，天体からの光の波面が乱され，天体望遠鏡にて結像される観察した天体像の空間分解能が劣化する．この問題を解決する方法として，1950年代に乱された光波面をリアルタイムに測定し補正するという補償光学（adaptive optics：AO）の概念が提唱された．その後，補償光学は軍事衛星などの分野で発展を遂げてきた．ハワイ島にある天体望遠鏡すばるは，この補償光学を利用しており，高解像度な天体観察が可能となっている．

2.8.2 眼底観察への応用

文献1

文献2

　眼も天体観察と同様に屈折率の空間的・時間的変動（収差）が生じるため，通常の眼底写真を拡大しても詳細な観察は不可能である．眼の収差を補正し，高分解能で眼底を観察する目的でAOを応用した眼底カメラが開発された[1]．その後，SLOは眼底カメラに比べ高いコントラストの鮮明な眼底像取得が可能であるため，AO-SLOが開発された[2]．残念ながらAO-SLOは現在のところ，世界でも医療機器として承認されたものはない．一方で，動画は撮影できないが，AOの技術を用いたAO眼底カメラは臨床応用されており，本邦でも購入可能である．

2.8.3 網膜血管観察においてAO-SLOは何が有用か

　網膜血管観察において，AO-SLOは①高い解像度，②動的変化を観察できる，という2つの利点がある．網膜血管の観察は，現在，本邦でも保険収載されているOCT angiography（OCTA）が広く使用されている．しかし，OCTを応用したOCTAでは水平方向の解像度が20μm程度であり，直径5〜10μmの網膜毛細血管は正確に観察できない．一方，AO-SLOは2〜5μmの解像度を有しており，毛細血管レベルの正確な観察が可能である．例えば，AO-SLOとOCTAの血管描出能を比較した検討では，OCTAでは区別できない並走する2つの毛細血管や毛細血管ループがAO-SLOでは描

2.8 AO-SLO（補償光学付き走査型レーザー検眼鏡）

出可能である（図1）[3]．また，AO-SLOはその高い解像度ゆえに血管壁の変化も観察可能である[4]．糖尿病では網膜小動脈において，血管のリモデリングが生じていることが報告されている．近年ではAO-SLOにおいて，壁細胞（ペリサイト）も観察可能であることが報告されている[5]．これらより，AO-SLOにて網膜血管の細胞レベルでの定量的なイメージングが可能となり，将来的な精密医療に役立つことが期待される．またAO-SLOは動画が撮影可能であり，血流の動的変化を観察できるため，血流速度が測定可能である[6]．非増殖糖尿病網膜症眼では，網膜症なし，または健常眼に比較して血流速度が速いことが報告されている[7]．AO-SLOでは血流はチラつきとして観察されるが，網膜血管内を赤血球と白血球が交互に通過し，視細胞への光の反射が交互に生じるためとされている[8]．DubowらはAO-SLO蛍光造影検査を用いて，糖尿病網膜症における毛細血管瘤が6つの形態に分類可能であることを観察している[9]．Kadomotoらは網膜静脈閉塞症においても毛細血管瘤内の血流とその形態を観察している[10]．またOCTAでは蛍光造影検査にて観察できるすべての毛細血管瘤を観察できないが，AO-SLOでは観察可能である．AO-SLOにて瘤内で乱流（チラつきとして観察）が存在する毛細血管瘤が有意にOCTAでの描出可能である（図2）[11]．このようにAO-SLOで

文献3
文献4
文献5
文献6
文献7
文献8
文献9
文献10
文献11

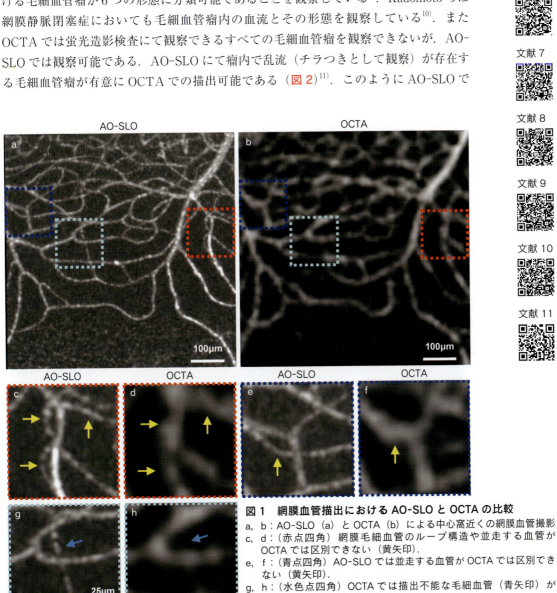

図1 網膜血管描出におけるAO-SLOとOCTAの比較
a, b：AO-SLO（a）とOCTA（b）による中心窩近くの網膜血管撮影
c, d：（赤点四角）網膜毛細血管のループ構造や並走する血管がOCTAでは区別できない（黄矢印）．
e, f：（青点四角）AO-SLOでは並走する血管がOCTAでは区別できない（黄矢印）．
g, h：（水色点四角）OCTAでは描出不能な毛細血管（青矢印）がAO-SLOでは描出可能である．
（文献3より）

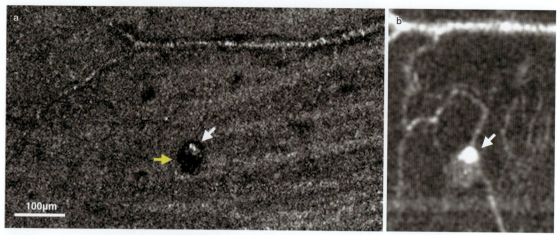

図2　AO-SLOによる網膜毛細血管瘤の観察
a：AO-SLOによる網膜毛細血管瘤の動画撮影　毛細血管瘤（黄矢印）内で乱流（白矢印）が観察できる．
b：動画から作製した血管マップ　毛細血管瘤の形態も描出され，乱流部分が高輝度（白矢印）となっている．
（文献11より）

は形態的だけでなく，血流という機能的なイメージングも可能となる．

2.8.4　今後の課題

　AO-SLOは上述のように，高分解能による細胞レベルでの眼底観察が可能であると同時に，血流の動的変化も測定可能となる．しかし，臨床での汎用を目指す上ではいくつかの克服すべき点も存在する．まず画角が非常に小さいため，眼底のどこを観察しているのかロケーションが付けにくい．そのため，現在の試用機ではまず観察したい箇所を指定した後に観察するため，撮影時間を要する．また，白内障など中間透光体の混濁により撮影が困難となる症例が多く，すべての症例では撮像できない．また，OCTAと異なり血管網を表層，深層と区別した描出は正確性に欠ける[3]．AO-SLO機器自体が非常に大きく，外来などでは場所を要する．現在，AOを応用したAO-OCTも開発中であり，その水平方向の解像度からellipsoid zone lineがラインではなく一つ一つの視細胞が区別できるため，点状に描出される．このようにAO-SLOを含めAOの技術はOCTを補完することが期待される．今後，疾患の早期発見，細胞レベルでの病態解明，さらには薬剤の開発などへの貢献が期待されている．

（中尾新太郎）

文献

1) Liang J et al. Supernormal vision and high-resolution retinal imaging through adaptive optics. *J Opt Soc Am A Opt Image Sci Vis* 1997；14：2884-92.
2) Roorda A et al. Adaptive optics scanning laser ophthalmoscopy. *Opt Express* 2002；10：405-12.
3) Kaizu Y et al. Imaging of Retinal Vascular Layers：Adaptive Optics Scanning Laser Ophthalmoscopy Versus Optical Coherence Tomography Angiography. *Transl Vis Sci Technol* 2017；6：2.
4) Chui TYP et al. Imaging of Vascular Wall Fine Structure in the Human Retina Using Adaptive Optics Scanning Laser Ophthalmoscopy. *Invest Ophthalmol Vis Sci* 2013；54：7115-24.

5) Huang BB et al. Imaging the Retinal Vascular Mural Cells In Vivo：Elucidating the Timeline of Their Loss in Diabetic Retinopathy. *Arterioscler Thromb Vasc Biol* 2024；44：465-76.

6) Zhong Z et al. In vivo measurement of erythrocyte velocity and retinal blood flow using adaptive optics scanning laser ophthalmoscopy. *Opt Express* 2008；16：12746-56.

7) Arichika S et al. Retinal Hemorheologic Characterization of Early-Stage Diabetic Retinopathy Using Adaptive Optics Scanning Laser Ophthalmoscopy. *Invest Ophthalmol Vis Sci* 2014；55：8513-22.

8) Uji A et al. The Source of Moving Particles in Parafoveal Capillaries Detected by Adaptive Optics Scanning Laser Ophthalmoscopy. *Invest Ophthalmol Vis Sci* 2012；53：171-8.

9) Dubow M et al. Classification of Human Retinal Microaneurysms Using Adaptive Optics Scanning Light Ophthalmoscope Fluorescein Angiography. *Invest Ophthalmol Vis Sci* 2014；55：1299-309.

10) Kadomoto S et al. Ultrastructure and hemodynamics of microaneurysms in retinal vein occlusion examined by an offset pinhole adaptive optics scanning light ophthalmoscope. *Biomed Opt Express* 2020；11：6078-92.

11) Nakao S et al. Microaneurysm Detection in Diabetic Retinopathy Using OCT Angiography May Depend on Intramicroaneurysmal Turbulence. *Ophthalmol Retina* 2018；2：1171-3.

Chapter 3
疾患と診断

3.1 単純糖尿病網膜症（DR）

糖尿病は細小血管障害を背景として，腎症や末梢神経障害，そして網膜症を引き起こす．糖尿病に起因する眼合併症は網膜症にとどまらず，角膜症，虹彩炎，白内障なども生じるが，その中でも網膜症は世界における労働人口の失明原因の第1位となっており，現代社会における健康課題となっている．

3.1.1 病期分類と危険因子

糖尿病網膜症（diabetic retinopathy：DR）は前述のように糖尿病によって生じる網膜の細小血管障害であり，われわれの先達は臨床的観察からその病態が，①網膜血液関門のバリア機能破綻に伴う滲出性変化，②血管閉塞に伴う虚血性変化，③虚血に続発する生体の代償性変化である血管新生，の順に進行することを明らかとした．そのため，眼科ではそれぞれを単純期，増殖前期，増殖期と分類する改変 Davis 分類（**表1**）を使用することが多い．その他の分類として国際重症度分類や新福田分類があるが，国際重症度分類では網膜症を非増殖期と増殖期の2つに分類している．本節ではその非増殖期に相当する，改変 Davis 分類における単純期および増殖前期について述べる．

文献1

文献2

文献3

本症の発症・進展に関わる危険因子としては，長期にわたる糖尿病の罹病期間，HbA1c 高値，高血圧症の合併[1]，妊娠[2]，脂質異常症，腎障害，喫煙，貧血などが知られている．また，急速な血糖コントロール（3か月でHbA1c 2%以上の低下）が網膜症を進行させることが知られており，この現象は early worsening と呼ばれる[3]．その詳細な機序はいまだに明らかになっていないが，特に血糖コントロール不良患者においてDRを発症している場合には early worsening を避けるために緩徐な血糖管理が望ましいとされる．内科医からのDRスクリーニング依頼を受ける際，血糖コントロール不良患者に対する治療介入・治療強化にあたり，今後の血糖管理のスピードについて意見を求められる場合がある．スクリーニング時にDRを呈している患者については，緩徐な血糖管理を依頼することが一般的である．ただし，眼科的に手術加療を急ぐ症例などについてはその限りでなく，個々の状況に応じて対応する必要がある．

表1　単純期および増殖前期の糖尿病網膜症病期分類（改変 Davis 分類）

病期	眼底所見
単純期	毛細血管瘤，網膜出血，硬性白斑，網膜浮腫
増殖前期	軟性白斑，静脈拡張，網膜内細小血管異常，無灌流領域

3.1.2 評価に有用な画像検査

1．カラー眼底写真

細隙灯顕微鏡や倒像鏡を用いた眼底検査に加え，眼底写真は所見の経時的変化をより

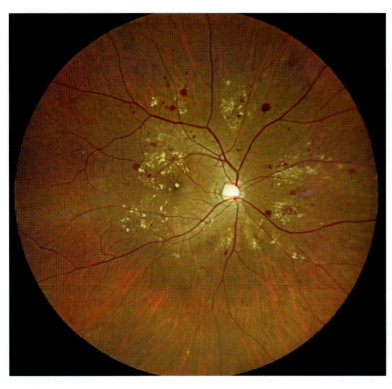

図1 広角眼底カメラで撮像したカラー眼底写真
従来の眼底写真より広範囲の眼底所見を1枚で捉えることが可能.

正確に捉えることが可能な点において有用である．また，広角眼底カメラを用いることで，眼底全体を俯瞰して評価することが可能となる（図1）．

2．フルオレセイン蛍光眼底造影（FA）

　フルオレセイン蛍光眼底造影（fluorescein angiography：FA）は，血管障害・血管透過性亢進が主病態であるDRにおいて重要な検査である（図2）．FAを行うことによって毛細血管瘤の存在や漏出の有無，静脈異常や網膜内細小血管異常（intraretinal microvascular abnormalities：IRMA）の有無，そして無灌流領域（non-perfusion area：NPA）を検出することが可能であり，病態の把握のみならず増殖前網膜症と増殖糖尿病網膜症を鑑別する上でもFAは必須の検査である．

3．光干渉断層計（OCT）

　光干渉断層計（optical coherence tomography：OCT）は，糖尿病黄斑浮腫や網膜各層の形態評価に有用であり，治療方法の選択や治療効果の評価に用いられている．糖尿病黄斑浮腫についての詳細は他節（3.3）に詳しいが，糖尿病患者では網膜内層の乱れ（disorganization of the retinal inner layers：DRIL[†]）が視力予後不良のマーカーとなりうることや，脈絡膜厚が健常人と比較し菲薄化していることが解明されつつあり[4]，眼底検査やFAのみでは判別困難な網膜の微細な変化を捉えることが可能である．

[†]DRIL：1.10参照．

文献4

4．OCT angiography（OCTA）

　OCTAは，OCTで得られる情報をもとに血流の分布を画像表示する技術である．比較的短時間で非侵襲的に血流情報を取得できる点において優れており，毛細血管瘤や異常血管などを検出できる．ただし，蛍光漏出が直接確認できない点はFAと異なる．広角OCTAは後極外のNPAや新生血管も鮮明に描出することが可能である（図3）．

Chapter 3 疾患と診断

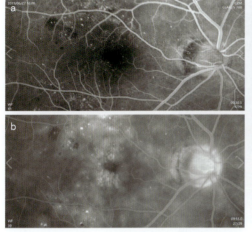

図2　フルオレセイン蛍光眼底造影（FA）
a：網膜静脈相早期　b：網膜静脈相後期
本症例では黄斑部の毛細血管瘤からの漏出が著明に描出されている.

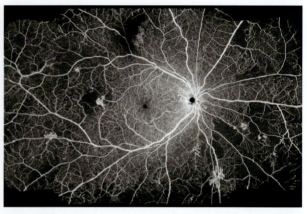

図3　広角OCTA
後極外のNPAや新生血管も描出されている.

3.1.3 単純期および増殖前期に観察される眼底所見

■単純期

1．毛細血管瘤

文献5

文献6

DRにおいて最も初期に出現する変化は周皮細胞の脱落（pericyte loss）とされている．毛細血管瘤（microaneurysm）は，そのpericyte lossなどのために毛細血管が囊状に膨隆する現象で，小さな赤色の点状病変として視認される．毛細血管瘤の血管壁は脆弱で薄く[5,6]，漿液漏出を生じやすいため，黄斑部に存在する毛細血管瘤は後述の輪状網膜症や糖尿病黄斑浮腫を生じて視力低下の原因となる場合がある．毛細血管瘤からの漏出を確認するためにはFAを用いた検査が有用だが，OCTマップを活用することで旺盛に漏出する毛細血管瘤をある程度同定することができる（図4）．

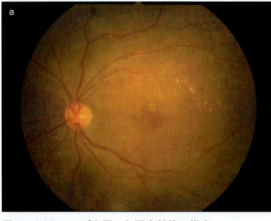

図4　OCTマップを用いた漏出部位の推定
a：カラー眼底写真　b：OCTマップ
本症例は毛細血管瘤を多数認めるが，その中でも黄斑上方からの漏出が最も疑われる.

2. 網膜出血

糖尿病を背景として血管壁が脆弱化すること，血管内皮増殖因子（vascular endothelial growth factor：VEGF）の作用によって血管透過性が亢進すること，など複数の要因によって血液の漏出が生じ，内顆粒層や外網状層に点状や斑状の出血が生じる（図5）．これらの出血は病期の進行に伴ってその数が増加することが多く，網膜症発症からの期間を推測する手がかりとなりうる．眼底所見のみでは点状出血と毛細血管瘤の区別はつけにくいが，FAやOCTAを用いることで鑑別できる．

3. 硬性白斑，輪状網膜症

血管透過性の亢進に伴って血液中の蛋白や脂質が漏出したものが硬性白斑（hard exudate）の主成分である．前述のように，毛細血管瘤からは血液成分の漏出が生じやすく，毛細血管瘤はリング状の硬性白斑に囲まれる所見を呈することがあり，それを輪状網膜症（circinate retinopathy）と呼ぶ（図6）．

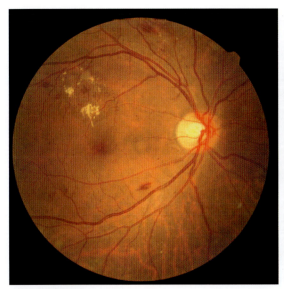

図5　網膜出血
本症例は硬性白斑も伴っている．

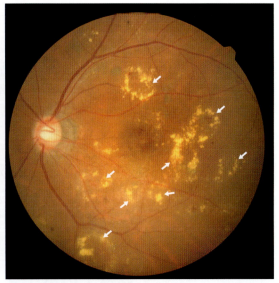

図6　多発した輪状網膜症（矢印）

■ 増殖前期

1. 軟性白斑

軟性白斑（soft exudate）（図7）はかつて綿花様白斑（cotton-wool spot）とも呼ばれ，神経線維層に存在する微小血管梗塞に伴う虚血によって軸索障害が生じている所見である．多発する軟性白斑は，単純網膜症よりも強い循環障害の存在を意味し，増殖前網膜症と病期分類される．

2. 静脈異常

数珠状静脈拡張（venous beading）や静脈ループ形成（venous loops）は進行した虚血状態を示唆し，静脈ループは網膜内にシャントが形成されて生じる所見である[7]．

文献7

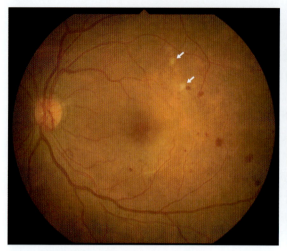
図7　軟性白斑（矢印）

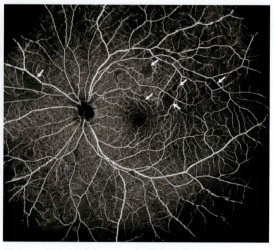
図8　OCTAで描出された無灌流領域（矢印）

3. 網膜内細小血管異常（IRMA）

網膜内に生じる脆弱なシャント血管であり，NPAに血液を供給するため，網膜内の毛細血管が異常な分岐または拡張を呈した状態である．IRMAの存在は増殖前網膜症から増殖網膜症への進行の予兆である．一般的にはFAで漏出を伴わないことが新生血管との鑑別ポイントの一つとなる．

4. 無灌流領域（NPA）

周皮細胞の脱落や血管内皮細胞の基底膜障害などの血管障害により血液網膜関門が破綻した結果，毛細血管閉塞をきたしてNPAが生じる[8]．本病変を検出するための検査としてはFAが重要だが，最近では広角OCTAを用いることで非侵襲的にNPAを検出することも可能となった（図8）.

文献8

3.1.4 診療上のポイント

冒頭で述べたように，DRが進行すると前眼部にも血管新生が生じるため，糖尿病患者の眼科診療においては眼底所見だけでなく，細隙灯顕微鏡で観察する前眼部所見や散瞳前の隅角評価，眼圧なども重要である．その上で，単純期～増殖前期においては網膜症病期の判定と糖尿病黄斑浮腫に対する治療必要性の評価が重要となる．その理由は，網膜症の病期を眼所見から推定し，蛍光眼底造影検査の要不要を判断する必要があるためである．前述の増殖前期における眼底所見以外に，毛細血管閉塞が生じて総血管床が減少すると主幹静脈が拡張することも，FAを行うかの一つの判断材料になる．

1. 網膜症病期の判定

眼底に毛細血管瘤，網膜出血，硬性白斑，網膜浮腫のいずれかを認めた場合には単純網膜症の診断となる．虚血や血管構造の異常が進行して軟性白斑，静脈拡張，IRMA，NPAなどが現れた場合には増殖前網膜症と診断できる．

2. 糖尿病黄斑浮腫に対する治療必要性の評価

糖尿病黄斑浮腫は黄斑部における細胞外液貯留であり，単純網膜症以降のすべての病

表 2　糖尿病黄斑浮腫の病期分類

重症度	眼底所見
糖尿病黄斑浮腫なし	後極部に網膜肥厚や硬性白斑なし
中心窩を含まない糖尿病黄斑浮腫	OCT マップ中心 1 mm 部分を含まない網膜肥厚
中心窩を含む糖尿病黄斑浮腫	OCT マップ中心 1 mm 部分を含む網膜肥厚

期で生じうる．近年は OCT を用いて，中心窩を中心とした直径 1 mm の領域の網膜肥厚の有無によって分類されることが多い（**表 2**）．治療必要性の評価は OCT を含む画像所見，他の眼底所見の存在の有無や視機能の程度により判断が行われるが，詳細は他節（3.3）に譲る．

3.1.5 経過観察および治療方針

　診療の鍵となるのは，増殖糖尿病網膜症による硝子体出血や牽引性網膜剥離を阻止すること，糖尿病黄斑浮腫による視力低下を抑制すること，の 2 つである．本疾患は進行した段階においても自覚症状を呈さない症例が多いため，糖尿病の診断が確定した時点で必ず眼科を受診させて眼底評価を行うべきである．

　単純期は血糖コントロールなどの内科的治療が重要であるのに対して，増殖前期に入ると光凝固による眼科的介入が必要となり，治療介入の時期や方法が重要となってくる．

①**網膜症なし**：網膜症を認めない症例はその後約 3 ～ 4 ％/年の発症率とされており，年 1 回程度の眼科受診が推奨される．本症の発症・進展に関わる危険因子としては，長期にわたる糖尿病の罹病期間，HbA1c 高値，高血圧症の合併，喫煙などが知られているため，該当する因子がある患者はその是正を図ると共に受診間隔を眼科医の判断に従って短縮する．

②**単純期**：年 2 回程度の眼科受診が推奨され，血糖コントロールなどの内科的治療が原則となる．ただし，毛細血管瘤や網膜出血の増加など前増殖期への移行が疑われる場合は受診間隔を短縮する．また，本病期においても糖尿病黄斑浮腫は生じることがあり，中心窩を含む糖尿病黄斑浮腫の場合は抗 VEGF 療法，ステロイド局所投与，網膜光凝固などを併用して積極的に治療する．

③**前増殖期**：2 か月に 1 度程度の眼科受診が推奨される．網膜虚血部からの VEGF 産生が旺盛になる時期であり，FA や OCTA の結果に基づいて網膜光凝固を開始する．NPA が限局している場合には選択的網膜光凝固を行い，NPA が 3 象限以上に存在する場合には汎網膜光凝固を選択する．ただし患者のコンプライアンスや通院に関わる社会的・経済的背景，全身状態を鑑みて治療方針を決定すべきである．また，網膜症の病期に左右差を認める場合には内頸動脈閉塞などの可能性があるため，頸部エコーや磁気共鳴血管画像（magnetic resonance angiography：MRA）による内頸動脈の評価を必要とする．

（福津佳苗，野田航介）

Chapter 3 疾患と診断

文献

1) Yau JWY et al. Global Prevalence and Major Risk Factors of Diabetic Retinopathy. *Diabetes Care* 2012 ; 35 : 556-64.
2) Sarvepalli SM et al. Risk factors for the development or progression of diabetic retinopathy in pregnancy : Meta-analysis and systematic review. *Clin Exp Ophthalmol* 2023 ; 51 : 195-204.
3) Blaibel D et al. Acute worsening of microvascular complications of diabetes mellitus during rapid glycemic control : The pathobiology and therapeutic implications. *World J Diabetes* 2024 ; 15 : 311-7.
4) Zhang L et al. OCT and OCT Angiography Update : Clinical Application to Age-Related Macular Degeneration, Central Serous Chorioretinopathy, Macular Telangiectasia, and Diabetic Retinopathy. *Diagnostics (Basel)* 2023 ; 13 : 232.
5) Yanoff M. Ocular pathology of diabetes mellitus. *Am J Ophthalmol* 1969 ; 67 : 21-38.
6) An D et al. Differentiating Microaneurysm Pathophysiology in Diabetic Retinopathy Through Objective Analysis of Capillary Nonperfusion, Inflammation, and Pericytes. *Diabetes* 2022 ; 71 : 733-46.
7) Bek T. A clinicopathological study of venous loops and reduplications in diabetic retinopathy. *Acta Ophthalmol Scand* 2002 ; 80 : 69-75.
8) Wykoff CC et al. Retinal non-perfusion in diabetic retinopathy. *Eye (Lond)* 2022 ; 36 : 249-56.

3.2 増殖糖尿病網膜症（PDR）

3.2.1 増殖糖尿病網膜症（PDR）とは

糖尿病網膜症の国際重症度分類は，「眼底所見をもとに増殖糖尿病網膜症（proliferative diabetic retinopathy：PDR）への進展の確率」を表した重症度分類で，基本的な考え方は重篤な視力障害をきたす増殖網膜症へ進行するリスクを考慮し考案されたものである．早急に治療が必要な状態である新生血管または硝子体出血・網膜前出血のいずれかを認めるものをPDRとした．PDRは，依然として失明の主な原因となっている[1]．PDRの世界的な有病率は7.5％と予測されており，2019年には約3,500万人の糖尿病患者がPDRに罹患し，2030年と2045年にはそれぞれ約4,300万人と5,300万人が罹患すると予測されている[2]．なお日本では，日本人患者における合併症の臨床的特徴を検討した前向き観察研究において，成人2型糖尿病患者410名（年齢範囲40〜70歳，平均年齢59.1歳，平均罹病期間12.8年，平均HbA1c値8.4％）を8年間追跡し，軽症非増殖糖尿病網膜症（nonproliferative diabetic retinopathy：NPDR）から重症NPDRもしくはPDRまで進行する頻度は年間2.11％と報告している[3]．

文献1

文献2

文献3

■ 特徴的な所見

PDRでは網膜表面での異常な新生血管の増殖が特徴で（図1），この新生血管の増殖がPDRとNPDRを区別する所見となる．新生血管は網膜虚血によって誘発される．新生血管は非常に脆く，容易に血管からの漏出や出血を生じるので，しばしばいくつもの重篤な合併症を引き起こす．新生血管が破綻すると硝子体出血を生じ著しい視力低下を生じる（図2）．線維血管増殖として，網膜の内境界膜上に線維血管組織が増殖し，硝

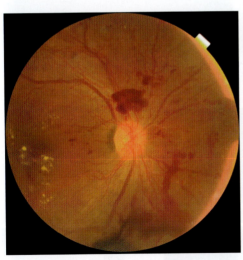

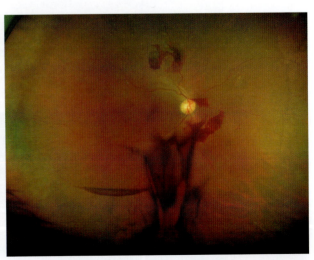

図1 視神経乳頭周囲における網膜表面に新生血管を有する症例

図2 網膜新生血管の破綻により，網膜前出血および硝子体出血を生じた症例

子体に癒着することがある．そして，線維血管増殖組織の収縮が黄斑の歪みや牽引を引き起こし広範な牽引性網膜剥離を生じることがある（図3）．時には牽引性網膜剥離に網膜裂孔を併発し，裂孔原性網膜剥離となり，増殖硝子体網膜症に至ることもある（図4）．進行と共に網膜のみならず，虹彩や隅角に新生血管を生じると，房水の排出が妨げられ眼圧上昇を生じ血管新生緑内障を引き起こす（図5）．すなわち，PDRでは網膜上に異常な新生血管が増殖し，硝子体出血，網膜剥離，血管新生緑内障などの重篤な合併症を引き起こす．これらはいずれも視機能を著しく障害し，かつ難治であるため，十分な治療を速やかに行い，その進行を防ぐことが重要である．

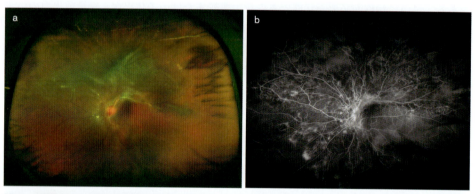

図3　網膜上方に線維血管増殖組織が存在しその組織の収縮により牽引性網膜剥離を生じた症例
a：眼底写真　b：蛍光眼底写真

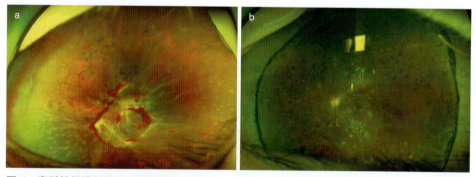

図4　牽引性網膜剥離内に網膜裂孔を生じたことにより，裂孔原性網膜剥離から増殖硝子体網膜症に至った症例の眼底写真
a：術前　b：術後

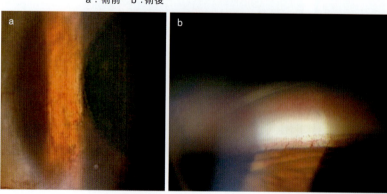

図5　血管新生緑内障となった症例
虹彩（a）および隅角（b）に新生血管がみられる．

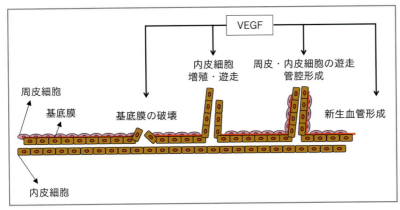

図 6　血管新生が既存の血管から形成される過程のシェーマ

■ 血管内皮増殖因子（VEGF）との関わり

　VEGF は糖尿病の病態に伴う血管透過性亢進に関与しており[4]，糖尿病網膜症の進行の過程において，増殖性変化の活動性と硝子体内 VEGF 濃度が関連することが明らかになっている[5]．網膜虚血を生じる動物モデルにおいても VEGF の産生亢進や眼内濃度の上昇がみられ，さらには眼内血管新生が誘導されることが示されている．血管新生は既存の血管からさらに血管が形成される過程のことで，血管内皮細胞におけるプロテアーゼによる基底膜の破壊（図 6）→内皮細胞の増殖・遊走（図 6）→管腔形成のステップに分けられる（図 6）．多くのサイトカイン，増殖因子がこの過程に関与していることが明らかにされており，VEGF はこのすべてのステップに関与していることが明らかになっている[6]．

文献 4

文献 5

文献 6

3.2.2 診断

　糖尿病網膜症の進行度を評価する上でも，毛細血管瘤，点状または斑状出血，硬性白斑，軟性白斑，静脈数珠状拡張，網膜内細小血管異常（IRMA）などを念頭におき観察する．PDR の診察においては新生血管の存在が重要であり，発生部位により乳頭新生血管なのか網膜新生血管なのかを評価する．また，線維血管膜や後部硝子体剥離，硝子体出血，網膜前出血，牽引性および裂孔原性網膜剥離の有無や程度を把握する．既に網膜光凝固が行われている場合は，網膜光凝固の部位と範囲が適切かを評価する．

■ フルオレセイン蛍光眼底造影（FA）

　カラー眼底写真は，糖尿病網膜症診療の基本である眼底検査の結果を客観性と再現性をもって，保存することが可能である．近年開発された超広角眼底カメラは，眼底周辺部の所見，記録を一度の撮影で行うことができる．この装置では FA や眼底自発蛍光なども同様に広角撮影が可能である．無散瞳撮影が可能であり，PDR をはじめとする網膜硝子体疾患における有用な診断機器となっている．検眼鏡的に多数の網膜出血，硬性白斑，軟性白斑，さらに IRMA といった NPDR でも重症化を疑う所見がある場合や新生血管を既に有している場合には，FA 施行を考慮する．FA を行う意義としては，無灌流領域（NPA）の範囲を把握することや，新生血管の発生の有無，すなわち PDR か

否かを診断することである（図1）．さらにPDRの診断が汎網膜光凝固（panretinal photocoagulation：PRP）の適応を考慮する目安になる．本邦では，それらの検出をもってPRPの適応とするが，欧米では造影剤アレルギーのリスクを避けて通常はFAを行わない．代わりに，眼底所見で網膜新生血管が出現すればPRPの適応となる．

■ 光干渉断層計（OCT）

近年，OCTに代表される非侵襲的な画像診断技術の進歩は著しく，OCTそしてOCT angiography（OCTA）は，糖尿病網膜症を含む網膜疾患の診断のパラダイムを変えた．しかし，FAはNPAの検出を行うことのみならず，血管からの漏出を検出できる点で，今でも最も重要な検査の一つである．2013年にOCTを用いた糖尿病性の網膜新生血管に関する最初の報告が発表された[7]．糖尿病網膜症において，OCTは従来糖尿病黄斑浮腫の評価に用いられてきたが，新生血管そのもの，他の組織との位置関係，および関連する網膜硝子体界面の変化を可視化できるため，PDRの評価において非常に有用であることがわかり（図7），線維血管増殖組織とIRMAを区別することが可能であるなどの，多くの報告がなされてきている[7-9]．

■ OCTA

OCTは血管構造や血流に関する情報を得ることができないため，当初は疾患の進行や治療反応の評価において限界があると考えられた[10]．しかし，2014年，市販のOCTAが初めて導入され，状況が一変した[11]．これはOCT技術の拡張として開発されたもので，FAのように色素を注入する必要がなく，連続したBスキャンで血管内の赤血球の動きを検出することにより，網膜微小血管系を二次元および三次元で非侵襲的に可視化することができる[12]．すなわち，OCTAは点滴ルートの確保や造影剤を必要としないことからアナフィラキシーショックのリスクがない．また，容易に繰り返しての

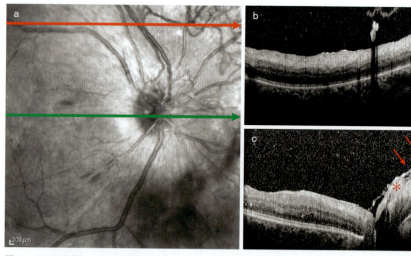

図7　PDR症例のOCT画像
b：aの赤矢印でのOCT　後部硝子体膜が部分的に剥離しており，増殖膜も網膜面から部分的に剥離している．
c：aの緑矢印でのOCT　視神経乳頭上では，高輝度の反射がみられる．増殖組織（*）が肥厚した後部硝子体膜（矢印）に接着している．

3.2 増殖糖尿病網膜症（PDR）

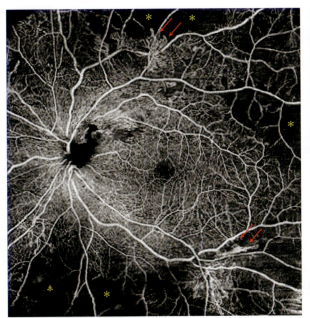

図8　PDR症例のOCTA画像
＊：NPA　矢印：新生血管

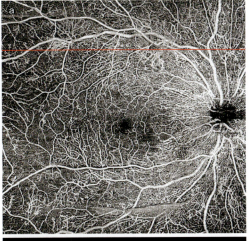

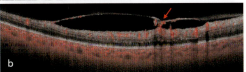

図9　PDR症例のen face OCTA画像（a）とen face OCTA画像における赤線部のBスキャン画像（b）
後部硝子体膜に増殖組織が付着しており，その中に血流信号がみられる（矢印）．

撮影が可能であるので，OCTAを用いて経過観察を行う上で，患者と眼科医の負担を大きく軽減することができる．両眼性のPDR症例において，FAでは両側で最早期相を得ることは現実的には困難であるが[13]，広角OCTAでは造影剤を用いないことから，容易に両眼ともに撮像することができる．

線維血管増殖組織や出血を有する症例では，FAよりも明瞭にNPAを検出することが可能である[14]（図8）．さらに，OCTAは新生血管-網膜の血管構造と流れを示すことができ[15,16]，特に近年登場してきた広角OCTAでは，後極全体を簡便に撮影でき，大きな利点を有している[17]．網膜や視神経乳頭からの新生血管では高反射物質内に認められるOCTA血流信号は疾患活動性を示すことができ，en face OCTA（図9）画像とよく相関する[18]．OCTAは治療反応のモニタリングに特に有用でOCTよりも優れており，治療に対する新生血管の退縮，疾患活動性の再活性化を明瞭に把握することができる[17]（図9）．これらのことから，広角OCTAはFAよりもIRMAや新生血管の鑑別に優れており，高い精度でPDRを診断することができるようになってきた[19]．広角OCTAでの撮影範囲を，PDRで撮影された超広角FA画像に重ねてみると，実に97％以上で少なくとも1つの新生血管は広角モンタージュOCTAの撮影内に含まれるという結果が報告された[20]．つまり理論上は，広角OCTAを用いて，新生血管の有無の判断，すなわちPDRの診断は可能であるということになる．

3.2.3 まとめ

PDRの診断には，眼底検査やFA，OCT，OCTAなどの検査を用い，新生血管の存

文献13

文献14

文献15

文献16

文献17

文献18

Chapter 3 疾患と診断

文献 19

文献 20

在を検出することが必要である．FA は今でも PDR の診断における重要な検査であるが，近年の目覚ましい技術の発展により，OCTA が PDR の診断のためにまず行ってみてもよい検査となりつつある．

（岩瀬　剛）

文献

1) Wild S et al. Global Prevalence of Diabetes：Estimates for the year 2000 and projections for 2030. *Diabetes Care* 2004；27：1047-53.
2) Yau JWY et al. Global Prevalence and Major Risk Factors of Diabetic Retinopathy. *Diabetes Care* 2012；35：556-64.
3) Kawasaki R et al. Incidence and progression of diabetic retinopathy in Japanese adults with type 2 diabetes：8 year follow-up study of the Japan Diabetes Complications Study (JDCS). *Diabetologia* 2011；54：2288-94.
4) Witmer AN et al. Vascular endothelial growth factors and angiogenesis in eye disease. *Prog Retin Eye Res* 2003；22：1-29.
5) Aiello LP et al. Vascular Endothelial Growth Factor in Ocular Fluid of Patients with Diabetic Retinopathy and other retinal disorders. *N Engl J Med* 1994；331：1480-7.
6) Das A et al. Retinal and choroidal angiogenesis：pathophysiology and strategies for inhibition. *Prog Retin Eye Res* 2003；22：721-48.
7) Cho H et al. Retinal Neovascularization Secondary to Proliferative Diabetic Retinopathy Characterized by Spectral Domain Optical Coherence Tomography. *Retina* 2013；33：542-7.
8) Muqit MMK et al. Fourier-domain optical coherence tomography evaluation of retinal and optic nerve head neovascularisation in proliferative diabetic retinopathy. *Br J Ophthalmol* 2014；98：65-72.
9) Lee CS et al. Reevaluating the Definition of Intraretinal Microvascular Abnormalities and Neovascularization Elsewhere in Diabetic Retinopathy Using Optical Coherence Tomography and Fluorescein Angiography. *Am J Ophthalmol* 2015；159：101-10.e1.
10) Miura M et al. Three-dimensional Vascular Imaging of Proliferative Diabetic Retinopathy by Doppler Optical Coherence Tomography. *Am J Ophthalmol* 2015；159：528-38.e3.
11) Fujimoto J et al. The Development, Commercialization, and Impact of Optical Coherence Tomography. *Invest Ophthalmol Vis Sci* 2016；57：Oct1-13.
12) Jia Y et al. Quantitative optical coherence tomography angiography of choroidal neovascularization in age-related macular degeneration. *Ophthalmology* 2014；121：1435-44.
13) Al-Khersan H et al. Comparison Between Graders in Detection of Diabetic Neovascularization with Swept Source OCT Angiography and Fluorescein Angiography. *Am J Ophthalmol* 2020；224：292-300.
14) Russell JF et al. Longitudinal Angiographic Evidence That Intraretinal Microvascular Abnormalities Can Evolve into Neovascularization. *Ophthalmol Retina* 2020；4：1146-50.
15) Hwang TS et al. Optical Coherence Tomography Angiography Features of Diabetic Retinopathy. *Retina* 2015；35：2371-6.
16) Ishibazawa A et al. Characteristics of Retinal Neovascularization in Proliferative Diabetic Retinopathy Imaged by Optical Coherence Tomography Angiography. *Invest Ophthalmol Vis Sci* 2016；57：6247-55.
17) Schwartz R et al. Objective Evaluation of Proliferative Diabetic Retinopathy Using OCT. *Ophthalmol Retina* 2020；4：164-74.
18) He F et al. Longitudinal neovascular changes on optical coherence tomography angiography in proliferative diabetic retinopathy treated with panretinal photocoagulation alone versus with intravitreal conbercept plus panretinal photocoagulation：a pilot study. *Eye（Lond）* 2020；34：1413-8.
19) Schaal KB et al. VASCULAR ABNORMALITIES IN DIABETIC RETINOPATHY ASSESSED WITH SWEPT-SOURCE OPTICAL COHERENCE TOMOGRAPHY ANGIOGRAPHY WIDE-FIELD IMAGING. *Retina* 2019；39：79-87.
20) Russell JF et al. Distribution of Diabetic Neovascularization on Ultra-Widefield Fluorescein Angiography and on Simulated Widefield OCT Angiography. *Am J Ophthalmol* 2019；207：110-20.

3.3 糖尿病黄斑浮腫（DME）

　糖尿病黄斑浮腫（diabetic macular edema：DME）は，糖尿病網膜症（DR）に伴って黄斑部網膜に肥厚を生じた状態である．DR の病期によらず発症する合併症であり，糖尿病患者における視力低下の主要原因の一つである．DME の発症には複数の要因が複雑に絡み合っており，血液網膜関門（blood-retinal barrier：BRB）の破綻，網膜の虚血，炎症性サイトカインやケモカインの活性化，網膜の排水機能の障害など，多くの機序が指摘されているが，いまだ完全には明らかとなっていない[1]．

　DME の病態理解と診療は光干渉断層計（OCT）の登場で大きく進歩した．そこに抗VEGF（血管内皮増殖因子）薬も登場し，視機能予後は改善してきている．しかし，適切なフォロー・治療を怠れば恒久的な視機能低下をきたしうる重大な疾患であることは変わりない．本節では，DME の診断や評価に役立つ所見を，特に OCT を重点的に，広く記載した．

文献 1

3.3.1 診断

1. 光干渉断層計（OCT）

　OCT では二次元マップにおいて中心窩から半径 3 mm 以内の網膜の肥厚をもってDME と診断される．特に中心窩から半径 500 μm 以内の網膜厚を中心網膜厚（central subfield thickness：CST）と呼び，しばしば治療介入の基準となる（「3.3.2　分類」参照）．これらの基準となる ETDRS[†]（Early Treatment Diabetic Retinopathy Study）grid は現在市販されている多くの OCT 機種に内蔵されており，日常診療で簡単に活用できる（図 1b）．ただし CST と視力の関係は緩やかであり，網膜浮腫以外の要因も視力に影響していることが示唆されるため，あくまで DME の一側面であることを意識して診療にあた

[†] ETDRS：1979 年から 4 年間にわたって行われた研究．3,000 人以上を対象とし，DR に対するレーザー治療の有用性が検討された．ETDRS で用いられた視力表は logMAR 視力に即しており，その後の研究でも多く用いられることとなった．

COLUMN

DME の疫学

　糖尿病患者における DME の有病率は，35 か国の計 2 万 2,896 名のメタ解析で，世界全体では 7.5％，日本人を含むアジア人では 5.0％という結果であった（2010 年における世界の糖尿病人口を基準として年齢標準化された値）[2]．同研究では DME の有病率が世界的に減少傾向であることも示された．日本でも，DME を含めた DR 全体の有病率は減少傾向であるが[3]，糖尿病の有病率はむしろ増加傾向である[4]．日本は 2021 年時点で世界第 9 位の糖尿病大国であり[5]，DME の臨床的重要性の高さは今後も疑いようがない．

文献 2　文献 3　文献 4　文献 5

Chapter 3 疾患と診断

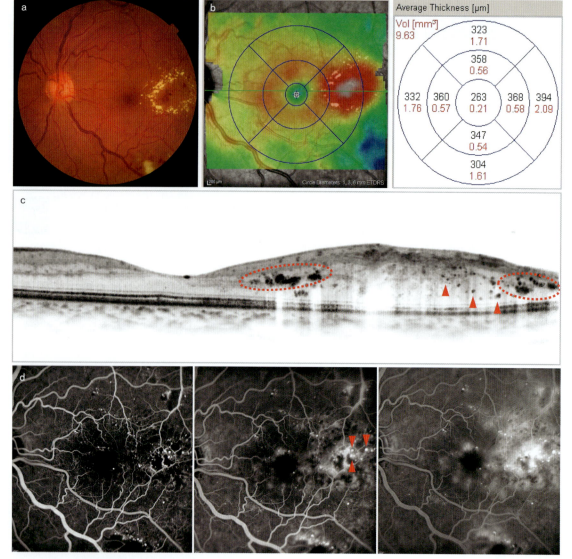

図1　DMEの画像所見①—61歳，男性　左眼　LV（0.9）
a：眼底写真　黄斑の耳側に輪状硬性白斑を認め，その中央付近には複数の毛細血管瘤（MA）を認める．
b：OCT 二次元マップ　ETDRS grid（青線）の3つの円の半径は 0.5 mm（= 500 μm），1.5 mm，3 mm である．輪状硬性白斑の範囲に一致した局所性浮腫を認める．およそ1乳頭径大の浮腫が，中心窩から 500 μm よりは遠いものの1乳頭径以内には及んでおり，NCIDME かつ CSME（定義③，図2）である．
c：OCT 水平断　浮腫の範囲には hyperreflective foci（矢頭）を複数認め，集簇した物（点線囲み）は眼底写真の輪状硬性白斑に一致している．
d：FA　静注の 52 秒後（左）　2分 30 秒後（中央）　8分 42 秒後（右）　びまん性の蛍光漏出に隠れてわかりにくいが，輪状硬性白斑の中央付近の MA からの蛍光漏出も併存している（矢頭）．

りたい．

2．眼底検査，眼底写真

　眼底所見は眼科診療の基本である．OCT がない場合でも，黄斑部およびその周囲の網膜肥厚を，上記 OCT での診断基準に準じて評価する．中間透光体の透明性が保たれている眼においては，適宜接触型の黄斑レンズを用いることで，より高い解像度での観察が可能となる．

3.3.2 分類

■中心窩との関係による分類

DME の中心窩への影響を念頭に，適切な治療介入を目的とした分類として以下の3つが用いられている．

1. 中心窩を含む DME（CIDME）と中心窩を含まない DME（NCIDME）

中心窩から半径 500 μm 以内に DME が及ぶものは「中心窩を含む DME（center-involving DME：CIDME）」，及ばないものは「中心窩を含まない DME（non-CIDME：NCIDME）」と定義される．特に CST が 300 μm 以上の場合に臨床研究などでは治療介入の対象とされることが一般的であり，実臨床においても参考となる．この治療介入基準は，CIDME が次に述べる「視力をおびやかす DME（CSME）」の定義①（図2）を満たすことからも頷ける．

2. 視力をおびやかす DME（CSME）

ETDRS によって導入された基準であり，DME と中心窩の位置関係によって，図2 のいずれかの基準を満たすと「視力をおびやかす DME（clinically significant macular edema：CSME）」と定義される．放置すると視力低下のリスクが高いため，早急な治療介入が必要な状態である．

3. DME の国際重症度分類[6]

DR の国際重症度分類とは別に設けられており[†]，表1 のとおり，2段階で構成される．1段階目は後局部において網膜肥厚もしくは硬性白斑を認めるか否かである．認め

文献 6

[†] その他の DR 重症度分類における DME の取り扱い：Davis 分類では「単純糖尿病網膜症」に，新福田分類では「B1（増殖前網膜症）」に分類され，所見として「網膜浮腫」が含まれる．

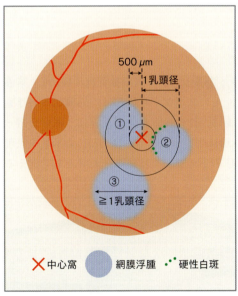

図2 CSME の定義
①中心窩から 500 μm 以内に網膜浮腫が存在する．
②中心窩から 500 μm 以内に硬性白斑が存在し，それに近接した網膜浮腫を伴う．
③中心窩から 1 乳頭径以内に，1 乳頭径大以上の網膜浮腫の範囲が及ぶ．

表1 DME の国際重症度分類

後極部の病変 （網膜浮腫や硬性白斑）	重症度	
なし	DME なし	
あり	DME あり	
	病変と中心窩との距離	重症度
	離れている	軽症
	近いが，中心窩を含まない	中等症
	中心窩を含む	重症

DME の国際重症度分類は，世界中の検者が，その能力や診療環境に応じて利用可能なようにデザインされている．2段階目の評価の可否は検者に委ねられ，そこに厳密な基準がないのもこうした哲学に基づく．診療環境が整っている限りは，CIDME や CSME の基準を用いた評価が好ましい．

た場合，2段階目として中心窩から病変までの距離に応じて重症度を分類する．なお，各所見と中心窩の間の距離について厳密な基準はあえて定められていないが，軽症・中等症がNCIDMEおよびCSME（定義③，図2），重症がCIDMEおよびCSME（定義①・②，図2）に対応すると考えてよい．

■ 浮腫の分布による分類[†]

DMEは浮腫の分布によって局所性浮腫とびまん性浮腫に分類される．ただし両者を区別する厳密な定義はなく，混在する場合も多い．

局所性浮腫は局所的な毛細血管瘤（microaneurysm：MA）からの血漿成分漏出によるもので，FAではMAに一致した局所的な蛍光漏出を認める．自然消退する場合もある．

びまん性浮腫は広範な血管障害を背景とした漏出によるもので，黄斑全体に顕著な浮腫を呈する．FAでも網膜毛細血管床からのびまん性の蛍光漏出を認める．

[†] 浮腫の分布による分類：もともとは直接光凝固か格子状光凝固かの選択のために登場した分類であるが，抗VEGF治療が可能な現在では，その意味合いも変わってきている．

3.3.3 検査所見

前述の通り，網膜浮腫そのものはDMEの一側面にすぎない．他の検査所見も併せて適宜判断していくことが重要である．

■ 眼底検査，眼底写真

網膜肥厚，硬性白斑，MAなどを中心窩との距離や互いの位置関係に注目して評価し，分類や治療計画に活用する．輪状硬性白斑がみられる場合は，その中心に漏出点がある可能性が高い（図1a）．

■ 光干渉断層計（OCT）

1．浮腫の形態

OCTにおけるDMEの形態は，A：スポンジ様膨化，B：囊胞様黄斑浮腫，C：漿液性網膜剥離の3タイプに分類される[7]（図3）．Aのスポンジ様膨化は，外網状層の浮腫様変化で，OCT信号強度が低下した状態である．Bの囊胞様黄斑浮腫は，隔壁を持った浮腫性変化であり，主に内顆粒層と外網状層に生じる．本分類はDMEの形態を表現する際によく用いられ，個々の症例はA～Cの単体もしくは組み合わせとして捉える

文献7

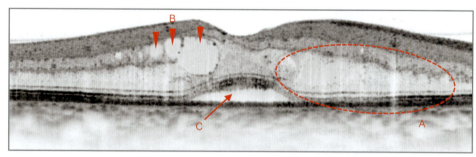

図3　OCTにおけるDMEの形態
A：スポンジ様膨化（点線囲み）　B：囊胞様黄斑浮腫（矢頭）　C：漿液性網膜剥離（矢印）

3.3 糖尿病黄斑浮腫（DME）

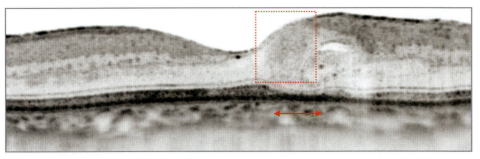

図4　DMEの画像所見②—77歳，男性　左眼　LV（0.9）
OCT水平断　中心窩の耳側にDRIL（点線囲み）およびEZの破綻（両矢印）を認める．

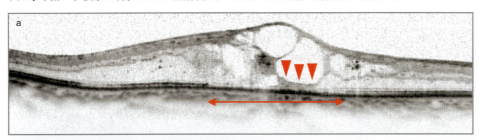

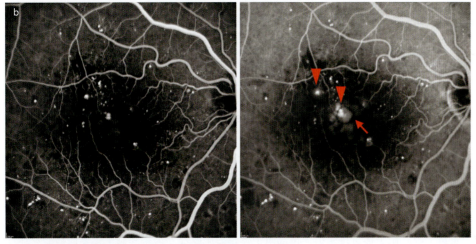

図5　DMEの画像所見③—69歳，男性　右眼　RV（0.3）
a：OCT水平断　囊胞様黄斑浮腫とスポンジ様膨化を認める．囊胞はhyperreflective wall（矢頭）を伴っており，EZの破綻（両矢印）も認める．
b：FA　静注の1分11秒後（左）　8分22秒後（右）　MAからの局所性蛍光漏出（矢頭）を認める．囊胞様腔内への蛍光色素の貯留（花弁状）を認める（矢印）．

ことができるが，タイプによる視力の差はないとされる．ただし，より詳細な浮腫の形態評価が視力予後と関係する可能性が指摘されているなど[†]，網膜の厚みだけでなく，形態や内部の構造に注目する意識はやはり重要と考える．

2. 視細胞障害

　視細胞障害の評価は視力予後の評価に重要である．OCTではellipsoid zone（EZ）や外境界膜の破綻として捉えられ，これらの所見があると視力予後は不良となる（図4，5a）．なお，EZの破綻は抗VEGF治療を継続すると改善する症例も一部に認められる[9]．

[†] 人工知能を用いて網膜内液の体積を算出した研究では，網膜を内顆粒層の外縁で網膜内層と網膜外層に分けた場合，網膜内層の浮腫のみが視力と関係したと報告されている[8]．

文献8

文献9

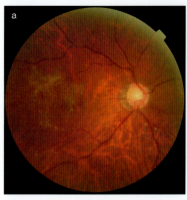
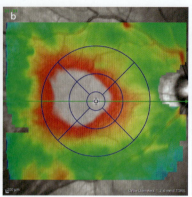
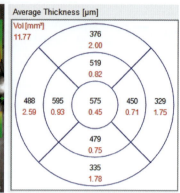
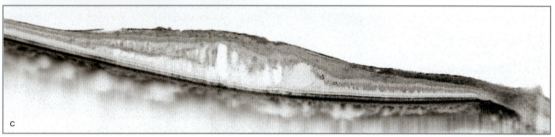

図6　DMEの画像所見④—57歳，男性　右眼　RV（0.4）
a：眼底写真　黄斑上膜が明瞭である．
b：OCT 二次元マップ　黄斑上膜の範囲と一致して網膜肥厚を認める．
c：OCT 水平断　黄斑上膜およびスポンジ様膨化を主とした網膜肥厚を認める．

3. disorganization of the retinal inner layers（DRIL）†（図4）

OCT において網膜内層（神経線維層から外網状層）の層構造が不鮮明となる所見であり，中心窩から 500 μm 以内の DRIL の存在は DME における視力不良・視力予後不良因子である．特に DRIL の水平方向の広がりが，視力と強く関連していることが知られている[10]．

4. 網膜硝子体界面病変（図6）

黄斑上膜，硝子体黄斑牽引，後部硝子体膜の肥厚などの網膜硝子体界面病変を伴う DME は，薬物治療への抵抗性を示す場合がある．これらの病変による物理的な牽引が影響していると考えられ，硝子体手術の良い適応となる．

5. hyperreflective foci（図1c）

OCT の信号輝度が高い点状構造であり，集積した物は眼底所見における硬性白斑に対応する．網膜のどの層にも認められるが，しばしば外網状層に集積する．網膜下へ集積すると，視細胞障害の原因となり，特に黄斑網膜下での集積は視力予後が悪い[11]．

6. hyperreflective wall（図5a）

囊胞様腔の壁に沿った OCT の高輝度化所見である．視力低値，視細胞障害，抗 VEGF 治療への抵抗性との関連が示唆されている[12]．

■蛍光眼底造影検査

一般的な眼科検査の中で唯一，DME の原因となる血漿成分の漏出を捉えることのできる機能的検査である．

†DRIL：もともと DME の視力予後不良因子として報告され，現在は網膜静脈閉塞などでも視力予後不良因子として知られる．詳細は 1.10 参照．

文献 10

文献 11

文献 12

3.3 糖尿病黄斑浮腫（DME）

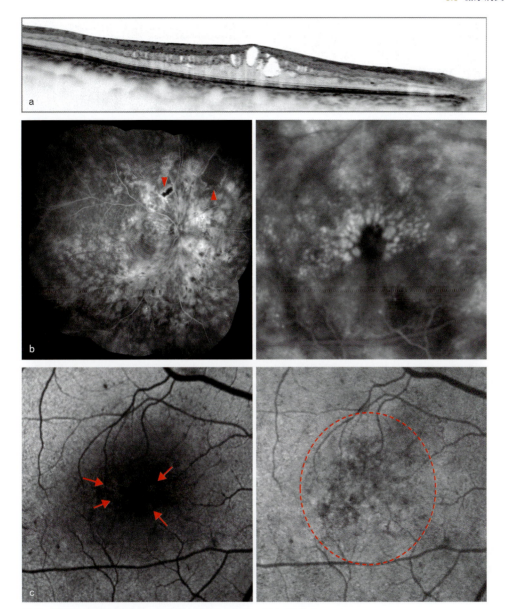

図7　DMEの画像所見⑤—62歳，男性　右眼　RV（0.8p）
a：OCT水平断　中心窩を含む囊胞様黄斑浮腫を認める．内顆粒層の囊胞様変化が主体である．
b：FA後期　眼底に広くびまん性の蛍光漏出を認め，NPAを伴っている（左，矢頭）．黄斑部には囊胞様腔内への蛍光色素の貯留（蜂巣状）を認める（右）．
c：FAF　短波長FAF（左）では囊胞様黄斑浮腫に一致した過蛍光を認める（矢印）．近赤外FAF（右）ではモザイクパターンを認める（点線囲み）．

　DR診療においては特に，フルオレセイン蛍光眼底造影（FA）検査の有用性が高い．FAではMA，網膜内細小血管異常（IRMA），無灌流領域（NPA）といった網膜の循環障害が明瞭に描出される（図1d，5b，7b）．これらの所見はしばしば蛍光色素の漏出を伴い，DMEの原因となっている漏出源の特定に有用である．囊胞様黄斑浮腫を認める症例では，囊胞様腔内への蛍光色素の貯留が認められる†（図5b，7）．
　インドシアニングリーン蛍光眼底造影（indocyanine green angiography：IA，

†囊胞様腔内へのフルオレセインの貯留所見：蜂巣状や花弁状の見た目を呈する．前者は内顆粒層の，後者は外網状層の囊胞様腔に対応する[13]．

文献13

121

TOPICS

OCTA 所見と DME の関係をめぐる最近の研究

OCTA ならではの所見と DME の関係についても研究は盛んに行われている．循環動態を層別に評価できる利点を活かし，網膜深層毛細血管網に存在する MA が DME の病態により強く関与することを示唆した報告[14]や，治療抵抗性が予想される囊胞様腔内のアーチファクト（suspended scattering particles in motion：SSPiM）の報告[15]などがある．さらなる検討と今後の応用が期待される．

文献 14
文献 15

ICGA）検査でも MA は描出されるが，その感度は FA より低い．しかし IA で描出される MA のみを対象とした光凝固術でも DME の良好な治療成績が得られたことから，特に DME に強く関与する MA を描出できている可能性も示唆されている[16]．

文献 16

■ その他の検査

前述の各検査と比較すると補助的な位置づけ，もしくは今後重要となってくる可能性のある検査について概説する．

1．OCT angiography（OCTA）

DME 診療における OCTA の有用性について十分なコンセンサスは得られていないが，蛍光眼底造影と違って非侵襲的検査であり，繰り返しの撮影による循環障害のフォローや，アレルギーなどにより蛍光眼底造影検査が施行できない患者の評価には有用な代替手段となりうる．

OCTA でも MA，IRMA，NPA といった網膜の循環障害は明瞭に描出され，中心窩無血管領域（foveal avascular zone：FAZ）による黄斑部虚血の評価・フォローもしやすい．ただし，血管透過性の評価はできないことに注意を要する（図 8）．

2．眼底自発蛍光（FAF）†

†DR や DME に対しては保険適用がないことに留意（2024 年 8 月現在）．

眼底自発蛍光（fundus autofluorescence：FAF）は網膜色素上皮（retinal pigment epithelium：RPE）細胞の評価に有用である．RPE 細胞は BRB の構成要素の一つであるだけでなく，視細胞の代謝にも重要であり，DME の病態においても重要である．短波長 FAF における囊胞様黄斑浮腫に一致した過蛍光所見や，近赤外 FAF におけるモザイクパターン（斑状の所見）が，視力障害や視細胞の感度低下と関係する所見として知られている[17,18]（図 7c）．これらの所見が生じる機序については不明な点も多く，今後の研究が期待される．

文献 17

文献 18

（森　雄貴）

3.3 糖尿病黄斑浮腫（DME）

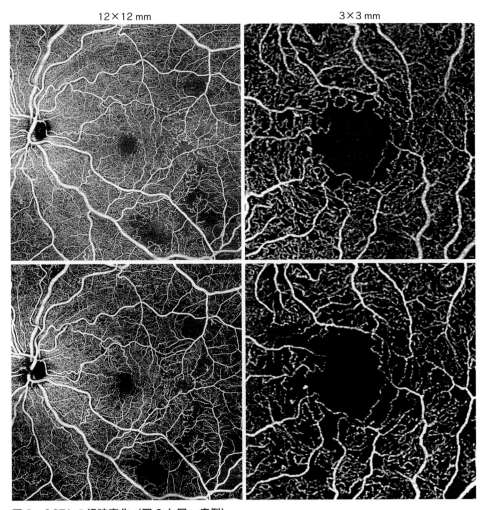

図8 OCTAの経時変化（図3と同一症例）
64歳時（上段）と69歳時（下段）．12×12 mm ではNPAの拡大を認める．3×3 mm ではFAZの拡大および黄斑部毛細血管の減少を認める．

文献

1) Tang L et al. Inflammation in diabetic retinopathy：possible roles in pathogenesis and potential implications for therapy. *Neural Regen Res* 2023；18：976-82.
2) Yau JWY et al. Global Prevalence and Major Risk Factors of Diabetic Retinopathy. *Diabetes Care* 2012；35：556-64.
3) Morizane Y et al. Incidence and causes of visual impairment in Japan：the first nation-wide complete enumeration survey of newly certified visually impaired individuals. *Jpn J Ophthalmol* 2019；63：26-33.
4) 厚生労働省．健康日本21（第二次）最終評価報告書を公表します．令和4年10月11日．
5) International Diabetes Federation. IDF Diabetes Atlas 2021, 10th edition.
6) Wilkinson CP et al. Proposed international clinical diabetic retinopathy and diabetic macular edema disease severity scales. *Ophthalmology* 2003；110：1677-82.
7) Otani T et al. Patterns of diabetic macular edema with optical coherence tomography. *Am J Ophthalmol* 1999；127：688-93.
8) Tsuboi K et al. Association between fluid volume in inner nuclear layer and visual acuity in diabetic macular edema. *Am J Ophthalmol* 2022；237：164-72.
9) Ehlers JP et al. Higher-Order Assessment of OCT in Diabetic Macular Edema from the VISTA Study：Ellipsoid Zone Dynamics and the Retinal Fluid Index. *Ophthalmol Retina* 2019；3：1056-66.
10) Das R et al. Disorganization of Inner Retina and Outer Retinal Morphology in Diabetic Macular

Chapter 3 疾患と診断

Edema. *JAMA Ophthalmol* 2018；136：202-8.

11) Uji A et al. Association Between Hyperreflective Foci in the Outer Retina, Status of Photoreceptor Layer, and Visual Acuity in Diabetic Macular Edema. *Am J Ophthalmol* 2012；153：710-7.e1.

12) Terada N et al. Hyperreflective Walls in Foveal Cystoid Spaces as a Biomarker of Diabetic Macular Edema Refractory to Anti-VEGF Treatment. *Sci Rep* 2020；10：7299.

13) Otani T et al. Correlation between optical coherence tomography and fluorescein angiography findings in diabetic macular edema. *Ophthalmology* 2007；114：104-7.

14) Hasegawa N et al. New Insights Into Microaneurysms in the Deep Capillary Plexus Detected by Optical Coherence Tomography Angiography in Diabetic Macular Edema. *Invest Ophthalmol Vis Sci* 2016；57：OCT348-55.

15) Genç G et al. The longitudinal follow-up of a newly proposed OCTA imaging finding (SSPiM) and the importance of it as a new biomarker for treatment response in diabetic macular edema. *Graefes Arch Clin Exp Ophthalmol* 2024；262：2491-502.

16) Nozaki M et al. Indocyanine green angiography-guided focal navigated laser photocoagulation for diabetic macular edema. *Jpn J Ophthalmol* 2019；63：243-54.

17) Vujosevic S et al. Diabetic Macular Edema：Fundus Autofluorescence and Functional Correlations. *Invest Ophthalmol Vis Sci* 2011；52：442-8.

18) Yoshitake S et al. Qualitative and quantitative characteristics of near-infrared autofluorescence in diabetic macular edema. *Ophthalmology* 2014；121：1036-44.

3.4 未熟児網膜症（ROP）

　未熟児網膜症（retinopathy of prematurity：ROP）は，早産児の網膜にみられる異常血管新生を本態とする小児期の失明疾患の一つである．これまで，冷凍凝固とレーザー光凝固という2つの網膜凝固が代替のない治療法であったが，近年，血管内皮増殖因子（VEGF）を阻害する薬物療法が承認された．治療の選択肢が増えた今，治療の目的は網膜剝離による失明を防ぐことにとどまらず，良い視機能の獲得をも見据えるようになりつつある．一方で，これまでにはなかった課題も顕在化してきている．

3.4.1 疫学と進展様式

　発症には未熟性が強く関連するが，その発症率や治療率は新生児医療の水準によって異なる．本邦では，新生児医療の進歩を反映し，ROPによる治療例や失明例は減少傾向にある．新生児臨床研究ネットワークデータベースによれば，在胎32週未満および出生体重1,500 g以下の新生児における治療率は2007年の16 %をピークに徐々に減少し，2017年には9 %となった．眼科で実施された多施設研究でも，超低出生体重児の治療率は2002年，2011年，2020年でそれぞれ41 %，29 %，27.5 %と減少傾向にあると最近報告された[1]．また，全国盲学校の3〜5歳児における視覚障害原因としてROPの占める割合は2005年からの10年間で32 %から13 %と大きく減少しており，ROP診療の質的向上があると推察される．

　網膜血管は出生直前の妊娠36週以降に完成するため，早産児では網膜血管は周辺網膜まで伸長していない．出生後の急激な環境変化により，網膜内の血管伸長が停止し，伸長端から連続性に硝子体内に逸脱する異常血管が形成される．この異常血管は周囲に結合組織を伴って眼球の赤道部に沿う向きに拡がる増殖膜となり，その収縮が牽引性網膜剝離を引き起こし，時に失明に至る．多くの症例では異常血管は自然消退し，停止した網膜内の血管伸長が再開される一方で，重症例では急速に網膜剝離まで進行する．そのため，進行した異常血管新生に対しては網膜剝離への進展を防ぐため治療を要する．基礎および臨床研究の両面から，異常血管新生を誘導する最も重要な因子はVEGFであることが実証されてきた．正常発生において血管に被覆されていない神経細胞やグリア細胞は酸素不足に陥り，VEGFを分泌することで網膜内に血管を誘導し酸素を得ようとする．ところが，早産を契機としてVEGFが過剰に分泌されると正常血管は異常血管新生に転換すると考えられている．

3.4.2 診断

■ 検査対象および検査時期・方法

　スクリーニング対象は在胎34週未満，または出生体重1,800 g以下の児とすることが多い[2]．高濃度酸素投与や人工換気を要した症例に対しては，この基準にかかわらず眼底検査を行う．在胎26週未満の症例では修正29〜30週から，在胎26週以上の症例で

は生後3週で検査を開始する[2]．診察時に眼球を圧迫して周辺網膜を観察する際には，眼心臓反射や無呼吸発作に注意して，短時間で終了するよう心掛ける．経鼻的陽圧呼吸法のマスクや挿管チューブホルダーは眼底診察の妨げになるが，診察者が体の位置をずらす，未熟児鉤を短いものにする，鉤を入れる向きを変える，などいくつかの工夫で円滑に眼底観察ができる（図1）．画像記録には広画角デジタル眼撮影装置RetCam®が有用であるが，他にもPanoCam™や3nethra neoがある．代替として画角は狭いが倒像鏡レンズを用いたスマートフォン撮影法もある（図2）．

■ 病期分類

文献3

国際分類[3]に沿って，活動期の網膜症を病変の位置（zone），病期（stage），plus diseaseによって重症度を決定する．zoneは，視神経乳頭を起点として血管が伸びた距離を示し，zone Ⅰ～Ⅲで記す．zone Ⅰは血管伸長が未熟で広範な無血管領域の存在を示す．全周の血管伸長の範囲は入り組んだ境界となることがあり，後方に湾入している状態をnotchと称する（図3）．zone Ⅱのうち，zone Ⅰに近い範囲のものをposterior zone Ⅱと区分して，zone Ⅰの境界から2乳頭径幅を足した円周内の領域と定義する．

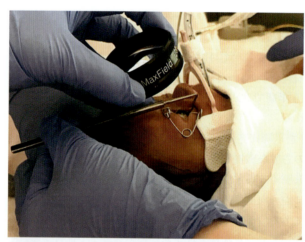

図1 診察時の工夫
挿管チューブホルダーやマスクがあると，診察器具を操作する空間の確保が難しくなる．鉤の向きや長さを変える工夫が役立つ．写真は鉤の向きを通常とは逆にして下方を診察しているところ．

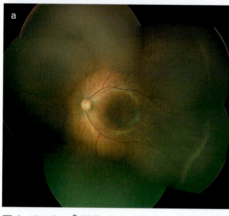
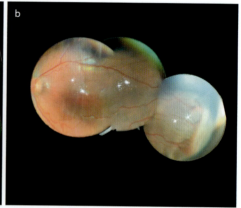

図2 RetCam®画像（a）とスマートフォン画像の画角（b）
a：RetCam®で後極と9方向を撮影しパノラマ合成した画像
b：スマートフォンで撮影した動画からスナップショットを抽出し合成した画像
周辺までの全体像を把握するにはRetCam®が優れている．

3.4 未熟児網膜症（ROP）

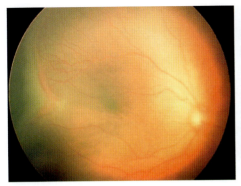

図3 湾入（notch）
耳側の境界が後方に湾入している．診断は"zone I secondary to notch, stage 3 without plus disease"となり，type 1 ROP として治療適応となる．湾入を除いた境界で診断すると"posterior zone II stage 3 without plus disease"として type 1 ROP にはならない．

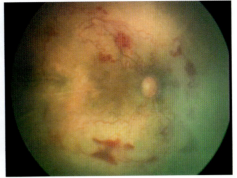

図4 aggressive ROP（A-ROP）
zone I 領域の血管拡張と蛇行は顕著で，血管吻合がみられる
（文献4より）

　stage は，血管伸長が停止して境界線が形成され（stage 1），続いて境界線が隆起して（stage 2），さらに進行すると新生血管が網膜から硝子体へ突出して増殖膜を形成し（stage 3），部分的な網膜剝離（stage 4）から網膜全剝離（stage 5）へ進行する過程を示す．stage 1 から stage 3 までは可逆的で増殖組織は自然退縮することもある．後極血管の拡張と蛇行を示す用語 plus disease は重症の徴候であるが，normal/preplus disease/plus disease と離散的な変化でなく，normal から plus disease までの連続的な所見として判定される．顕著な場合を除いて判定に迷うが，経時的に zone I 内の血管拡張と蛇行の程度が進行しているかどうかで評価するとよい．また病型分類として，stage 1 から順に段階的に病期が進む典型 ROP と，stage の順を追わず急激に進行する非典型例（aggressive ROP：A-ROP）がある．A-ROP の特徴として，初期には網膜血管は非常に細く，血管の異常吻合や走行異常がみられる．その後，数日から1〜2週のうちに，血管拡張や蛇行が顕著になり，平坦な新生血管が観察される（図4）[4]．この病型は，初期には進行を予期させる明確な徴候がなく，事前に A-ROP を眼底所見から疑うことは難しい．発症の時期や stage 進行の速さ，初診時の有血管領域に網膜出血があるかなどの所見が A-ROP を判定する手がかりになることがある[5]．

　国際分類は2021年に第3版に改訂された（International Classification of ROP 3rd editon：ICROP3）[3]．主な変更点については，小児眼科学会のウェブサイトに日本語でまとめられている．また，病期判定のためのガイドとして RetCam® 画像を多数掲載した優れた教科書があるので参照する[2]．ただし，検眼鏡で観察した印象と比べると，RetCam® 画像は画角が広いため病変が強調されにくく，重症度が低いように感じられる．同一症例の検眼鏡所見と RetCam® 画像で対比できない環境にある場合，その点に留意する（図5）．

文献4

文献5

■診察間隔

　zone I と診断された症例では，週1回以上の診察を行う．zone II でも zone I に近く，stage 3 であれば週1回以上の診察が望ましい．それ以外は1〜2週間に1回程度

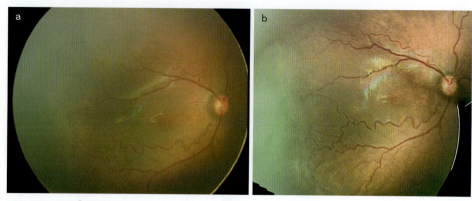

図5　RetCam®画像（a）とスマートフォン画像（b）の病変描出の違い
同一症例の画像　抗VEGF治療後の再燃例　ラニビズマブ投与後9週で診断は"posterior zone II, re-activated stage 3 with plus disease"と記述される．RetCam®画像（a）に比べてスマートフォン画像（b）のほうが，血管の蛇行や増殖膜の病変が強調される印象がある．

の診察を行う．血管伸長が最周辺部もしくはそれに近い正常範囲に達した時点で診察を終了する．

3.4.3 治療と治療後の経過観察

■治療時期

文献6

米国のEarly Treatment for ROP study（ETROP study）[6]に準じ，type 1 ROPを適応とする．type 1 ROPとは，zone I，any stage ROP with plus disease，zone I，stage 3 ROP without plus disease，zone II，stage 2 or 3 with plus disease，A-ROPのいずれかを指す．

■治療方法

初回治療では，網膜光凝固と抗VEGF薬のいずれかを選択する．網膜光凝固よりも抗VEGF薬が適するものとして，透光体混濁を有する例，散瞳不良例，長時間の治療が困難な全身状態不良例などがあげられる．さらに，血管伸長が不良で広範な光凝固を要するzone I ROP症例には光凝固による黄斑へ及ぶ瘢痕を回避するため抗VEGF薬が選択される傾向にある．これに対して眼局所の感染既往や増殖膜の収縮による牽引性網膜剥離が懸念される症例には抗VEGF薬は適さない．光凝固と抗VEGF薬による治療が奏効せず網膜剥離に至った場合には，硝子体手術が必要となる．

1．光凝固

双眼倒像鏡もしくは単眼倒像鏡レーザー光凝固装置を用いる．活動期ROPに対する光凝固はグリーンレーザーであれば照射時間0.2〜0.3秒，凝固出力200 mW程度から開始して瘢痕がつくよう調整する．凝固斑の間隔は0.5スポット程度で，境界線より周辺の無血管領域を凝固する．さらに，有血管領域に数列の凝固を追加する．通常，治療後1週で血管拡張・蛇行の軽快と増殖膜の退縮が始まるが，その時点で軽快がなければ凝固不足と判定し，ためらうことなく追加治療を行うようにする．

2．抗VEGF薬

治療手順は未熟児網膜症眼科管理対策委員会が作成した「未熟児網膜症に対する抗

3.4 未熟児網膜症（ROP）

文献7

VEGF療法の手引き（第2版）」[7]を参照する．介助者が体動を制御して点眼麻酔下に実施する場合もあるが，低出生体重児では，痛み刺激や眼心臓反射などでバイタルサインが著しく変動する．特に修正週数が小さい症例では，急激に呼吸状態が変化しうるので，挿管して鎮静鎮痛下で実施することも検討する．われわれの施設では前処置として，ミダゾラム 0.1〜0.2 mg/kg とフェンタニル 0.5〜1.0 μg/kg をそれぞれ静注している．適宜追加するが，多くても2回投与で体動なく処置できる．硝子体内注射の刺入部位は輪部から 1.0〜1.5 mm 後方，刺入角度は水晶体を避けるため角度を赤道面に対して垂直になるようにする．

治療後の数日は，硝子体内注射に伴う感染，水晶体損傷，網膜出血などの合併症の有無を観察する．有害事象が起きた場合の対策は定まっていないものが多い．特に感染については抗菌薬の使用方法や投与経路も状況に応じて迅速に対応する必要がある．また，水晶体損傷による水晶体混濁が進行すれば形態覚遮断弱視の原因になるため水晶体切除ならびに弱視治療が必要となり，その後の視力発達への影響は大きい．いずれにしても，手引きに沿って前処置や感染予防，合併症予防に努める．

ROPに対する治療効果は光凝固治療が1週間ほどかかるのに対して，抗VEGF薬は速やかに発揮される．新生血管抑制の効果は劇的で，数日のうちに増殖膜と plus disease の退縮（regression）が始まり，その後は網膜血管の伸長が再開する（図6）．また，水晶体血管膜がある症例では，抗VEGF治療後は容易に散瞳し視認性が改善する．抗VEGF薬はラニビズマブとアフリベルセプトの2剤が承認されている．それぞれの特徴を表1に示す．

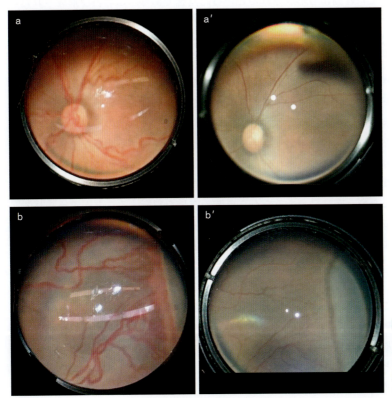

図6 抗VEGF治療
スマートフォン画像 治療前（a, b）とラニビズマブ投与後1週（a', b'）を示す．plus disease と stage 3 の所見は治療により速やかに改善することがわかる．

表1 抗VEGF薬の特徴

	治療成功率 （A-ROPのみ）	再治療率 （症例数）	再治療時期 （中央値）	周辺まで血管が伸長した割合 （投与後2年）
ラニビズマブ	80 % （40 %）	31 %	8週 （4～16週）	62 %
アフリベルセプト	85.5 % （73.3 %）	28 % （眼数では21 %）	11週 （4～17週）	80 %

（文献8，9，11，12より）

3. 手術治療

　光凝固や抗VEGF薬の治療が奏効せず，網膜剥離に至った症例では外科的治療が必要となる．硝子体手術はstage 4・stage 5 ROPが対象になるが，剥離が黄斑部に及んでいないstage 4Aが最も良い適応となる．増殖膜の性状により水晶体を温存できる場合は術後の良好な視機能が期待できる．ただしstage 4Aにとどまる期間は短いため，stage 3であっても増殖膜による牽引の進行が予想される症例では，手術加療が必要な場合に備えて，硝子体手術が可能な施設との連携を図っておく．

■再燃

　初回治療が成功して増殖組織が一旦退縮した後，しばらく経って新たに活動性のある病変が出現することを再燃（reactivation）と呼ぶ．治療により再燃の形態は異なる．光凝固後の再燃でみられる病変の位置は，初回治療と同じ領域だけでなく，異なる部分に増殖組織ができることもある．例えば，初回は増殖組織が鼻側に限局するものであっても，再燃時に新たに耳側にも形成されるといった具合である．この再び形成された増殖組織は，1週～数週の早い経過で丈が高くなり，増殖膜による牽引は高度になる．光凝固や抗VEGF薬が適応できる時期を逸してしまわないように再燃と判定したら速やかに追加治療を行う．追加治療は光凝固が不十分であれば追加すると共に抗VEGF薬を併用する．初回同様に，増殖膜の範囲が広ければ抗VEGF薬投与は控える．

　一方，抗VEGF治療後の再燃では，血管伸長が再び停止して新しい境界が形成され，増殖膜やplus diseaseが出現する．他にも，再燃の病変位置は以前の境界と新たな境界のいずれか，もしくは両方に異常血管が形成されたり，境界線が不明瞭なまま平坦な増殖組織が観察されたり，plus diseaseが顕著になっても増殖組織は形成されないままで数週間経過したり，活動期とまったく同じとは言えない経過をたどることもある．その再燃形態が多彩なため，密に経過をみながら再燃の有無を判断することが求められる．抗VEGF治療後の再燃は光凝固に比べて頻度が高く，時期は遅い．ラニビズマブと光凝固，アフリベルセプトと光凝固を比較した国際治験（RAINBOWスタディ[8]，FIRE-FLEYEスタディ[9]）では，ラニビズマブでは8週，アフリベルセプトでは11週後に再燃のピークがあり，A-ROPで再燃が多いと報告されている．治療後6か月以上経過して再治療を要することもあるため，手引きに従い17週までは週1回の眼底検査を実施して慎重に活動性を評価する．

　再燃時の治療基準は初回と同様にETROP基準とする．再燃時のzoneや退院予定時期や通院環境など患者個々の状況を踏まえて，光凝固または抗VEGF薬再投与を選択する．抗VEGF薬による再治療は初回同様，速やかな増殖の退縮，plus diseaseの消失

文献8

文献9

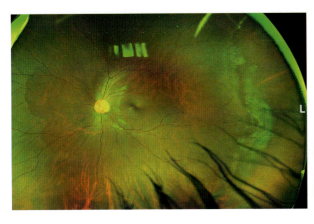

図7 自然軽快例の persistent avascular retina
25歳，男性　双胎児として在胎27週で出生した．周辺部に無血管網膜がみられる．

に効果を発揮する．

■ 長期の網膜変化

再燃時期を過ぎてから留意すべきことは，網膜最周辺にまで血管が伸長しないまま停止して無血管領域が残る persistent avascular retina（PAR）の有無である（図7）．抗VEGF 治療後の PAR は自然寛解例よりも広範で，治療例のおよそ20～40％に PAR がみられると報告されている．PAR を有する症例では長期経過後に新生血管による出血や，網膜変性や円孔や網膜剥離などが生じる危険が指摘されており[3]，周辺部網膜の評価を長きにわたって継続することが重要である．その長期の経過観察をどう計画すべきか，いまのところ定まっていないが，PAR が広範な症例では診察回数を減じるのは難しい．3歳未満の幼児期に超広角走査型レーザー検眼鏡の撮影は困難であるし，抑制しながら繰り返し診察して網膜周辺部を評価するのは，児にとっても負担となりうる．そこで，われわれの施設では，PAR が広い，もしくは広くなると予想される場合には，退院時または治療1年ごろに光凝固を検討している．特に，社会的要因で受診中断が懸念されるときは，積極的に光凝固を考慮する．抗 VEGF 治療後の適切な診察間隔の設定，PAR の扱いは今後の課題である．

■ 治療後長期の視機能

1．光凝固

視機能に影響する頻度の高い後遺症として，近視化がある．屈折に関するシステマティックレビューによると，視力0.3未満の割合は19～30％，屈折値は－6.5～－3D（平均5～7歳）となっている[10]．また，凝固範囲や凝固数と近視の程度は相関することが報告されている．特に zone I ROP は zone II ROP に比べて凝固範囲が広く，高度近視となる可能性が高い．近視の進行は1歳すぎまでに急速に進むが，それ以降は緩やかになる傾向がある．また，光凝固で瘢痕化した領域に合致する視野狭窄がみられる．他にも，網膜剥離，緑内障，白内障，斜視，屈折異常など多彩な長期後遺症に注意を払わなければならない．

文献10

2．抗 VEGF 薬

光凝固治療と比較して近視化は軽度となる．RAINBOW スタディの2年経過の結果[11]では，片眼に－5D を超える近視がある例はラニビズマブ0.2 mg 群で7％であるのに対して，光凝固群では34％と有意にラニビズマブ群の近視化が少ないことが示さ

文献11

文献12

れた．また，FIREFLEYE NEXT スタディ[12]において，2年経過の平均等価球面値はアフリベルセプト群で−0.6 D，光凝固群で−1.9 D であった．−5 D を超える近視はアフリベルセプト群で7.8％，光凝固群で21.7％となっており，抗VEGF治療は近視化の少ない治療であることを裏づけるものであった．

3.4.4 まとめ

　ROP診療における抗VEGF薬の登場は，網膜に瘢痕を残さない革新的な治療である．抗VEGF治療後の視力や屈折はおおむね良好な報告が多いことから，近い将来には解剖学的かつ機能的にも予後が改善されていくと予想される．しかし，A-ROPではいまだに単一の治療では活動性を抑えられないこともあり，適切な治療戦略の確立が求められる．また，再燃やPARを背景とした網膜剥離の潜在的な危険があることを念頭において，長期的に経過観察をする必要がある．

　当初から，抗VEGF薬投与による血清VEGF抑制は脳，肺，肝臓，腎臓などの眼以外の臓器発達への影響も懸念されてきたが，これまでに一貫した結論には至っていない．また，早産そのものによる認知機能を含めた発達障害が潜在しうるため，抗VEGF薬の影響を正確に評価することは難しい．抗VEGF薬の長期的な安全性を立証するため，長期の追跡データの蓄積が望まれる．

（福嶋葉子）

文献

1）太刀川貴子ほか．超低出生体重児における未熟児網膜症　東京都多施設研究（第3報）．日本眼科学会雑誌　2023；127（臨増）：231．
2）東　範行．未熟児網膜症．三輪書店；2018．pp.xii, 267．
3）Chiang MF et al. International Classification of Retinopathy of Prematurity, 3rd Edition. *Ophthalmology* 2021；128：e51-68．
4）Kubota H et al. Retinal Blood Vessel Formation in the Macula Following Intravitreal Ranibizumab Injection for Aggressive Retinopathy of Prematurity. *Cureus* 2024；16：e60005．
5）Fukushima Y et al. Characterization of the Progression Pattern in Retinopathy of Prematurity Subtypes. *Ophthalmol Retina* 2020；4：231-7．
6）Early Treatment For Retinopathy Of Prematurity Cooperative Group. Revised indications for the treatment of retinopathy of prematurity：results of the early treatment for retinopathy of prematurity randomized trial. *Arch Ophthalmol* 2003；121：1684-94．
7）未熟児網膜症眼科管理対策委員会．未熟児網膜症に対する抗VEGF療法の手引き（第2版）．日本眼科学会雑誌　2023；127：570-8．
8）Stahl A et al. Ranibizumab versus laser therapy for the treatment of very low birthweight infants with retinopathy of prematurity（RAINBOW）：an open-label randomised controlled trial. *Lancet* 2019；394：1551-9．
9）Stahl A et al. Effect of Intravitreal Aflibercept vs Laser Photocoagulation on Treatment Success of Retinopathy of Prematurity：The FIREFLEYE Randomized Clinical Trial. *JAMA* 2022；328：348-59．
10）Simpson JL et al. Current role of cryotherapy in retinopathy of prematurity：a report by the American Academy of Ophthalmology. *Ophthalmology* 2012；119：873-7．
11）Marlow N et al. 2-year outcomes of ranibizumab versus laser therapy for the treatment of very low birthweight infants with retinopathy of prematurity（RAINBOW extension study）：prospective follow-up of an open label, randomised controlled trial. *Lancet Child Adolesc Health* 2021；5：698-707．
12）Stahl A et al. Intravitreal Aflibercept vs Laser Therapy for Retinopathy of Prematurity：Two-Year Efficacy and Safety Outcomes in the Nonrandomized Controlled Trial FIREFLEYE next. *JAMA Netw Open* 2024；7：e248383．

3.5 網膜動脈分枝閉塞症（BRAO）

　網膜動脈分枝閉塞症（branch retinal artery occlusion：BRAO）は眼動脈の分枝である網膜中心動脈が視神経乳頭にて分岐した先の，分枝動脈が閉塞した疾患である．後毛様動脈の分枝である毛様網膜動脈の閉塞も含める場合がある．発症原因は網膜中心動脈閉塞症に準じるが，網膜動脈のプラークによる血管内腔の狭小化や血栓形成といった動脈硬化が原因のケース，また他からの栓子（血液や脂肪塊）が網膜動脈まで流れてきて塞栓となるケース，また網膜動脈炎や動脈攣縮による血流障害があげられる．網膜が乏血に耐えられる時間は100分以内とされており，それ以上時間が経過すると不可逆的網膜壊死が起こるとされ[1]，同部位の視野が障害される．BRAOでは中心窩に近い部位の閉塞では患者が閉塞部位に相当する視野の障害を訴えることが多いが，周辺部で発症した場合は無自覚のこともあり視力も発症部位により様々である．閉塞部位にも好発部位はなく，範囲も上下半側の網膜など広範囲を障害されるものから細動脈のみの障害で極小範囲の網膜虚血を起こすものまで様々である．発症率は男性に多いとされ，片眼発症がほとんどだが9％程度は両眼発症する[2]．喫煙者でリスクが上昇すると言われる．

文献1

文献2

3.5.1 臨床所見

　超急性期（発症後1〜2時間）では眼底所見は異常を示さない．
　発症後2時間から4〜6週の急性期〜亜急性期には，典型的所見では閉塞動脈の遠位方向に扇状に網膜の乳白色の混濁を認める（図1a）．なお，急性期であっても不完全閉塞である場合など網膜白色混濁ははっきりせず綿花様白斑（cotton-wool spot）のみがみられるもの，また同部位に軽度の網膜出血を認めるものもある（図2a）．白色混濁は網膜虚血，網膜壊死による網膜細胞内浮腫が起こるためである．網膜の白色混濁は約4〜6週間後には消失し慢性期には眼底診察のみでは一見正常に見えることも多い（図3e）．症例によっては栓子やプラークなどによる動脈の閉塞部位が眼底検査にて確認できるものや閉塞枝の動脈白線化がみられる症例もある．

3.5.2 検査

　光干渉断層計（OCT）にて急性期は網膜内層のみ肥厚し輝度の上昇を認める（図4b, c）．慢性期では同部位の網膜内層は菲薄化する（図4d, e）．
　フルオレセイン蛍光眼底造影（FA）では，検査時に血管閉塞が持続している場合は閉塞枝以降の造影剤の流入がみられない，または造影剤流入遅延を認める（図1d, 3c）．同部位の網膜静脈は他部位の網膜静脈からの血行路により遅延しながらも血管が造影される場合が多い（図1d）．血栓性，塞栓性，動脈炎性などいずれの場合においても蛍光眼底造影施行時には既に血流の再灌流が得られている場合も多く，その場合はFAでは異常を認めない．
　OCT angiography（OCTA）ではFAと同様に血管閉塞が持続している場合は血管

Chapter 3 疾患と診断

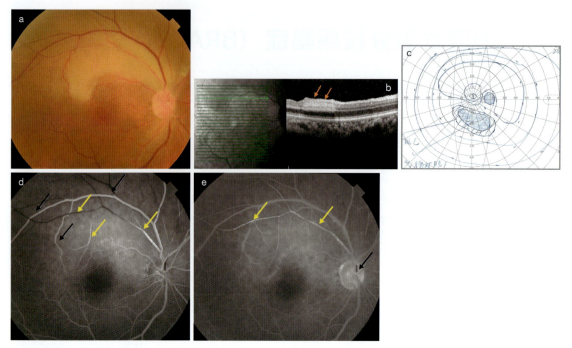

図1 症例1（76歳，男性）
a：発症後1週間の眼底写真　初診時視力1.0　眼底上方の閉塞領域が扇状に広がり網膜は白濁している．
b：初診時OCT　閉塞部位に一致した網膜内層の肥厚と輝度の亢進を認める（矢印）．
c：右眼初診時ゴールドマン視野検査　閉塞部位に一致した視野障害を認める．
d：FA 42秒　動脈の閉塞と充填遅延を認める（黄矢印）．静脈も充填遅延を認めるが，障害部位以外から毛細血管を通し一部造影されている（黒矢印）．
e：FA 5分42秒　動脈は最終的に造影された（黄矢印）．栓子またはプラークによる閉塞部位のみが造影されていない（黒矢印）．

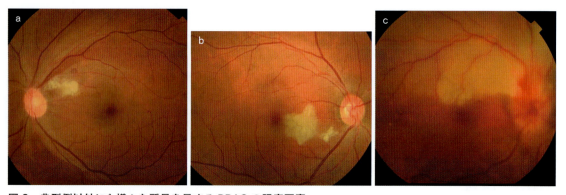

図2 典型例以外にも様々な所見を呈するBRAOの眼底写真
a：綿花様白斑に小出血を伴う．
b：閉塞血管と網膜白濁部位の位置が一見一致しているかわかりづらい．
c：視神経乳頭炎に続発したBRAO

閉塞部位における網膜層（vessel density〈毛細血管密度〉）の低下を認める（図5b）．OCTAは造影剤を用いず短時間に網膜循環動態を評価できBRAOの診断にもその有用性が期待されるが，急性期には網膜内層の肥厚による信号減衰の影響を受ける可能性がある．

他覚的に視野障害を確認する方法として視野検査（ハンフリー〈Humphrey〉視野検査，ゴールドマン〈Goldmann〉視野検査など）がある．視野検査では動脈の閉塞領域

3.5 網膜動脈分枝閉塞症（BRAO）

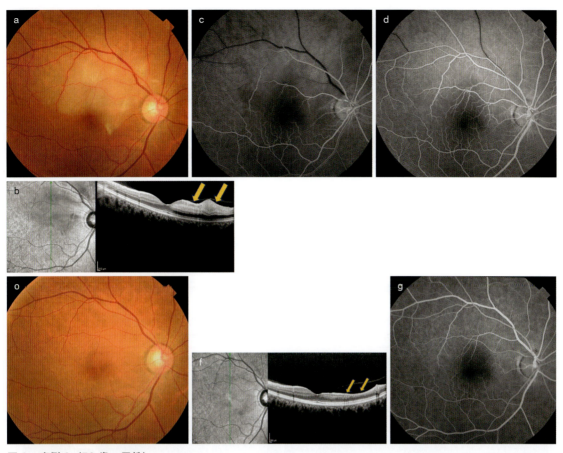

図3 症例2（50歳，男性）
a〜d：発症4日目　初診時視力0.9　後極内上方の白色混濁および綿花様白斑の散在を認め（a），OCTでは網膜内層浮腫を認める（b，矢印）．上方の網膜動脈の充填遅延を認める（c：FA 20秒　d：同28秒）．
e〜g：発症後4か月　視力1.2　眼底写真は一見正常であるが（e），OCT上，閉塞部の網膜菲薄化を認める（f，矢印）．FA閉塞部位が再疎通しており初期から造影剤流入遅延を認めない（g）．

に一致した視野欠損，視野感度低下を認め，急性期を過ぎた後の網膜感度の改善は認めない．

また発症原因精査，全身背景の精査のため血圧測定，また採血にて血糖値の他，血液凝固能検査，血沈，CRP，血小板を調べる．動脈炎性を疑う場合は全身性エリテマトーデスや巨細胞性動脈炎（旧側頭動脈炎），抗リン脂質抗体症候群に留意し採血項目を追加で行う．

BRAOは全身との関連の深い疾患で，特に脳卒中合併率が高いと言われる．また網膜中心動脈閉塞症のみならず，分枝動脈閉塞であっても内頸動脈，総頸動脈の狭窄を合併している症例も一定数あるとされ[2]，アテローム硬化性プラークなどによる頸動脈狭窄，眼動脈狭窄を精査する必要がある．BRAO発症日前後に脳卒中発生率が高いとの報告もあり，早い段階で頸動脈エコーまたは頭部・頸部MRI・MRAにて精査する．塞栓の原因として心血栓（弁膜症や心房細動による），心内膜炎や心房粘液腫の有無を精査するため心エコーも行う．

高血圧，脂質異常症，糖尿病，脳卒中，虚血性心疾患，不整脈，高齢などアテローム

Chapter 3 疾患と診断

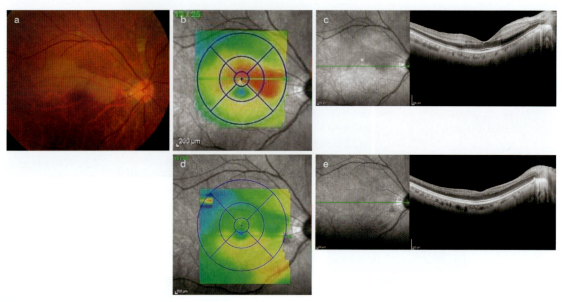

図4 症例3（69歳，女性）
a～c：発症初期　眼底写真（a）OCTマップとcross（b, c）閉塞部位に一致した網膜肥厚を認める．
d, e：発症後4か月　OCTマップ（d）とcross（e）閉塞部位の菲薄化を認める．

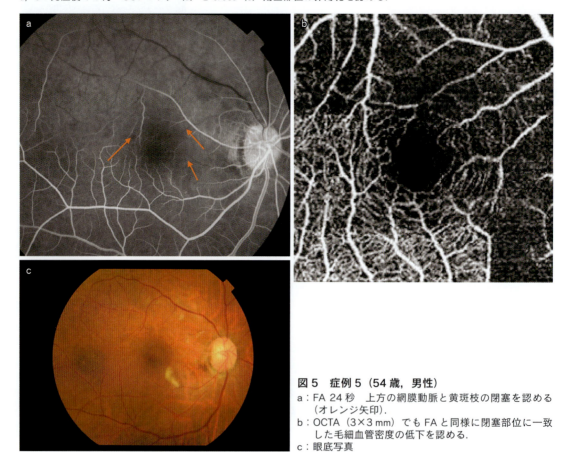

図5 症例5（54歳，男性）
a：FA 24秒　上方の網膜動脈と黄斑枝の閉塞を認める（オレンジ矢印）．
b：OCTA（3×3 mm）でもFAと同様に閉塞部位に一致した毛細血管密度の低下を認める．
c：眼底写真

性動脈硬化が関与する疾患がリスク因子である[3]．

3.5.3 鑑別疾患

急性期には糖尿病網膜症や網膜静脈分枝閉塞症，網膜震盪症，高血圧網膜症，放射線網膜症などが鑑別にあがる．後極内発症の場合は parafoveal（paracentral）acute middle maculopathy（PAMM），急性黄斑神経網膜症（acute macular neuroretinopathy：AMN）も鑑別対象となる．

慢性期では OCT 上障害部位に一致した網膜内層菲薄化を認め，眼底検査では色調など正常で変化を認めないことが多く，虚血性視神経症，緑内障なども鑑別にあがる．

3.5.4 治療

いずれの治療も発症急性期に限る．慢性期には治療による改善は期待できない．

眼球マッサージ：閉瞼し上眼瞼を数秒（数分とする説もある）圧迫後，パッと手を放し圧迫と解除を繰り返すことで眼圧変動による血栓・塞栓の移動，また血流量の増加を図る．

前房穿刺：27 G または 30 G 針などを前房に穿刺し前房水を排液，急速に眼圧を下降させることで血栓，塞栓の移動または血流増加を図る．

アセタゾラミド静注，D-マンニトール点滴：ダイアモックス® 500 mg 静脈注射，または 20％ マンニットール 300 mL を 30 分程で滴下し，眼圧下降を図る．

血管拡張治療：硝酸イソソルビド噴霧剤（ニトロール® スプレー）1 回 1 噴霧，口腔内投与し動脈拡張を図る．

高圧酸素療法：高気圧治療装置内で 100％ 酸素を吸入することで低酸素により障害を受けた網膜細胞を保護する．

しかし，上記のいずれもその有効性は明らかではないとされる[4]．

また侵襲の少ない内服治療としてプロスタグランジン製剤であるリマプロスト　アルファデクス（オパルモン®）5 µg 6 錠分 3 内服やキニン分解抑制剤であるカリジノゲナーゼ（カルナクリン® 錠 50）3 錠分 3 といった末梢血管拡張薬を急性期に内服させるケースもある．

（海保朋未，馬場隆之）

文献

1) Hayreh SS et al. Experimental occlusion of the central artery of the retina. I. Ophthalmoscopic and fluorescein fundus angiographic studies. *Br J Ophthalmol* 1980；64：896-912.
2) Hayreh SS et al. Branch Retinal Artery Occlusion：Natural History of Visual Outcome. *Ophthalmology* 2009；116：1188-94.e1-4.
3) Ørskov M et al. Clinical risk factors for retinal artery occlusions：a nationwide case-control study. *Int Ophthalmol* 2022；42：2483-91.
4) Schrag M et al. Intravenous Fibrinolytic Therapy in Central Retinal Artery Occlusion：A Patient-Level Meta-analysis. *JAMA Neurol* 2015；72：1148-54.

3.6 網膜中心動脈閉塞症（CRAO）

3.6.1 疾患概念

網膜中心動脈閉塞症（central retinal artery occlusion：CRAO）は視神経内の網膜中心動脈が閉塞して生じる疾患であり，突然の急激な片眼の無痛性の視力低下をきたす．

CRAOの閉塞の原因は塞栓性または血栓性である．ごくまれに，血管炎や外傷がCRAOの原因となることがある．巨細胞性動脈炎はCRAOの重要かつよく知られた原因であり，両側視力低下のリスクが高いため眼科的緊急疾患である．

3.6.2 分類

CRAOは非動脈炎性CRAO（non-arteritic CRAO），毛様網膜動脈の開存を伴う非動脈炎性CRAO（non-arteritic CRAO with cilioretinal artery sparing），一過性非動脈炎性CRAO（transient non-arteritic CRAO），動脈炎性CRAOに分類される．

非動脈炎性CRAOは一定期間以上の血流障害を伴うもので，CRAOの67％を占める．典型的には桜実紅斑（cherry-red spot）を示し（図1，矢印），蛍光眼底造影で灌流がみられない（図2）．毛様網膜動脈の開存を伴う非動脈炎性CRAOはCRAOの14％を占め，非動脈炎性CRAOの典型的な臨床像を持つが，開通している短後毛様動脈由来の毛様網膜動脈が黄斑部の血流を保持しており，予後や蛍光眼底造影が典型CRAOと異なる．一過性非動脈炎性CRAOはCRAOの16％を占め，網膜中心動脈の

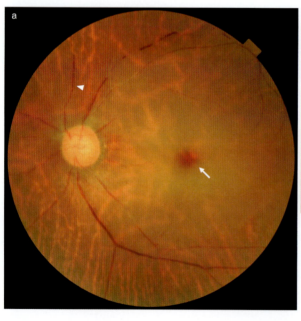
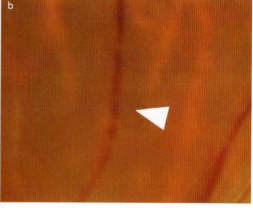

図1 典型CRAO眼底画像
a：cherry-red spot（矢印）や，cattle-trucking（box-car-ring，矢頭）がみられる．
b：aの矢頭付近の拡大図

3.6 網膜中心動脈閉塞症（CRAO）

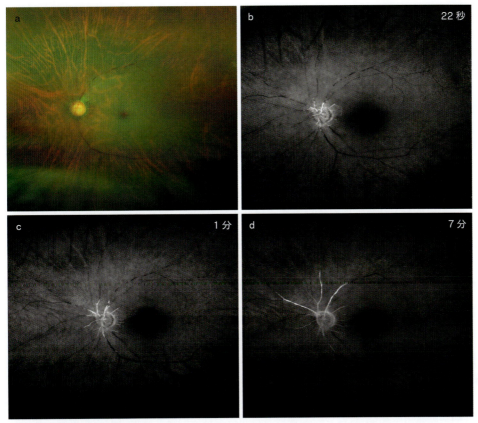

図2 典型CRAO眼底画像（a）とフルオレセイン蛍光眼底造影（FA）画像（b〜d）

閉塞が数時間以内に再灌流したものであり，再灌流までの時間により視力予後は異なる．動脈炎性CRAOは，CRAOの4％と稀な病態であり，巨細胞性動脈炎が発症原因となる．眼動脈に狭窄が生じるため，その分枝の網膜中心動脈に加えて毛様動脈も傷害されるため，ほぼ必ず動脈炎性前部虚血性視神経症を合併する．臨床的にはCRAOの典型的な眼底所見に加えて，動脈炎性前部虚血性視神経症による視神経浮腫を伴う[1,2]．

文献1

文献2

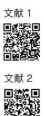

3.6.3 疫学

　CRAOは，1859年にvon Graefe[3]が塞栓症によるCRAOを初めて報告して以来，臨床的な疾患として知られている．その後，1864年にSchweigger[4]が眼底鏡検査でこの病態を記述した．

　日本のCRAOの新規発生率は10万人あたり5.7人で，WHO世界人口年齢調整を行うと発生率は10万人あたり2.4とされ，他国での1.9〜2.4という報告と同程度である．発症年齢は典型CRAOでは平均68歳（26〜90歳），一過性非動脈炎性CRAOでは平均63歳（20〜89歳），毛様網膜動脈の開存を伴う非動脈炎性CRAOでは平均67歳（39〜87歳），動脈炎性CRAOでは平均74歳（62〜87歳）と高齢者でより多い疾

患であるため，本邦の高齢化を反映して年齢調整前の発生率は高いと思われる．性差は男性に多いとされる．CRAO 全体の 6.6 % とごく稀ではあるが両側性でも生じうる[1, 2, 5]．

いつでも発症しうるが，CRAO の 30 〜 40 % は朝の起床時に視力低下が発見されており，これには夜間動脈性低血圧による睡眠中の灌流圧低下が影響している可能性がある[1]．

リスクファクターは一般的なものとして糖尿病，腎障害，高血圧，虚血性心疾患，脳血管障害，喫煙，高コレステロール血症があげられる．他に血管炎を生じて CRAO を生じるものとして，全身性エリテマトーデス，結節性多発動脈炎，高安動脈炎，チャーグ・ストラウス（Churg-Strauss）症候群，眼ベーチェット（Behçet）病があり，血栓が生じて CRAO を生じるものとして鎌状赤血球症，白血病，全身性非ホジキンリンパ腫，家族性および後天性血栓症（低プロテイン C，ループスアンチコアグラント），抗リン脂質抗体症候群，ホモシステイン血症があり，血管炎と血栓どちらも生じうるものとして AIDS（acquired immunodeficiency syndrome；後天性免疫不全症候群）がある．他に血管壁の損傷，血液の流れの変化，一時的な循環不全などによって CRAO を生じるものとしてファブリー（Fabry）病，頭部外傷，片頭痛，蛇咬傷，コカイン，経口避妊薬，マルファン（Marfan）症候群，ネフローゼ症候群がある．また外科的処置の周術期（眼窩・眼球・頭部の損傷，硝子体内注射，球後麻酔，裂孔原性網膜剥離のタンポナーデとして使用される眼内ガス注入後）や，血液透析後[†]でも CRAO を生じう る[1, 6, 7]．

[†]血液透析中にしばしば血圧が著しく低下するためと考えられる．

CRAO は高齢者で好発するが，若年者でもみられることがあり，40 歳未満の非外傷性網膜動脈閉塞症 27 眼について検討した報告では，心臓弁膜症（心房粘液腫，亜急性細菌性心内膜炎，僧帽弁血栓，原因不明の僧帽弁の粘液腫性変化）が 19 % と最も多く認められた病因である．また凝固亢進状態または塞栓状態を引き起こす様々な関連因子が 91 % で認められ，若年成人における網膜動脈閉塞症は複数の機序が組み合わさって生じることが報告されている[8]．

3.6.4 病態生理

解剖学的には，内頸動脈の分枝である眼動脈は，眼窩内で網膜中心動脈，短後毛様動脈，長後毛様動脈，前毛様体動脈に分かれる．網膜中心動脈は眼球後方 1 cm の位置で視神経を包む視神経鞘の硬膜を貫通し視神経内に入り篩状板を通り網膜動脈に分岐する．網膜中心動脈および網膜動脈は網膜内層を栄養している．また 32.1 % の眼で短後毛様動脈の分枝である毛様網膜動脈を有しており，この動脈は 14.6 % で両側性に存在し，18.7 % で黄斑循環の一部に寄与している．

CRAO の最も一般的な原因は塞栓症である．塞栓子の 74 % はコレステロール，10.5 % は石灰化成分，15.5 % は血小板-フィブリン成分である．塞栓子の発生源は頸動脈と心臓である．頸部エコーで 71 % に頸動脈プラークを認めた．心エコーでは 52 % で塞栓源を伴う異常を認めたが，心異常の 60 〜 80 % は塞栓子の割合として少ない石灰化弁であったことから，大動脈弁や僧帽弁が原因であることは頸動脈よりも少ないと考えられる[6, 9, 10]．

網膜中心動脈は視神経鞘の硬膜を貫通して視神経内に入る部分で内腔が最も狭くな

る．この部位の塞栓子による閉塞が非動脈炎性 CRAO で最も多い．その他の一部が篩状板のすぐ後方の閉塞によるものとされる．一過性非動脈炎性 CRAO は，移動性塞栓によって引き起こされることが多く，他にも一過性の著しい平均動脈血圧低下によって血圧が眼圧を下回るか，眼圧上昇によって眼圧が血圧を上回ることで眼灌流圧低下が引き起こされて生じることもある．動脈炎性 CRAO は，巨細胞性動脈炎によって眼動脈やその分枝の血管内壁が炎症により肥厚し内腔狭小化が生じることが原因であり，狭小部位では血栓が形成されやすく，それが原因となることもある[1,11]．

文献 11

3.6.5 臨床所見

1．眼底所見

発症と共に無痛性の急激な視力低下をきたす．全体的に紫色に見えるときは網膜虚血を強く示唆する．重度の視力低下に伴い幻覚を生じることも報告されている．発症に先行して 20％前後の割合で一過性黒内障を生じることがある[1]．

CRAO を発症すると網膜動脈によって栄養される網膜内層が虚血により障害される．急性期には，虚血によって網膜内層の浮腫が生じるため網膜白濁がみられる．特徴的な所見として cherry-red spot がある（図 1，矢印）．これは後極の網膜が白濁するのに対し，中心窩には神経節細胞がないため網膜白濁をきたさず，眼底の正常な網膜色素上皮の色が見えるために生じる所見である．

網膜白濁は基本的に後極，主にアーケード内のみにみられ，眼底周辺部は正常に見える．理由として，主に神経節細胞が 2 層以上ある場所，すなわち黄斑部では網膜虚血が生じる一方，網膜周辺部では神経節細胞が単層で網膜が薄いために，脈絡膜血管からの供給によって，外層の栄養と共に網膜内層の栄養も維持されるためだと考えられる．これは後述するが，CRAO でも正常あるいはある程度の周辺視野を残すことの説明にもなる．

動物実験では cherry-red spot は 20 分以上の CRAO で認め，90 分間の一過性非動脈炎性 CRAO では眼底は 4.5 時間以内に正常に戻り，2.25 時間の一過性非動脈炎性 CRAO では正常に戻るのに 1 日要したという報告がある．臨床研究では典型 CRAO において cherry-red spot を発症 1 週間後の 88％に認め，発症 4 週間後でも 19％で認めた．一方，一過性非動脈炎性 CRAO と毛様網膜動脈の開存を伴う非動脈炎性 CRAO では，cherry-red spot は 30 日以内に消失していた[12]．

文献 12

CRAO のタイプや発症からの期間によっても異なるが，CRAO 全体として初診時には動脈内塞栓は 17％で認められる．動脈内塞栓を認めた症例のうち複数回受診した症例では 69％は塞栓が移動し消失することがあり，また塞栓が視神経内に存在し視認できない場合もあることから，塞栓を認めなくても塞栓症が閉塞の原因として否定できない．網膜動脈でみられるコレステロール塞栓は一般に Hollenhorst 斑と呼ばれ黄色く輝く塞栓で（図 3，矢印），比較的小さいため完全閉塞は生じにくく，内頸動脈由来であることが多い．一方で石灰性塞栓は大きく完全閉塞しやすく，心臓弁膜由来であることが多い．Hollenhorst 斑と血小板-フィブリン塞栓は移動しやすく，石灰性塞栓は移動しない[6]．

視神経乳頭は蒼白や浮腫を認めることもあるが，正常所見を示すこともある．また網膜血管も狭小化を認めることもあるが，正常所見を示すこともある．

Chapter 3 疾患と診断

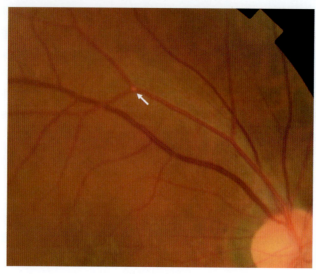

図3　Hollenhorst 斑

　血流がほとんどない状態では，血管内の血液が静止して分節化し数珠状に並んでいる様子が，牛がトラックに積まれている，あるいは箱を運んでいるように見えることから"cattle-trucking（box-carring）"と呼ばれる所見を示す（図1，矢頭）．
　発症から時間が経つと，多くの症例で視神経萎縮をきたし，網膜動脈狭小化や白線化がみられる割合は増え，視神経乳頭に毛様網膜動脈由来の副側血行路の形成がみられることがある．虚血時間の短い一過性非動脈炎性CRAOでは，網膜白濁や多発する綿花様白斑以外の所見しか認めないことがある[12]．
　CRAOは血管新生緑内障（neovascular glaucoma：NVG）を合併することがあるが，その割合はCRAOの2.5％とわずかであり，CRAO自体がNVGを引き起こしているのではなく，内頸動脈や眼動脈などの狭窄によってCRAOとNVGが同時に生じていると考えられる[6]．

2．フルオレセイン蛍光眼底造影（FA）

　蛍光眼底造影はCRAOのタイプを鑑別し，眼底循環異常の程度を判断するのに役立つため，すべてのCRAO眼で実施する必要がある．典型CRAOの眼では，ほとんどの場合，腕-網膜循環時間（正常は10〜15秒）や網膜内循環時間（正常は網膜動脈充溢から10秒）の遅延がみられる．網膜循環の残存量にはばらつきがあり，網膜血管の充満が完全にない眼は稀である（図2）．動物実験では視神経鞘を貫通する手前で網膜中心動脈を完全閉塞させ蛍光眼底造影を行うと網膜血管の灌流がみられたことから，臨床においても蛍光眼底造影で網膜血管のわずかな灌流がみられたとしても，網膜中心動脈の完全閉塞は否定できない．一過性非動脈炎性CRAOでは，網膜循環は正常かほぼ正常である．毛様網膜動脈の開存を伴う非動脈炎性CRAOでは，蛍光眼底造影が，毛様網膜動脈が栄養している範囲を確実に描出する唯一の方法であり，視力転帰を決定する上で重要である（図4）．動脈炎性CRAOでは，血栓によって網膜中心動脈と後毛様動脈の共通幹が閉塞することが多い．後毛様動脈が閉塞していると脈絡膜蛍光が消失し，後期相でもまだらな脈絡膜染色となり，視神経の染色もわずかである（図5）．

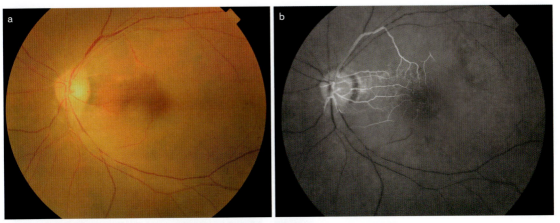

図4 毛様網膜動脈の開存を伴う非動脈炎性CRAOの眼底画像（a）とFA画像（b）

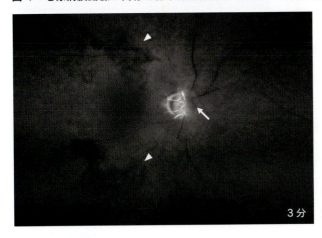

図5 眼動脈閉塞を伴うCRAOのFA画像
脈絡膜蛍光の消失（矢頭）と視神経乳頭の一部蛍光消失（矢印）がみられる．

3．光干渉断層計（OCT）

OCTでは急性期は虚血に伴う網膜内層の浮腫を反映した網膜内層の肥厚と高反射を認める．網膜内層と比較すると軽度ではあるが，実は網膜外層も肥厚する（図6a）．網膜内液や網膜下液を認めることもある．徐々に網膜内層・外層の浮腫や網膜内層の高反射は減少し，発症1か月では既に有意な菲薄化をきたし，それは数か月かけて進行していく（図6b）．網膜内液および網膜下液は発症1か月後までに消失する．また黄斑部の網膜内層が菲薄化し中心窩の陥凹が目立たなくなる．また一部の症例では黄斑部の視細胞脱落や内境界膜剥離が認められることがあり，虚血がより強い場合に生じることが示唆されている[13,14]（図7）．

4．視野

視野障害はすべてのCRAOにおいて，中心暗点が最も多く，次いで傍中心暗点が多い（図8）．典型CRAOの51.9％では，残存視野は周辺島状視野のみである．一方22.1％では周辺視野は正常である．毛様網膜動脈の開存を伴う非動脈炎性CRAOでは，毛様網膜動脈が栄養している網膜に対応する中心視野は保たれ，32.3％では周辺のみの視野障害がみられる．一過性非動脈炎性CRAOの37.1％で視野は正常，62.9％では周辺視野のみ正常で，逆に17.1％では周辺のみの視野障害がみられる[2]．

文献13

文献14

Chapter 3 疾患と診断

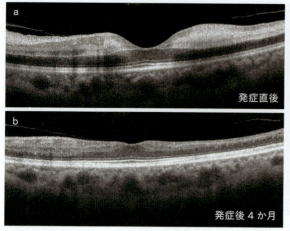

図 6　OCT

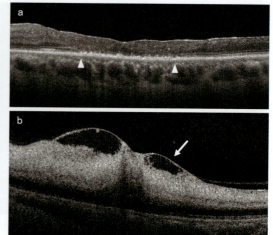

図 7　OCT
視細胞脱落（a，矢頭の間）と内境界膜剥離（b，矢印）がみられる．

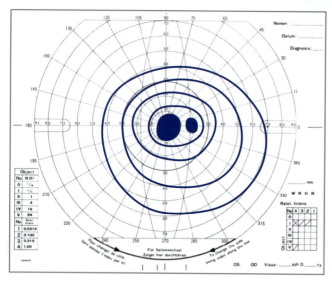

図 8　動的視野検査

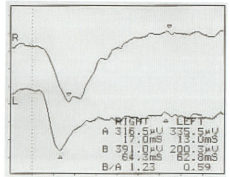

図 9　ERG—陰性 b 波

5. 網膜電図（ERG）

　CRAO では一般的に網膜内層および中層に循環障害が生じるが，網膜外層は障害されない．そのため CRAO の ERG では，双極細胞およびミュラー細胞由来の b 波は減弱するが，視細胞由来の a 波は保たれ，陰性型（b 波＜a 波）と呼ばれる波形を呈する（図 9）．しかし，虚血の程度にも左右され，ERG も様々なパターンを呈し，視野との乖離も大きい場合がある．また，眼虚血症候群などで，網膜動脈だけではなく脈絡膜循環の障害を伴う場合には，a 波も減弱する．

6. 全身所見

　頸動脈エコーは塞栓源検索のために必要な検査である．一般に頸動脈の狭窄の程度に目がいきがちだが，最も重要なのは塞栓子の原因となるプラークの存在である．典型

CRAO では同側内頸動脈の 50 ％ 以上の狭窄は 31 ％，プラークは 71 ％ で認められる．プラークは頸動脈狭窄の有無にかかわらず存在し，エコーの分解能以下の微小なサイズのこともある．したがって，頸動脈に有意な狭窄やプラークがないからといって，必ずしも頸動脈が塞栓子の発生源であることを否定できない．内頸動脈が著しく狭窄（通常約 70 ％ 以上）しているか，完全に閉塞している場合は血圧低下，特に夜間の動脈性低血圧が起こると，一過性非動脈炎性 CRAO をきたすことがある[6]．

心エコーも同様に塞栓源検索のために必要な検査である．典型 CRAO の 52 ％ に塞栓源を伴う僧帽弁や大動脈弁の異常が認められる．また頸動脈エコーでプラークを認める症例の 62 ％ で塞栓源を伴う心エコー異常が認めることから，頸動脈エコーと心エコー両方が必要である．心エコーで異常が認められない場合でも，経食道エコーで異常が見つかることがある[6]．

血液学的検査ではアテローム性動脈硬化症が頸動脈病変の一般的な原因であるため，総コレステロール値，低比重リポ蛋白（LDL）コレステロール，トリグリセリドに着目する．若年発症の場合は抗リン脂質抗体症候群や膠原病などの疾患が原因であることがあるので，ヘモグロビン分画，プロトロンビン時間（prothrombin time：PT），活性化部分トロンボプラスチン時間（activated partial thromboplastin time：APTT），赤血球沈降速度，プロテイン C，プロテイン S，アンチトロンビン Ⅲ，ループスアンチコアグラント，抗カルジオリピン抗体，抗核抗体，梅毒血清などを状況に応じて検査するとよい[8]．

巨細胞性動脈炎は CRAO の原因としては 4 ％ とまれであるがステロイドによる治療を早急に行わなければ両眼失明の可能性もある疾患である．顎跛行，頸部痛，赤血球沈降速度上昇，CRP 上昇，高齢，蛍光眼底造影で後毛様動脈閉塞所見がみられた場合は巨細胞性動脈炎を疑うので確定診断のために浅側頭動脈生検を依頼するとよい[15]．

文献 15

3.6.6 治療

CRAO に対する急性期の治療は，再灌流や血流改善を目的として，眼球マッサージ，前房穿刺，眼圧下降薬，高酸素療法，血栓溶解療法などによる従来治療が行われている．いずれも有効性は明確とは言えず，CRAO 治療としてのエビデンスは確立されていない．

線溶療法は脳卒中のリスクを高めると指摘されている．さらに，CRAO の大部分は塞栓症によるものであり，塞栓の 74 ％ はコレステロール，10.5 ％ は石灰化成分，15.5 ％ は血小板-フィブリン成分である．線溶薬が溶解できるのは血小板-フィブリンだけであり，したがって約 85 ％ の症例で線溶薬を使用する科学的根拠はない[2]．

3.6.7 予後

視力改善は基本的に発症後 7 日間以内にみられ，それ以降に視力が改善することはほぼみられない．発症 7 日以内の初期視力と最終視力と視野欠損の程度は CRAO のタイプで異なり，治療なしでも視力と視野の有意な改善が起こりうる．

CRAO の動物実験では，97 分までの CRAO では網膜は検出可能な損傷を受けない

Chapter 3 疾患と診断

が，それ以降は閉塞時間に依存して不可逆的な損傷が拡大したことが報告されており，最終視力には FA でみられる残存灌流量は影響せず，CRAO の虚血時間にのみ影響されることが示された[16]．

以下 CRAO のタイプごとの視力と視野について記載する．

1. 典型 CRAO

初期視力は 93 ％ が指数弁以下で，視力改善の頻度は 22 ％ と低く，改善してもほぼ 0.1 以下である．視野は周辺視野のみ残存するのが半数を占め，39 ％ では周辺視野の一部改善がみられる．

2. 毛様網膜動脈の開存を伴う非動脈炎性 CRAO

初期視力は 60 ％ が指数弁以下だが，逆に 20 ％ では 0.5 以上である．毛様動脈が黄斑部に開存している場合，1.0 と視力の自然な回復が期待できる．視野も発症早期は中心と周辺の視野障害を認め，中心暗点が 44 ％ とやや多いが，25 ％ では中心暗点は改善し，最終的には周辺視野障害のみ残存することが多い．

3. 一過性非動脈炎性 CRAO

初期視力は 37 ％ が指数弁以下だが，逆に 37 ％ では 0.5 以上である．視力の改善率が 82 ％ と高い．視野は 37.1 ％ で中心部は保たれ，初期に中心暗点があっても 39 ％ では改善し，26 ％ では中心視野は正常にまで改善する．周辺視野も 62.9 ％ では正常であり，初期に周辺視野障害を認める症例でも 39 ％ で改善し，30 ％ では周辺視野は正常にまで改善する．

4. 動脈炎性 CRAO

稀な病態であるため，虚血性視神経症も含めた報告にはなるが，60 ％ が指数弁以下であり，ステロイド治療によって視力が改善したのは 10.5 ％，視力と視野の改善が得られたのは 4 ％ と予後不良であり，ステロイド治療を発症 4 日以内に開始した症例でのみ視力と視野両方の改善がみられたことから，早期ステロイド治療が重要と考えられる[1,2,17]．

CRAO 患者の数 ％ では中心視野が改善しないにもかかわらず視力改善がみられることがある．これは偏心固視を習得したためと考えられる[2]．

また網膜動脈閉塞症患者では，脳卒中，心筋梗塞，あらゆる原因による死亡のリスクが高く，特に網膜動脈閉塞症発症後 14 日以内の脳卒中発症のリスク比は約 50 と高く，網膜動脈閉塞症発症後の経過観察中の発症にも十分に注意する必要がある[18]．

(佐藤大夢，中澤　徹)

文献

1) Hayreh SS. Central retinal artery occlusion. *Indian J Ophthalmol* 2018；66：1684-94.
2) Hayreh SS et al. Central retinal artery occlusion：visual outcome. *Am J Ophthalmol* 2005；140：376-91.
3) von Graefe A. Über Embolie der Arteria centralis retinae als Ursache plötzlicher Erblindung. *Arch Ophthalmol* 1859；5：136-85.
4) Schweigger C et al. Vorlesungen über den Gebrauch des Augenspiegels. Berlin Mylius'sche Verlags-Buchhandlung；1864.
5) 田村　寛．眼科領域における NDB を活用した統計調査に関する研究．厚生労働行政推進調査事業費政策科学総合研究事業（統計情報総合研究事業）「NDB データから患者調査各項目及び OECD 医療の質指標を導くためのアルゴリズム開発にかかわる研究（19AB1004）」分担研究報告書．2019.

pp.656-60.

6) Hayreh SS et al. Retinal Artery Occlusion : Associated Systemic and Ophthalmic Abnormalities. *Ophthalmology* 2009 ; 116 : 1928-36.

7) Klein R et al. Retinal Emboli and Cardiovascular Disease : The Beaver Dam Eye Study. *Arch Ophthalmol* 2003 ; 121 : 1446-51.

8) Greven CM et al. Retinal arterial occlusions in young adults. *Am J Ophthalmol* 1995 ; 120 : 776-83.

9) Arruga J et al. Ophthalmologic findings in 70 patients with evidence of retinal embolism. *Ophthalmology* 1982 ; 89 : 1336-47.

10) Justice J Jr et al. Cilioretinal arteries. A study based on review of stereo fundus photographs and fluorescein angiographic findings. *Arch Ophthalmol* 1976 ; 94 : 1355-8.

11) Hayreh SS. Pathogenesis of occlusion of the central retinal vessels. *Am J Ophthalmol* 1971 ; 72 : 998-1011.

12) Hayreh SS et al. FUNDUS CHANGES IN CENTRAL RETINAL ARTERY OCCLUSION. *Retina* 2007 ; 27 : 276-89.

13) Ahn SJ et al. Retinal and choroidal changes and visual outcome in central retinal artery occlusion : an optical coherence tomography study. *Am J Ophthalmol* 2015 ; 159 : 667-76.

14) Venkatesh R et al. Internal limiting membrane detachment in acute central retinal artery occlusion : a novel prognostic sign seen on OCT. *Int J Retina Vitreous* 2021 ; 7 : 51.

15) Hayreh SS et al. Giant cell arteritis : validity and reliability of various diagnostic criteria. *Am J Ophthalmol* 1997 ; 123 : 285-96.

16) Hayreh SS et al. Optic disk and retinal nerve fiber layer damage after transient central retinal artery occlusion : an experimental study in rhesus monkeys. *Am J Ophthalmol* 2000 ; 129 : 786-95.

17) Hayreh SS et al. Visual improvement with corticosteroid therapy in giant cell arteritis. Report of a large study and review of literature. *Acta Ophthalmol Scand* 2002 ; 80 : 355-67.

18) Vestergaard N et al. Risk of Stroke, Myocardial Infarction, and Death Among Patients With Retinal Artery Occlusion and the Effect of Antithrombotic Treatment. *Transl Vis Sci Technol* 2021 ; 10 : 2.

3.7 網膜静脈分枝閉塞症（BRVO）

網膜静脈分枝閉塞症（branch retinal vein occlusion：BRVO）は糖尿病網膜症に次いで遭遇頻度の高い網膜血管疾患である．BRVOは網膜動静脈交叉部や視神経乳頭辺縁で網膜静脈の分枝が閉塞することで生じる．加齢，高血圧，脂質異常症などの動脈硬化がリスクファクターとなり，日本で行われたHisayama studyでは40歳以上のBRVO有病率は約2％であり，視神経乳頭篩状板付近で生じる網膜中心静脈閉塞症に比べて10倍程度多いと報告されている[1]．BRVOでみられる視機能障害には，黄斑浮腫による視力低下や網膜無灌流領域（NPA）の視野障害，網膜新生血管による硝子体出血などがあり，それらの病態を深く理解し治療にあたることが大切である．

文献1

3.7.1 臨床所見

網膜静脈の閉塞部位を起点とした刷毛状の網膜表層出血やしみ状出血がみられ，軟性白斑が散見される症例もある（図1）．急性期ではこのような特徴的な所見がみられるため，多くの場合は検眼鏡による眼底検査のみで診断は可能である．一方，出血が吸収された状態で初めて受診した場合には閉塞部位の同定に苦慮する場合（図2）があり，黄斑部毛細血管拡張症1型との鑑別が重要となる．

フルオレセイン蛍光眼底造影（FA）検査では，閉塞静脈の充盈遅延や閉塞部位での血栓が過蛍光として確認できる．FAは循環動態の把握のみならず，NPA，網膜新生血管，毛細血管瘤，側副血行路などの血管変化を明瞭に捉えることができる．近年では光

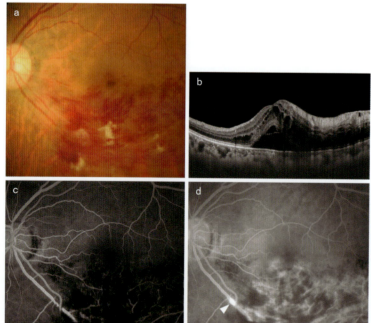

図1 BRVOの眼底所見
a：網膜表層出血と軟性白斑がみられる．
b：OCTでは漿液性網膜剝離を伴った黄斑浮腫がみられる．
c, d：FA所見から動静脈交叉部位で動脈が静脈の上を走行していることがわかり，交叉部位の中枢側に血栓を示唆する過蛍光（矢頭）がみられる．病変全体からの蛍光漏出がみられる．

3.7 網膜静脈分枝閉塞症（BRVO）

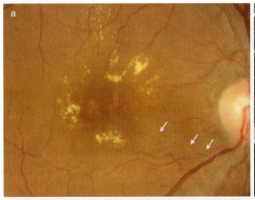
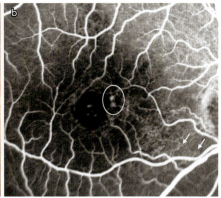
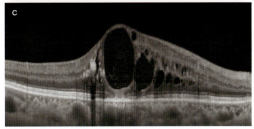

図2　陳旧性BRVOの眼底所見
a：白線化した血管（矢印）がみられ，黄斑に硬性白斑が散在している．
b：FAでは狭窄し蛇行した静脈枝（矢印）があり，その末梢側に毛細血管瘤（囲み）がみられる．
c：黄斑浮腫がみられる．

干渉断層血管撮影（OCTA）の発達により以前に比べ検査頻度は減っているが，FAには蛍光漏出という形で血液網膜関門の障害部位や程度を把握できる利点があり，治療や診断に際して有益な情報を与えてくれる．一方，OCTAは非侵襲的で受診のたびに撮影できるという最大の利点があり，日常診療のみならず疾患の病態理解に貢献している．

3.7.2　BRVOに伴う黄斑病変

■黄斑浮腫に対する抗VEGF（血管内皮増殖因子）治療

現在，BRVOに伴う黄斑浮腫治療は抗VEGF治療が主流である．本邦では治療開始時に1回または複数回投与を行い，その後は必要時投与（*pro re nata*；PRN投与）を行うことが多い．本邦における1+PRNレジメンによる12か月の平均注射回数は約4回と報告されており，初回1回投与だけで済むのは20％弱である．近年ではtreat and extendレジメンなどの前向き投与の治療成績も報告されており，症例に応じた使い分けが重要になる．

抗VEGF治療に加えて血管アーケード外や後極部に存在するNPAに網膜光凝固術を併用する群やステロイドテノン嚢下注射を併用する群と抗VEGF治療単独群とを比較する複数の臨床研究では，いずれの場合も抗VEGF治療単独群と併用治療群との間で12か月間の抗VEGF薬の投与回数に有意な差はみられなかった[2-4]．これらの結果からBRVOに伴う黄斑浮腫に対する最初の1年間の治療は，抗VEGF薬の硝子体内注射単独治療が望ましいと考えられる．一方，発症後しばらくしてから形成される毛細血管瘤が原因となる黄斑浮腫では抗VEGF治療に抵抗性を示す症例もあり，後述するように直接網膜光凝固が有効な症例も存在する．

文献2

文献3

文献4

■黄斑浮腫における網膜外層構造と視力予後

黄斑浮腫の程度は，OCTを用いることで中心窩網膜厚として定量評価できるようになっているが，視力予後を考える上では中心窩の網膜外層構造，特に外境界膜（external limiting membrane：ELM）とellipsoid zone（EZ）の健常性がどの程度保たれているかがより重要となる[5-8]．ELMは視細胞とミュラー細胞間の接着帯が連なった構造であり，リポ蛋白などの高分子物質の移動に対してバリアの役割を果たすと考えられており，OCTを用いた糖尿病黄斑浮腫やBRVOに伴う黄斑浮腫の研究では，ELM不整があるとhyperreflective fociが網膜外層に沈着しやすくなり視力予後が不良になると報告されている．つまり，RVOに伴う黄斑浮腫をOCTで観察する際には，バリアの役割を果たすELMと視細胞の健常性を表わすEZに注目することで，黄斑浮腫と視細胞障害の関係性が理解しやすくなる．

文献5

文献6

文献7

文献8

黄斑浮腫による囊胞様腔がELMより内側に限局している場合には，ELM，EZともに健常性が保たれていることが多く，その時期に抗VEGF治療を行えば良好な視力を得られる（図3a）[7,8]．このような症例は黄斑浮腫の程度もそれほど強くなく，早期治療を行うか自然軽快を期待して経過観察を行うか迷うことが多く，メリット・デメリットについて患者とよく相談する必要がある．浮腫が自然軽快しやすいかどうかを予測することは困難である点，黄斑浮腫が悪化し視力予後が悪くなる症例がある点，初診時の視力低下が軽度であっても患者は自覚的な見え方の変化を認識したために医療機関を受診している点などを考慮すると，早期治療の利点は大きいと考える．一方，経過観察を選択する場合にはOCTで視細胞の状態を適切に観察し，少しでも視細胞障害所見が出てくる場合には速やかに治療を行う必要がある．また自覚症状の悪化がある場合には早めに受診してもらうように説明をしておくことも重要となる．

黄斑浮腫の滲出所見がELMより外層の視細胞層にまで及んでいる場合，つまり囊胞様腔によって中心窩のELM断裂や漿液性網膜剝離の合併がある場合には，既に視細胞層に障害が及んでいる（図3b）[7,8]．このような症例では経過観察はせず，これ以上の視細胞障害を抑えるために速やかな治療介入がよいと考える．特に，ELM破綻によって中心窩の網膜下に出血が流れ込んでいる症例では，出血沈着によって強い視細胞障害をきたし，視力予後は不良となることが報告されており注意を要する．

■再発しやすい・遷延しやすい黄斑浮腫の特徴

OCTAでは毛細血管脱落や側副血行路発達などの微小血管変化を定量的かつ経時的に評価することが可能であり，糖尿病網膜症と同様にBRVO眼でも網膜浅層に比べ網膜深層のほうが毛細血管脱落を生じやすいと報告されている．黄斑浮腫の再発・遷延との関連については，黄斑部OCTAで浅層と深層の毛細血管脱落の差が大きい症例では黄斑浮腫が遷延しやすい一方，黄斑部の浅層かつ深層の毛細血管脱落が強い症例では黄斑浮腫が遷延しづらい場合が多いと報告されている[9,10]．網膜内の滲出液は主に深層毛細血管網で吸収されると考えられており，浅層毛細血管網に比べて深層の毛細血管脱落が目立つ症例では，網膜内での滲出-再吸収のバランスが崩れて，黄斑浮腫が遷延しやすいと考えられる．一方，黄斑部の浅層かつ深層の毛細血管脱落が強い症例では滲出源となる毛細血管自体が消失すること，VEGF分泌細胞まで細胞死に至ってしまうこと，顕著な網膜内層萎縮によって組織の酸素需要供給バランスが整う，などの理由で黄斑浮

文献9

文献10

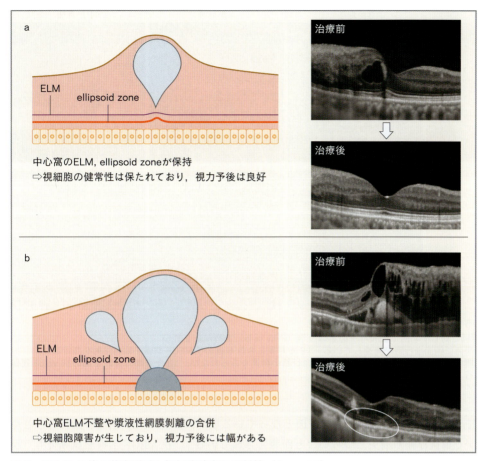

図3　BRVOに伴う黄斑浮腫と視細胞障害の関係性（シェーマ）
バリアの役割を果たすELMと視細胞の健常性を表わすellipsoid zone（EZ）に注目すると，視細胞層へのダメージについて把握しやすくなる．
a：黄斑浮腫がELMより内側に限局している場合には，バリアの役割をするELMとEZの健常性が保たれていることが多い．この時期に抗VEGF治療を行えば良好な視力を得られる．実際のOCT所見でも治療後の網膜外層構造は健常性を保っており，視力は（1.2）と良好である．
b：黄斑浮腫によって中心窩のELMが破綻し，滲出が視細胞層にまで及んでいる場合は，既に視細胞層にダメージが及んでいる．これ以上の視細胞障害を抑えるために速やかな治療介入が必要である．実際のOCT所見でも治療後の中心窩のEZは不鮮明となっており，視力は（0.3）と不良である．
（文献7，8より作成）

腫の再発が少なくなると考えられる（図4）．

　側副血行路に関しては，うっ滞した静脈血をドレナージする役割が考えられており，従来は黄斑浮腫の寛解につながる所見と考えられてきた．しかしOCTAを用いた近年の検討では，中心窩周囲で側副血行路が発達する症例では，むしろ黄斑浮腫が遷延し治療回数が多くなりやすいと報告されている[11,12]．静脈血のうっ滞が強くなければ側副血行路が発達する必要はなく，中心窩周囲で側副血行路が発達する症例というのは，静脈血のうっ滞が強い状態が持続していることを反映しており，そのために黄斑浮腫が再発しやすいと考えられている（図4）．

■抗VEGF治療に抵抗性を示す黄斑浮腫の特徴

　BRVOに伴う黄斑浮腫眼の多くは，抗VEGF治療に対する反応が良好である．しか

文献11

文献12

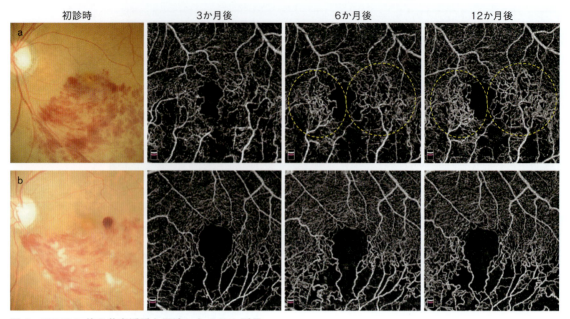

図4　BRVOに伴う黄斑浮腫と関連したOCTA所見
BRVOに伴う黄斑浮腫に対して初回1回投与＋必要時投与（PRN投与）を行った2症例
a：経時的に中心窩周囲に側副血行路が発達している．12か月間に合計6回の抗VEGF薬硝子体内注射を施行した．
b：中心窩下方の毛細血管脱落が目立ち，経時的な側副血行路の発達もみられない．12か月間に合計2回の抗VEGF薬硝子体内注射を施行した．

し，毛細血管瘤が黄斑浮腫の原因となっている場合には抗VEGF治療に抵抗を示しやすく黄斑浮腫が消失しづらいことが報告されている[13]．抗VEGF治療を試みても，反応が乏しい症例に対しては，網膜光凝固で毛細血管瘤を直接凝固することが有効である．毛細血管瘤は内顆粒層レベルに存在する中層または深層毛細血管網に生じやすく検眼鏡検査では把握しづらいことがあり，FAやOCT，OCTAを活用した評価が重要となる（図5）．

文献13

3.7.3　BRVOに伴う眼内新生血管関連合併症と網膜光凝固

■動静脈交叉部パターンと網膜無灌流領域（NPA）

　BRVOの責任病変である動静脈交叉部に関する眼底写真やFAでの検討では，動脈が静脈の表層を走行するarterial overcrossingパターンが90％強とされてきたが，OCTやOCTAを用いた近年の研究では，静脈が動脈の表層を走行するvenous overcrossingパターンの頻度が既報よりもかなり多く存在することが報告されている[14]．また交叉パターンによって閉塞静脈の狭細化や網膜NPAの広さに違いがあることも報告されている．arterial overcrossingパターンでは閉塞部位の静脈が動脈の下をくぐるように網膜内を深く潜り込んで蛇行しているが，交叉部の静脈内腔は比較的保たれている．一方，venous overcrossingパターンでは内境界膜と動脈によって静脈が挟まれ，交叉部の静脈内腔は狭細化が高度である．網膜NPAの広さの観点では，arterial overcrossingパターンに比べてvenous overcrossingパターンでより広範なNPAを伴いやすく，網膜新生血管発生とそれに続発する硝子体出血を合併しやすいと報告されてい

文献14

3.7 網膜静脈分枝閉塞症（BRVO）

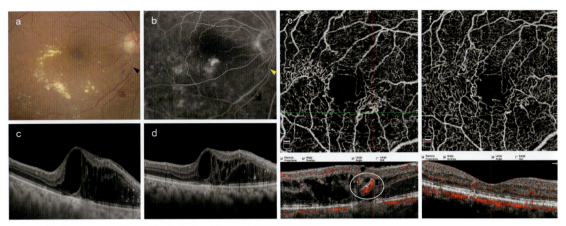

図5　陳旧性 BRVO に伴う毛細血管瘤に対する直接網膜光凝固
a：矢頭のところが BRVO 発症部位と考えられる．中心窩下方に硬性白斑が沈着している．
b：FA では毛細血管瘤からの蛍光漏出が旺盛である．
c, d：抗 VEGF 治療前後の OCT 所見　治療前（c）に比べて治療 1 か月後（d）では黄斑浮腫の丈は低くなっているが黄斑浮腫は残存しており，抗 VEGF 治療に抵抗性を示している．
e：OCTA 所見　FA で旺盛な蛍光漏出がみられる毛細血管瘤（囲み）は深層毛細血管網レベルに存在している．
f：2 年後の OCTA　直接網膜光凝固によって毛細血管瘤が退縮し，黄斑浮腫も消失している．

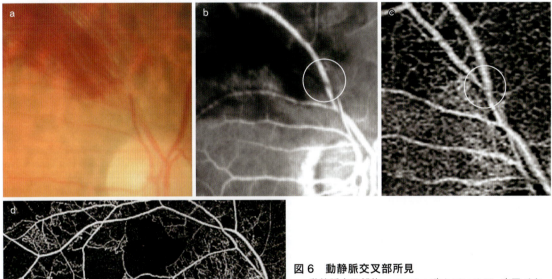

図6　動静脈交叉部所見
a：動静脈交叉部位で BRVO が生じているが，交叉パターンははっきりしない．
b, c：FA 早期（b）および OCTA（c）　静脈が動脈の上を走行する venous overcrossing パターンであることがわかる．
d：12 か月後の広角 OCTA　広範な網膜無灌流領域を伴っている．

る[15]（図6）．

■ **BRVO に伴う眼内新生血管関連合併症と網膜光凝固**

　BRVO で広範な周辺部 NPA が存在する場合には，網膜や視神経乳頭に新生血管が生じ，そこから硝子体出血が起こることがある．これに関しては 1980 年代に行われた BVO Study の結果が今も重要である[16]．BVO Study では，網膜光凝固術を行うことで

文献 15

文献 16

153

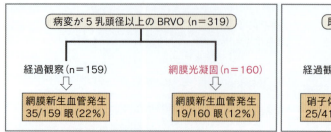
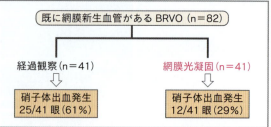

図7 BVO Study の結果概要
（文献 16 より作成）

網膜や視神経乳頭新生血管の発生を有意に抑制できることが示され，既に新生血管が生じている症例に対しても網膜光凝固を実施することで硝子体出血の発生を有意に抑制できることが報告された（図7）[16]．一方で，NPA が 5 乳頭径以上（BVO Study で虚血型と定義）の症例に対して網膜光凝固を実施しなくても約 70％ の症例は新生血管・硝子体出血が発生しないことも明らかになり，患者への侵襲性を考慮し「虚血型 BRVO に関しては新生血管が発生しないかを注意深く経過観察し，新生血管が生じた場合には硝子体出血を予防する目的で網膜光凝固を施行する」という治療指針が欧米では推奨されている．本邦においても同様の治療方針がとられることが多い一方で，長年にわたる定期通院が困難な場合などには虚血型に対してあらかじめ網膜光凝固を実施することもある．

（長谷川泰司）

文献

1) Yasuda M et al. Prevalence and Systemic Risk Factors for Retinal Vein Occlusion in a General Japanese Population：The Hisayama Study. *Invest Ophthalmol Vis Sci* 2010；51：3205-9.
2) Campochiaro PA et al. Scatter Photocoagulation Does Not Reduce Macular Edema or Treatment Burden in Patients with Retinal Vein Occlusion. *Ophthalmology* 2015；122：1426-37.
3) Murata T et al. The randomized ZIPANGU trial of ranibizumab and adjunct laser for macular edema following branch retinal vein occlusion in treatment-naïve patients. *Sci Rep* 2021；11：551.
4) Osaka R et al. One-year results of anti-vascular endothelial growth factor therapy combined with triamcinolone acetonide for macular edema associated with branch retinal vein occlusion. *Jpn J Ophthalmol* 2020；64：605-12.
5) Ota M et al. Association between integrity of foveal photoreceptor layer and visual acuity in branch retinal vein occlusion. *Br J Ophthalmol* 2007；91：1644-9.
6) Ota M et al. Foveal photoreceptor layer in eyes with persistent cystoid macular edema associated with branch retinal vein occlusion. *Am J Ophthalmol* 2008；145：273-80.
7) Hasegawa T et al. Presence of foveal bulge in optical coherence tomographic images in eyes with macular edema associated with branch retinal vein occlusion. *Am J Ophthalmol* 2014；157：390-6. e1.
8) 長谷川泰司．網膜静脈閉塞症における眼底イメージングと治療への応用．日本眼科学会雑誌 2019；123：1038-53.
9) Tsuboi K et al. Gap in Capillary Perfusion on Optical Coherence Tomography Angiography Associated With Persistent Macular Edema in Branch Retinal Vein Occlusion. *Invest Ophthalmol Vis Sci* 2017；58：2038-43.
10) Hasegawa T et al. Macular vessel reduction as predictor for recurrence of macular oedema requiring repeat intravitreal ranibizumab injection in eyes with branch retinal vein occlusion. *Br J Ophthalmol* 2019；103：1367-72.
11) Tsuboi K et al. Collateral Vessels in Branch Retinal Vein Occlusion：Anatomic and Functional Analyses by OCT Angiography. *Ophthalmol Retina* 2019；3：767-76.
12) Kogo T et al. ANGIOGRAPHIC RISK FACTORS FOR RECURRENCE OF MACULAR EDEMA

ASSOCIATED WITH BRANCH RETINAL VEIN OCCLUSION. *Retina* 2021；41：1219-26.

13）Hasegawa T et al. CLINICAL FINDINGS OF EYES WITH MACULAR EDEMA ASSOCIATED WITH BRANCH RETINAL VEIN OCCLUSION REFRACTORY TO RANIBIZUMAB. *Retina* 2018；38：1347-53.

14）Muraoka Y et al. Arteriovenous crossing associated with branch retinal vein occlusion. *Jpn J Ophthalmol* 2019；63：353-64.

15）Iida Y et al. Morphologic and Functional Retinal Vessel Changes in Branch Retinal Vein Occlusion：An Optical Coherence Tomography Angiography Study. *Am J Ophthalmol* 2017；182：168-79.

16）Argon laser scatter photocoagulation for prevention of neovascularization and vitreous hemorrhage in branch vein occlusion. A randomized clinical trial. Branch Vein Occlusion Study Group. *Arch Ophthalmol* 1986；104：34-41.

3.8 網膜中心静脈閉塞症（CRVO）

　網膜中心静脈は解剖学的には内頸静脈から分岐した眼静脈が上眼窩裂を通過後に視神経内に入り，視神経内を走行して視神経乳頭に達した後，網膜面と平行に走行を変えて，網膜の上下耳鼻側の4方向に分岐し，網膜周辺部に向かっている（図1a）．ほぼ並行して網膜中心動脈が並走しているという特徴を有している．

　網膜中心静脈は終末血管であるため，解剖学的に視神経内と網膜表面の血管を区別することはないが，網膜内の血管を4方向に合わせて，上耳側網膜静脈，下鼻側網膜静脈などと呼ぶ．これは，眼底において位置の同定を容易にするためでもある（図1b）．なお，網膜内での網膜中心静脈は4方向に分岐した後，さらに分岐を広げるため，第一分岐，第二分岐などの表現で位置を同定する．

　さて，何らかの理由でこの網膜中心静脈が閉塞を生じる病態が広義の網膜中心静脈閉塞症（central retinal vein occlusion：CRVO）である．しかし，一般にCRVOと呼ばれているのは視神経内での閉塞を意味し，網膜全体に影響を及ぼす病態のことを言う（図2a）．これに対し，視神経乳頭での分岐後の網膜内での閉塞は網膜静脈分枝閉塞（BRVO）と区別している．BRVOでは閉塞領域の担当区画，すなわち上下耳鼻側での限局的な障害を起こすため，閉塞していない領域での視野は保持されることが多い（図2b）．CRVOもBRVOも網膜中心静脈の閉塞という意味では同じ病態であるが，

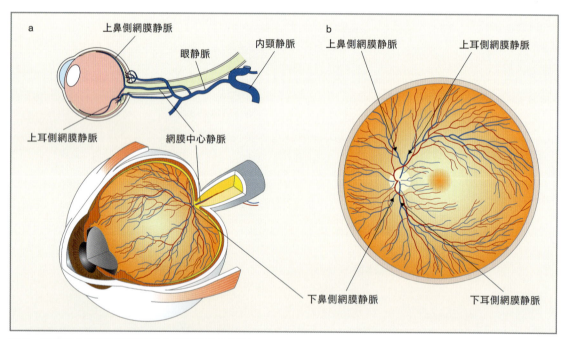

図1　網膜中心静脈の視神経内と網膜内での走行
a：網膜からの静脈走行　網膜末梢組織からの静脈は網膜中心静脈となって視神経内を走行し，途中で視神経外に出て眼静脈となり，内頸静脈に入る．
b：網膜内の静脈は上下耳鼻側の4本の網膜静脈となって視神経乳頭で吻合する．網膜内では静脈と動脈は並行して走行し，一部交叉することもある．

3.8 網膜中心静脈閉塞症（CRVO）

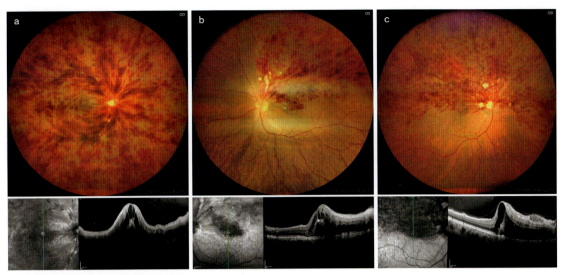

図2　網膜静脈閉塞の眼底写真と黄斑部 OCT 所見
a：網膜中心静脈閉塞（CRVO）の発症例（上）の黄斑部 OCT 像（下）　火焔状出血がみられる．
b：網膜静脈分枝閉塞（BRVO）の発症例（上）の黄斑部 OCT 像（下）
c：半側網膜中心静脈閉塞（hemi-CRVO）の発症例（上）の黄斑部 OCT 像（下）

　CRVO は閉塞部位が視神経乳頭内にあるため特定できず，病変が網膜全面に及ぶのに対し，BRVO では閉塞部位が網膜内にあるため眼底検査で比較的特定しやすく，病変は網膜の一部に限局される．なお，網膜中心静脈は視神経乳頭で4分岐に分かれる手前で上下2分岐に分かれていることが多く，そのどちらかが閉塞した場合を半側網膜中心静脈閉塞（hemi-CRVO）と呼ぶことがある（図2c）．hemi-CRVO を CRVO とするのか，それとも BRVO とするのかは意見が統一されていないが，これは閉塞部位が眼底検査で特定できないという意味では CRVO であり，網膜への影響が限局的という意味では BRVO に分類されるためであると思われる．

3.8.1　網膜中心静脈の閉塞によって起こること

　一般的に静脈は末梢から心臓に向かって血液が流れており，血流方向に向かうほど血管腔面積は大きくなるため，動脈とは異なり血栓などでの閉塞は起こりにくい．しかしその一方で，血圧は動脈ほど高くないため，血流の停滞が生じやすい傾向がある．網膜中心静脈の閉塞は，主に外部からの圧迫による血流停滞から生じる血栓が血管腔を閉塞するためと考えられている．外部からの圧迫で最も可能性があるのは並走する網膜中心動脈からの圧迫であり，そのため動脈硬化や高血圧といった動脈の構造変化をもたらす病態が原因の一つとされている．ただし，静脈の内壁の損傷などによっても血流停滞が生じ，内因性の血栓が生じて閉塞を起こす可能性もあるため，全身状態と必ずしもリンクするわけではない．

　網膜中心静脈が閉塞すると，末梢からの血液の灌流が障害されるため「うっ血」が起こる．その結果，閉塞部位より末梢では血流圧が異常に上昇し，血液網膜関門（BRB）が障害され，血漿成分が網膜組織に滲出し組織浮腫をきたす．さらに進行すると BRB が破綻し，血球成分が漏出して網膜内出血をきたすことになる．いわゆる火焔状出血と

呼ばれる眼底は一度見ると忘れることはない（図2a）．

　CRVOは派手な眼底所見にもかかわらず，必ずしも視力が低下するとは限らない．網膜中心静脈の末梢部すなわち網膜内において，視力の責任領域である中心窩には血管が存在しないため，ここでは「うっ血」による組織浮腫が直接起こらないからである．網膜中心静脈のうっ血によって最初に組織浮腫を起こすのは中心窩以外の部分であり，経時的に浮腫が中心窩に及んで初めて視力低下をきたすのである．しばしば，眼底に火焔状出血を認めながら中心窩に影響をきたさず視力低下を示さない症例を経験するが，これを「切迫型CRVO（impending CRVO）」と呼ぶことがある（図3）．切迫型CRVOには，その後進行して中心窩に浮腫をきたし視力低下を起こすものと，自然寛解してしまう症例がある．なお，高度の高血圧によって網膜症をきたすことがあり，しばしばCRVOとの鑑別が難しいことがある．高血圧網膜症では両眼発症であり，血圧コントロールで速やかに改善するため，局所治療は不要である（図4）．

　このように，CRVOの病態は網膜中心静脈の閉塞による網膜全体のうっ血，それに伴う黄斑部での浮腫による視力低下ということになるが，しばしば網膜での虚血領域を認めることがある．CRVOでは網膜内の静脈血流はすべてうっ滞するため，末梢組織の浸透圧が上昇して動脈血流に障害を起こす場合があり，特にフルオレセイン蛍光眼底造影（FA）にて無灌流領域（NPA）の面積が10乳頭径を超える症例を「虚血型CRVO（ischemic CRVO）」と呼ぶことがある．視細胞は虚血に対して脆弱であるため，虚血型CRVOでは深刻な視機能障害や二次的な新生血管の出現などを考慮しなくてはならないが，発症当初は網膜全面にみられる火焔状出血によって，FAでは出血による蛍光ブロックとなり，NPAの評価ができないことがしばしばある．また，当初は虚血領域はみられなかったものの，経過中に虚血型CRVOに進行することもあり，その診断は必ずしも容易ではない（図5）．近年では網膜電図（ERG）を用いて虚血型CRVOの出現を把握する方法も提唱されている[1]．

文献1

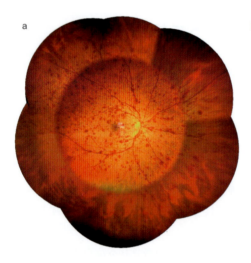
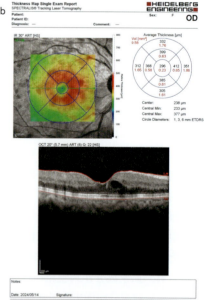

図3　切迫型CRVO—75歳，女性　右眼の違和感で眼科受診　矯正視力（1.2）
a：眼底写真　b：OCT所見

3.8 網膜中心静脈閉塞症（CRVO）

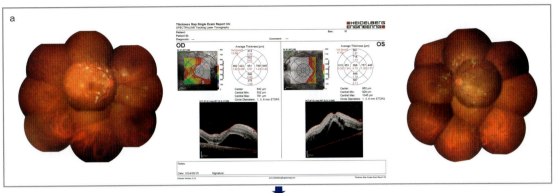

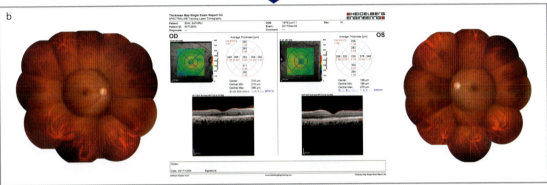

図4　高血圧網膜症―38歳，男性　両眼の視力低下で眼科受診
a：初診時　矯正視力　右（0.7）左（0.6）　著明な黄斑浮腫　血圧 208/140 mmHg
b：高血圧治療後　矯正視力　右（1.2）左（1.2）　黄斑浮腫なし　血圧 108/76 mmHg

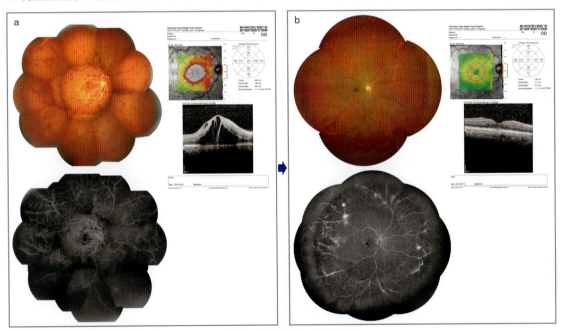

図5　虚血型CRVO―54歳，男性　右眼の突然の視力低下で眼科受診
a：初診時　矯正視力（0.5）　著明な黄斑浮腫　蛍光眼底造影では周辺部に無灌流領域を認めるが，新生血管は認めない．
b：治療開始から3年後　矯正視力（0.8）　黄斑浮腫なし　アフリベルセプト11回投与後　蛍光眼底造影では周辺部の無灌流領域は拡大し，新生血管を認める．

3.8.2 CRVOに対する治療の歴史

　1960年代に行われた光凝固治療が始めである．当時は網膜に対する介入治療は光凝固しか存在せず，その有効性は症例ごとにばらつきがあった．1990年代に行われたCVO study M report[2]では，発症時視力0.4以下のCRVOに対し，黄斑部への光凝固群と経過観察群の3年間の前向き比較対照臨床試験が行われ，黄斑浮腫の改善効果は有意に認められたものの，視力改善効果は認められず（むしろ悪化した症例があった），黄斑部への光凝固の有効性は限定的であった．一方，CRVOの中でも虚血型（NPAが10乳頭面積以上と定義）CRVOは，高頻度に血管新生緑内障に進行することが知られていたため，CVO study N report[3]では，汎網膜光凝固の血管新生緑内障発症防止への有効が検証された結果，汎網膜光凝固は前眼部新生血管を退縮させる効果は認められたものの，予防的に汎網膜光凝固を実施した群と前眼部新生血管が確認されてから汎網膜光凝固を開始した群で最終的な結果に差がなかったため「虚血型CRVOは注意深く頻回に経過観察し，前眼部新生血管がみられたら速やかに汎網膜光凝固を開始する」こと，ただし「頻回な通院が困難な患者で新生血管発生の高リスク症例（視力が0.1以下，30乳頭面積以上のNPAなど）では予防的な汎網膜光凝固を考慮する」ことが推奨されている．したがって虚血型CRVOでは血管新生緑内障が発症した場合の重篤さを勘案し，現在でも予防的な汎網膜光凝固が行われることが多い．

　CRVOの治療は，理想的には閉塞部位の開放による血流改善である．しかしながらCRVOの閉塞部位は視神経内にあるため，正確な位置を特定することはできない．1990年代に，視神経乳頭を直接切開して視神経に裂隙を作製して網膜中心静脈の外的な圧迫を改善し，閉塞部位を物理的に開放しようとする手術方法が試みられた．これは放射状視神経切開術（radial optic neurotomy：RON）と呼ばれる硝子体手術であるが，経過観察やステロイド硝子体内注射を行った群と比較して，1年後の浮腫改善効果には有意差がなかったものの，視力を維持または改善できた症例の割合が有意に多かったと報告された[4]．一方で，視神経への損傷や硝子体出血という深刻な合併症の可能性，閉塞の開放を確認できない，視力を維持はできても改善する症例は限局的である，ことなどから，現在はあまり行われていない．

　2000年代に入ると，CRVOの臨床的な問題は網膜中心静脈の閉塞それ自体ではなく，閉塞によって生じる二次的な黄斑部での浮腫による視力低下であることが認識されてきた．また，CRVOに対する硝子体手術で得られたサンプルの解析から，硝子体中の血管内皮増殖因子（VEGF）が上昇していることが判明した[5]．

　VEGFは虚血によって誘導されることが知られており，その生理作用は1型受容体を介した炎症細胞の活性化による血管内皮細胞間の接合の脆弱化によって引き起こされる血管透過性の亢進と，2型受容体を介した血管内皮細胞の集簇による新生血管の発現誘導と考えられている．さらにCRVOの重症度と硝子体中のVEGF濃度が相関していることが報告され[6]，臨床的にCRVOの重症例である虚血型CRVOでは硝子体出血や血管新生緑内障の合併が多いことが，VEGFの作用で理解できるようになってきた（図6）．

　加えて，抗VEGF薬の登場により，臨床において浮腫改善・視力改善効果ともに絶

3.8 網膜中心静脈閉塞症（CRVO）

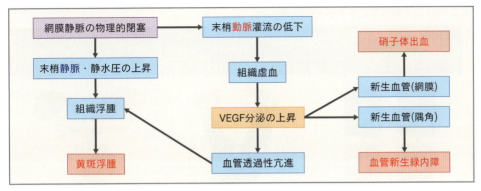

図6　CRVO の病態から考える VEGF の位置づけ

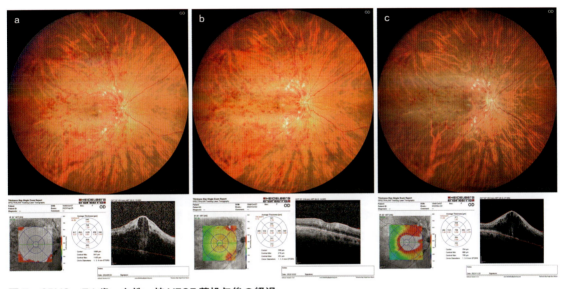

図7　CRVO—74歳，女性　抗 VEGF 薬投与後の経過
a：初診時　　　　　　　　　　矯正視力（0.5）　中心窩網膜厚　1,035 μm
b：アフリベルセプト初回投与1週間後　矯正視力（0.8）　中心窩網膜厚　313 μm
c：アフリベルセプト初回投与8週間後　矯正視力（0.6）　中心窩網膜厚　756 μm

大であることが証明されたこともあり，CRVO に対する抗 VEGF 治療は急速に普及し，第一選択としての地位を築くまでになっている．一方で抗 VEGF 薬は生物学的生理活性物質でもあるため作用期間が短く，単回投与では長期の VEGF 抑制効果は得られない（図7）ため，必要に応じて連続あるいは複数回の投与を要する．CRVO における VEGF の発現は明らかに原因ではなく結果であるため，原因である閉塞については自然寛解を期待するしかない．すなわち，いつまで抗 VEGF 治療を続けるべきなのかに明確な答えはないのである．

3.8.3　CRVO に対する抗 VEGF 治療

現在，本邦で CRVO に対する抗 VEGF 薬は抗ヒト VEGF モノクローナル抗体の Fab（fragment antigen binding）領域を製剤化したラニビズマブ，VEGF 受容体1型および2型を合成して Fc（fragment crystallizable）領域で安定化させた合成蛋白であるア

表1 本邦におけるCRVOに保険適用のある抗VEGF薬

商品名	ルセンティス®(Lucentis)	アイリーア®(Eylea)	バビースモ®(Vabysmo)
一般名	ラニビズマブ	アフリベルセプト	ファリシマブ
構造			
創薬デザイン	ヒト化モノクローナル抗体 Fab断片	遺伝子組み換え融合蛋白質	ヒト化二重特異性モノクローナル抗体
承認年月（RVO）	2014年2月	2014年11月	2024年3月
分子量	48 kDa	115 kDa	149 kDa
IC50	47 pM	5.5 pM	—
半減期	7.9日	4.8日	7.2日
臨床用量	0.5 mg	2.0 mg	6.0 mg
投与量比（モル換算）	1（208.3 nM）	約1.7（347.8 nM）	約3.9（805.4 nM）

（文献7, 8をもとに作成）

フリベルセプト，さらにVEGFおよびアンジオポエチン2（angiopoietin-2：Ang-2）に対する2つのFab領域を生体内での代謝を可能としたFc領域で結び付けたバイスペシフィック（二重特異性）抗体であるファリシマブが保険適用として承認されている（表1)[7,8]．いずれの治療薬についても大規模前向き臨床試験が行われており，その有効性，安全性が報告されている．

■ CRUISE試験（図8）[9]

本研究は黄斑浮腫による視力低下をきたした392名のCRVOを対象として，3群に分け，ラニビズマブ投与群（0.3 mgおよび0.5 mg）と経過観察後投与群を比較対照にした1年間のランダム化比較試験（randomized controlled trial：RCT）である．ラニビズマブ投与群は6回毎月投与後に12か月まで毎月診察を行い，最良矯正視力（best corrected visual acuity：BCVA）が20/40以下，または中心窩網膜厚（central foveal thickness：CFT）が250 μmを超えた場合に追加注射を行い，経過観察後投与群は6か月の観察の後，同様の条件で追加注射を行った．その結果，6か月時点でラニビズマブ（0.5 mg）投与群で14.9文字の改善に対し，経過観察後投与群では0.8文字の改善にとどまり，その後両群に追加注射を行ったが，12か月時点でラニビズマブ（0.5 mg）投与群で13.9文字の改善に対し，経過観察後投与群では7.3文字の改善しか得られず，ラニビズマブのCRVOに対する顕著な有効性に併せて，早期治療の重要性が示された．

■ COPERNICUS試験（図9）[10]

本研究は黄斑浮腫による視力低下をきたした189名のCRVOを対象として，2群に

3.8 網膜中心静脈閉塞症（CRVO）

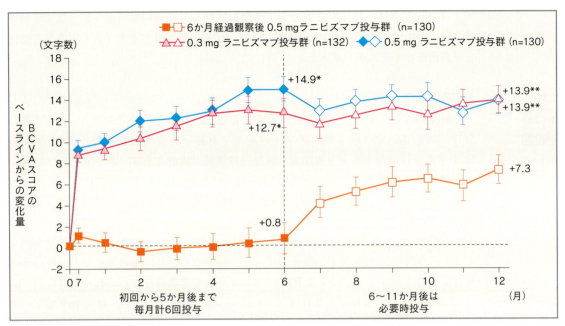

図8　大規模多施設前向き臨床試験の1年間の視力変化①—CRUISE試験の結果
（文献9より）

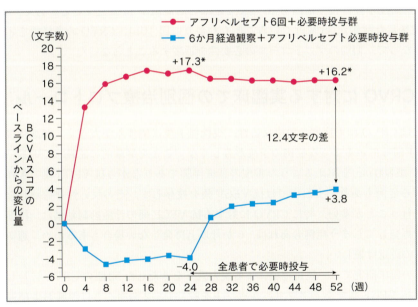

図9　大規模多施設前向き臨床試験の1年間の視力変化②—COPERNICUS試験の結果
（文献10より）

分け，アフリベルセプト投与群と経過観察後投与群を比較対照にした1年間のRCTである．アフリベルセプト投与群は6回毎月投与後に12か月まで毎月診察を行い，CSTが50 μm以上再増加，囊胞様変化が新たに観察または残存，網膜下液の出現または残存，CST>250 μmのいずれか，または前回よりも5文字以上改善していた場合に追加注射を行った．経過観察後投与群では6か月の観察後，同様の条件で追加注射を行った．その結果，6か月時点でアフリベルセプト投与群で17.3文字の改善に対し，経過観察後投与群では4.0文字の増悪を示し，その後両群に追加注射を行ったが，12か月時点

163

でアフリベルセプト投与群で 16.2 文字の改善に対し，経過観察後投与群の追加注射では 3.8 文字の改善しか得られず，ラニビズマブ同様，アフリベルセプトの顕著な有効性と早期治療の重要性が示された．

■ COMINO 試験[11]

本研究は黄斑浮腫による視力低下をきたした 729 名の CRVO を対象として，2 群に分け，ファリシマブ投与群とアフリベルセプト群を実薬同士で比較した 1.5 年間の RCT である．両群とも各対象薬を 6 回毎月投与後，両群ともファリシマブ投与に統一し，個別の再投与基準（personalized treatment interval：PTI）に従って 1 年間経過を追跡した．PTI では最短 4 週間，最長 16 週間の範囲において 4 週単位で投与間隔を調整している．

初回投与から 6 か月の時点でファリシマブ投与群では 16.9 文字の改善，アフリベルセプト投与群では 17.3 文字の改善が得られ，両群に有意差は認められなかった．その後両群ともファリシマブによる PTI プロトコールで追加投与が行われ，最終時期（64～72 週の平均値）ではファリシマブ（×6）- ファリシマブ（PTI）群で 16.9 文字，アフリベルセプト（×6）- ファリシマブ（PTI）で 17.1 文字の改善を維持していた（図 10a）．ファリシマブの CRVO に対する有効性はアフリベルセプトと同等であったが，6 回の初期投与後の投与間隔を 16 週まで延ばせた症例が 40% 近くいる一方で，4 週ごとに投与した症例が 35% 近くいることもわかり（図 10b），CRVO の多様性を示す結果ともなって，個別のプロトコールの必要性を示唆することとなった．

3.8.4 CRVO に対する実臨床での個別治療プロトコール[12]

臨床的には CRVO は重症度，治療反応性，視機能予後に個体差が大きく，初診時視力が 0.1 を下回っているような症例の予後が芳しくないことを経験的に認識している一方で，CFT が 800 μm を超えるような重度の黄斑浮腫でありながら抗 VEGF 薬できれいに改善する症例もあり，実臨床では抗 VEGF 薬を投与して，その反応性を確認しながら診療を行うことが多い．特に CRVO に対する抗 VEGF 薬の浮腫抑制効果は，投与後 1 か月で再発してしまう症例もあれば，6 か月以上再発しない場合もあるため，適切な投与間隔の設定は難しい．

われわれの臨床研究では，黄斑浮腫による視力低下をきたした 52 眼の CRVO に対して速やかに抗 VEGF 薬であるアフリベルセプトを投与し，2 週間ごとに浮腫および視力の経過を追い，浮腫が再発するまでの期間を調べたところ，24 週以上再発しなかった症例が 10 眼あり，24 週以内で再発した 42 眼の再発までの平均期間は 100.3 ± 35.3 日，それまでの診察回数は 8.1 ± 1.5 回であった．ただし個別の再発までの期間は図 11a のように 10 週と 16 週にピークが存在していた．治療前の BCVA および CFT は 0.60 ± 0.33 logMAR，731.9 ± 188.9 μm であり（n＝42），初回投与から再発までの期間における最高の BCVA（0.17 ± 0.29 logMAR）と最低の CFT（278.6 ± 32.4 μm）を得られる期間については，最高 BCVA（40.9 ± 19.4 日）が最低 CFT（49.4 ± 22.0 日）よりも先行，すなわち黄斑浮腫が改善するよりも先に視力が改善していることも判明した（図 11b）．

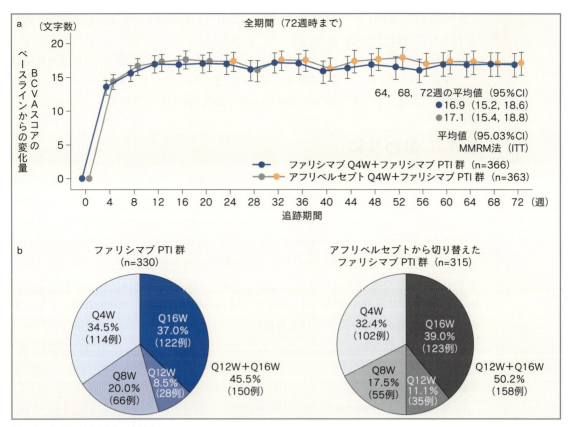

図10 COMINO 試験の結果
a：COMINO 試験の初期投与（6 か月：ファリシマブまたはアフリベルセプト）とその後 1 年間のファリシマブ個別投与による視力変化
b：個別投与後の投与間隔期間別の症例割合

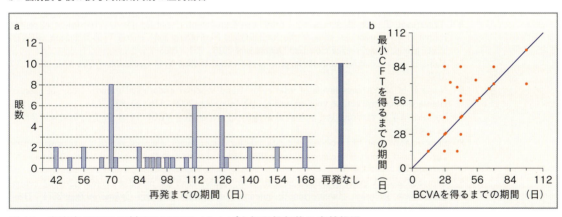

図11 未治療 CRVO に対するアフリベルセプト初回投与後の自然経過
a：再発までの期間別眼数
b：最良矯正視力を得るまでの期間と最小中心窩網膜厚を得るまでの期間
（文献 12 より）

　なお，浮腫再発時に 2 回目のアフリベルセプト投与を行い，その後は再発までの期間を基準に treat and adjust（1 週間単位で短縮・延長）のプロトコールで 2 年間の治療を行ったところ，アフリベルセプトの投与回数は 8.3 ± 3.6 回，最終 BCVA は 0.23 ±

Chapter 3 疾患と診断

0.39 logMAR，最終 CFT は 277.6 ± 56.3 μm であり，初回投与から 2 年間の総診察回数は 14.4 ± 2.7 回となった．

われわれの研究により，抗 VEGF 薬の初回投与から 2 週間おきに丁寧に経過を観察し，個別の症例に対する抗 VEGF 薬の反応性を把握し，それを基準に treat and adjust 投与を行うことで，長期の視力を維持できる可能性を示したと言える．

3.8.5 おわりに

抗 VEGF 薬が発見されるまで，CRVO は突然視力低下をきたし，回復が難しく，予後の悪い網膜疾患の代表であったが，現在は多くの症例で回復を期待できる網膜疾患となってきた．しかしながら，閉塞の程度が大きく，虚血が著明に広がる病態では依然として視力回復が難しい症例を実臨床で経験する．現時点では，CRVO を発見次第，できるだけ早期に抗 VEGF 薬を投与し，黄斑浮腫を改善させて視細胞への障害を回避することが予後を良好にする手段と言える．一方で，抗 VEGF 薬は閉塞を開放する根治療法ではなく，あくまで黄斑浮腫を抑制する姑息的療法であることを忘れず，症状改善後も定期的な経過観察を怠ってはならない．

（志村雅彦）

文献

1) Miyata R et al. Supernormal Flicker ERGs in Eyes With Central Retinal Vein Occlusion：Clinical Characteristics, Prognosis, and Effects of Anti-VEGF Agent. *Invest Ophthalmol Vis Sci* 2018；59：5854-61.
2) Evaluation of Grid Pattern Photocoagulation for Macular Edema in Central Vein Occlusion. The Central Vein Occlusion Study Group M report. *Ophthalmology* 1995；102：1425-33.
3) A randomized clinical trial of early panretinal photocoagulation for ischemic central vein occlusion. The Central Vein Occlusion Study Group N report. *Ophthalmology* 1995；102：1434-44.
4) Aggermann T et al. A prospective, randomized multicenter trial for surgical treatment of central retinal vein occlusion：results of the Radial Optic Neurotomy for Central Vein Occusion（ROVO）study group. *Graefes Arch Clin Exp Ophthalmol* 2013；251：1065-72.
5) Noma H et al. Cytokines and Pathogenesis of Central Retinal Vein Occlusion. *J Clin Med* 2020；9：3457.
6) Noma H et al. Vitreous levels of interleukin-6 and vascular endothelial growth factor in macular edema with central retinal vein occlusion. *Ophthalmology* 2009；116：87-93.
7) Stewart MW et al. Predicted biological activity of intravitreal VEGF Trap. *Br J Ophthalmol* 2008；92：667-8.
8) Stewart MW et al. Pharmacokinetic rationale for dosing every 2 weeks versus 4 weeks with intravitreal ranibizumab, bevacizumab, and aflibercept（vascular endothelial growth factor Trap-eye）. *Retina* 2012；32：434-57.
9) Campochiaro PA et al. Sustained benefits from ranibizumab for macular edema following central retinal vein occlusion：twelve-month outcomes of a phase Ⅲ study *Ophthalmology* 2011；118：2041-9.
10) Brown DM et al. Intravitreal aflibercept injection for macular edema secondary to central retinal vein occlusion：1-year results from the phase 3 COPERNICUS study. *Am J Ophthalmol* 2013；115：429-37.e7.
11) Tadayoni R et al. Efficacy and Safety of Faricimab for Macular Edema due to Retinal Vein Occlusion：24-Week Results from the BALATON and COMINO Trials. *Ophthalmology* 2024；131：950-60.
12) Shimura M et al. Efficacy-Based Aflibercept Treatment Regimen for Central Retinal Vein Occlusion. *Ophthalmol Retina* 2021；5：1177-9.

3.9 parafoveal acute middle maculopathy (PAMM)

3.9.1 PAMM とは

parafoveal (paracentral) acute middle maculopathy (PAMM) は，光干渉断層計 (OCT) にて網膜内顆粒層 (inner nuclear layer：INL) に限局した高反射領域を認める病態で（図1a），2013年に初めて報告された[1]．片眼性もしくは両眼性に突然の視力低下や傍中心の視野障害をきたし，かすみ眼や焦点の合いにくさを訴えることが多い．暗点の残存が言われているが，視力予後は比較的良好とされる[2]．以前は急性黄斑神経網膜症 (AMN，図1b) の変異型と考えられていたが，近年では別の病態と考えられている[3]．PAMM自体は深部血管複合体 (deep vascular complex：DVC) または深部毛細血管叢 (deep capillary plexus：DCP) の灌流障害と考えられており，高反射領域はINL梗塞の指標とされる[4]．

循環障害をきたす疾患として網膜静脈閉塞症 (RVO) や網膜動脈閉塞症 (RAO) などに合併しやすいとされ，その他全身疾患や外傷，手術に伴うものなどが報告されている[5]．

3.9.2 診断

眼底所見では，やや網膜の透明性が失われ白色～灰色のような所見を呈する．しかしながら，検眼鏡や眼底写真ではPAMM病変の同定が困難な場合が多くみられる．PAMMを診断するにはOCTが最も有用である．OCTでは，INLの領域†にバンド状の高反射領域を認める．PAMMでは網膜神経線維層 (nerve fiber layer：NFL) 領域には異常は認めず，糖尿病網膜症などでみられる軟性白斑とはこの点で異なる．PAMM領域は時にen face OCTやIR（赤外分光）画像を用いると病変の範囲などを明瞭に描出することができる（図2）．

文献1

文献2

文献3

文献4

文献5

†時に内網状層 (inner plexiform layer：IPL) や外網状層 (outer plexiform layer：OPL) 領域にも及ぶ．

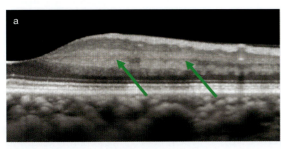 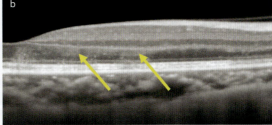

図1 PAMM (a) と AMN (b)
a：PAMM　網膜内顆粒層 (INL) に高反射領域を認める．
b：AMN　外顆粒層 (OPL) から外網状層 (ONL) の領域に高反射領域を認める．

Chapter 3 疾患と診断

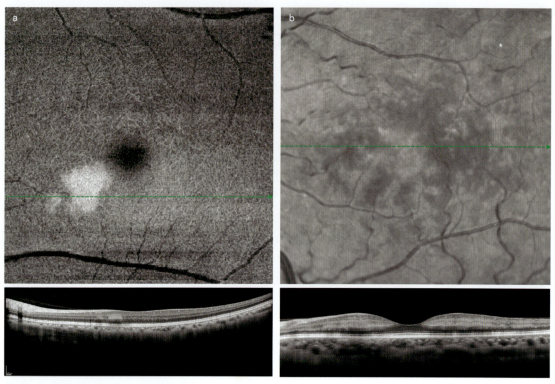

図2　en face OCT（a）と IR 画像（b）
en face OCT の deep slab 画像（a）や IR 画像（b）を用いると PAMM の範囲を捉えることができる．

3.9.3 病態

　PAMM の病態に関しては現在では DCP の低灌流が原因と考えられている．網膜では網膜表層〜深層の各層の血管網が存在するが，各層に対して垂直な血管構造をもつ．網膜表層の血管複合体（superficial vascular complex：SVC）から動脈流入し，DVC，特に DCP から静脈流出が生じる構造のため，DCP では酸素飽和度がやや低くなる傾向にある．さらに，DCP は中間層毛細血管叢（intermediate capillary plexus：ICP）からのみ細動脈流入を受け大動脈供給がないため，灌流圧が低い可能性がある．網膜毛細血管系の灌流不全時には，DCP の低い灌流圧，高い酸素消費量，低い酸素飽和度が相まって，DCP 特に INL での完全（不完全）な選択的梗塞を引き起こすと考えられている．

3.9.4 PAMM と AMN

　PAMM と AMN は似たような所見を示す．PAMM では INL レベルで高反射性バンドが明瞭に認められ，基本的には外層網膜の変化は認められない．一方 AMN では，OPL と外顆粒層（outer nuclear layer：ONL）の高反射領域と，視細胞層の途絶所見を特徴とする[6]（図 1b）．
　OCT angiography（OCTA）などの報告でも PAMM は DCP での低灌流による INL

文献 6

梗塞が示唆される．一方で AMN では DCP の最深部での血流の欠損があり，深部毛細血管障害の可能性や[7]，脈絡膜循環障害の関与の可能性[8]が示唆されており，血管障害の起こる層が違うとされる．

3.9.5 合併症

　PAMM はしばしば他疾患と合併することが知られている．RVO，特に網膜中心静脈閉塞症（CRVO）が PAMM の最も一般的な原因のため，血管の蛇行所見や出血などがないか注意深く観察する必要がある．また網膜中心動脈閉塞症（CRAO），眼虚血症候群，糖尿病網膜症，高血圧網膜症，鎌状赤血球網膜症などでも，網膜血管障害が起こり PAMM をきたすことがある．稀な場合では，服用薬剤，片頭痛，ウイルス感染などの日常的な要因が PAMM の原因となる可能性がある[5]．

　そのため原因が全身疾患によるものならば，全身の危険因子のコントロールが最も重要な介入になる．また PAMM を有する患者は心血管イベントの既往が高いことも言われており，治療歴のない患者などに関しては内科への紹介なども考慮する必要がある[9]．健常者で PAMM が発見された場合，網膜血管疾患や閉塞性疾患が除外できれば，糖尿病，高血圧症，血液疾患などの全身疾患を除外する必要がある．

3.9.6 PAMM と診断したら

　PAMM に対しての直接的な治療方法は特にないため，基本的には経過観察となる．PAMM 自体では視力障害を残すことは少なく，予後は良いが，PAMM 領域に一致して永続的な感度低下を残す場合がある．また，しばしば全身合併症が併存するため，全身検索を行う必要がある（図3）．

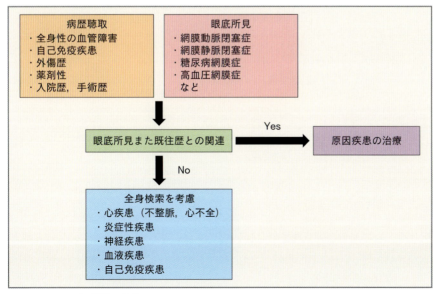

図3　PAMM と診断したら

Chapter 3 疾患と診断

3.9.7 まとめ

PAMM の原因は様々で，網膜血管疾患から全身性疾患，さらには日常的要因まで含まれ，個別の検討が必要である．

（福山　尚）

文献

1) Sarraf D et al. Paracentral acute middle maculopathy：A New Variant of Acute Macular Neuroretinopathy Associated With Retinal Capillary Ischemia. *JAMA Ophthalmol* 2013；131：1275-87.
2) Moura-Coelho N et al. Paracentral acute middle maculopathy-review of the literature. *Graefes Arch Clin Exp Ophthalmol* 2020；258：2583-96.
3) Dansingani KK et al. Paracentral Acute Middle Maculopathy and Acute Macular Neuroretinopathy：Related and Distinct Entities. *Am J Ophthalmol* 2015；160：1-3.e2.
4) Nemiroff J et al. Assessing Deep Retinal Capillary Ischemia in Paracentral Acute Middle Maculopathy by Optical Coherence Tomography Angiography. *Am J Ophthalmol* 2016；162：121-32.e1.
5) Scharf J et al. Paracentral acute middle maculopathy and the organization of the retinal capillary plexuses. *Prog Retin Eye Res* 2021；81：100884.
6) Bhavsar KV et al. Acute macular neuroretinopathy：A comprehensive review of the literature. *Surv Ophthalmol* 2016；61：538-65.
7) Cabral D et al. Deep Capillary Plexus Features in Acute Macular Neuroretinopathy：Novel Insights Based on the Anatomy of Henle Fiber Layer. *Invest Ophthalmol Vis Sci* 2022；63：4.
8) Casalino G et al. Acute macular neuroretinopathy：pathogenetic insights from optical coherence tomography angiography. *Br J Ophthalmol* 2019；103：410-4.
9) Limoli C et al. Exploring Patient Demographics and Presence of Retinal Vascular Disease in Paracentral Acute Middle Maculopathy. *Am J Ophthalmol* 2024；260：182-9.

3.10 網膜細動脈瘤（RAM）

網膜細動脈瘤（retinal arteriolar macroaneurysm：RAM）は網膜動脈の第3分枝以内に生じる血管瘤のことを指す．高齢の女性で，高血圧などによる動脈硬化の強い症例に合併することが多い．動脈瘤自体では自覚症状がなく，滲出性変化や出血性変化を合併し視力低下を生じて初めて眼科を受診し，診断がつくことが多い．

RAMで認める滲出性変化には網膜浮腫や滲出性網膜剥離があり，緩徐に視力低下を引き起こすため，発症時期が不明であることが多い．長期経過で硬性白斑の合併を認めることがある．RAMで認める出血性変化は硝子体，網膜前，内境界膜下，網膜内（ヘンレ〈Henle〉神経線維層内），網膜下のどこの部位にも認めることがあり，複数の部位に及ぶこともある．突然の視力低下で眼科を受診することが多い．

3.10.1 検査

RAMに対して，視力，眼底検査，光干渉断層計（OCT），造影検査，視野検査などを行う．眼底検査では，網膜のどの層（網膜前，内境界膜下，網膜内〈ヘンレ神経線維層内〉，網膜下）に出血が存在しているかを鑑別する（図1）．眼底写真ではまず出血の辺縁に着目する．たんぽぽの綿毛のような特徴的な所見（fluffy sign）を呈する症例は，ヘンレ神経線維層出血[1]があると考えてよい．次に辺縁がスムーズな症例は出血部の網膜血管が見えるかどうかに着目する．血管が見えなければ網膜前もしくは内境界膜下出血を考

文献1

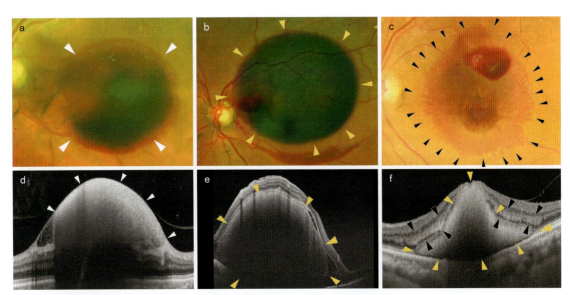

図1 網膜細動脈瘤による内境界膜下出血，黄斑下出血，ヘンレ神経線維層出血
a, d：内境界膜下出血　b, e：黄斑下出血　c, f：黄斑下出血とヘンレ神経線維層出血のカラー眼底写真とOCT画像
内境界膜下出血の辺縁はスムーズで（a, 白矢頭），出血部では網膜血管が透見できない．黄斑下出血の辺縁もスムーズであるが（b, 黄矢頭），出血部で網膜血管が透見できる．ヘンレ神経線維層出血の辺縁は鋸歯状（fluffy sign）である（c, 黒矢頭）．OCT（d〜f）では内境界膜下出血（d, 白矢頭），黄斑下出血（e・f, 黄矢頭），およびヘンレ神経線維層出血（f, 黒矢頭）の鑑別が容易である．

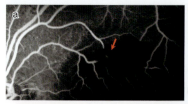
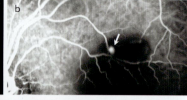

図2 網膜細動脈瘤破裂による黄斑下出血症例のFA・IA画像
FA（a）では動脈瘤を認めないが（赤矢印），IA（b）では動脈瘤を認める（白矢印）．

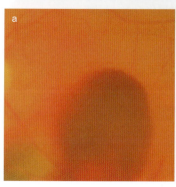
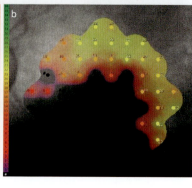

図3 網膜細動脈瘤破裂のカラー写真（a）と網膜感度（画像）(b) の比較
a：カラー写真で黄斑下出血を認めた．
b：黄斑下出血の部位に一致して網膜感度の低下を認めた．

え，血管が見えれば網膜下出血と考える．OCTを用いると出血の存在する層がよりわかりやすい．詳細に観察するためには高深達，高解像度のswept-source OCT（SS-OCT，波長掃引型OCT）での検査が望ましい．造影検査で動脈血管に接する瘤が検出されれば確定診断ができる．出血が濃い場合は，フルオレセイン蛍光眼底造影検査（FA）では瘤の描出ができないことがあり，インドシアニングリーン蛍光眼底造影検査（IA）を同時に行うと瘤の描出ができることがある（図2）．出血がある症例においては，視力だけの評価では不十分なことがあるため，微小視野検査による網膜感度の評価を行う（図3）．

3.10.2 病態と加療の緊急度

硝子体・網膜前・内境界膜下出血については，網膜に対する障害の程度が低いと考えられている．網膜下出血については，短期間のうちに時間依存性に網膜を障害するため，早急に治療を行う必要がある[2]．網膜下出血による網膜障害の機序として，①網膜剝離による脈絡膜から網膜への栄養供給の低下，②フィブリン，鉄分，ヘモジデリンなどによる網膜毒性の2つが考えられている．

ヘンレ神経線維層出血が網膜に与える影響は不明であるが，黄斑部にヘンレ神経線維層出血を合併している場合は，治療を行う前から中心窩網膜が菲薄化しており，治療を行っても網膜の菲薄化は改善せず，視力の改善も乏しいことが報告されている（図4）[1]．

文献2

3.10.3 治療

病変が黄斑部に及ぶかどうかによって，治療適応を検討する．病変が滲出性変化か出血性変化かにより治療法が異なる．

滲出性変化に対してはRAMに網膜光凝固を行う（図5）．実際の手技は拡大率の高い接触レンズを用いて，動脈瘤の形，動脈との位置関係をよく観察し，動脈閉塞とならないように凝固を行う．過凝固とならないよう，瘤が淡く白色に変色する程度が望まし

3.10 網膜細動脈瘤（RAM）

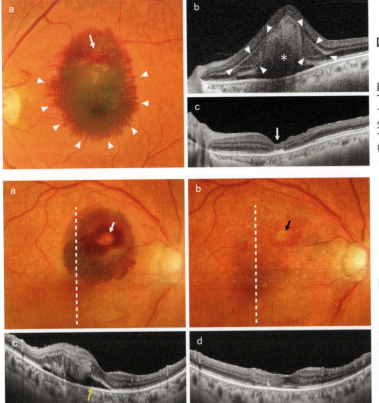

図4 網膜細動脈瘤破裂による黄斑下およびヘンレ神経線維層出血に出血移動術を施行した一例

網膜細動脈瘤（a, 矢印）による黄斑下出血（b, ＊）および fluffy sign を呈するヘンレ神経線維層出血（a・b, 白矢頭）を認めた．出血移動術後3か月で，中心窩網膜は菲薄化し，網膜外層構造は破綻していた（c, 矢印）．
（文献1より）

図5 網膜細動脈瘤破裂による滲出性変化に対してレーザー治療を行った一例

網膜細動脈瘤（a, 白矢印）周囲に出血と黄斑部に及ぶ網膜下液（c, 黄矢印）を認めた．網膜細動脈瘤にレーザーを行い，4か月後に網膜細動脈瘤の萎縮（b, 黒矢印）と，網膜下液の吸収を認めた（d）．a, b の点線はそれぞれ b, d の撮影位置を示す．

い．長期経過で硬性白斑の合併を認めることもある（図6）．本邦では適応外使用となるが，抗VEGF（血管内皮増殖因子）薬が有効であるとの報告もある[3]．

出血性変化に対しては，出血が存在する層により治療時期，治療法が異なる．硝子体・網膜前・内境界膜下出血の場合は緊急性はなく，経過をみて硝子体切除と必要に応じて内境界膜切除を行い出血を除去する（図7）．内境界膜下出血に対してはYAG（ヤグ）レーザーによる内境界膜切開術の報告もある（図8）．

網膜下出血の場合は，治療適応や治療方法の選択について明確な基準は存在しない．参考に筆者らの考える治療適応基準としては，①網膜下出血の範囲が1〜1.5乳頭径大以上で黄斑部を含むこと，②OCTで網膜下出血の高さが500μm以上，もしくは脈絡膜紋理が透見できない程度の出血丈があること，③発症後1か月以内で出血が器質化していな

文献3

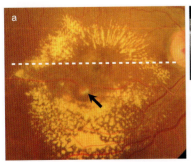

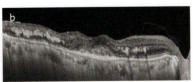

図6 網膜細動脈瘤による硬性白斑の一例

網膜細動脈瘤（a, 矢印）に光凝固術を施行した後，網膜細動脈瘤の周囲に硬性白斑を認めた．a の点線は b の撮影位置を示す．

173

Chapter 3 疾患と診断

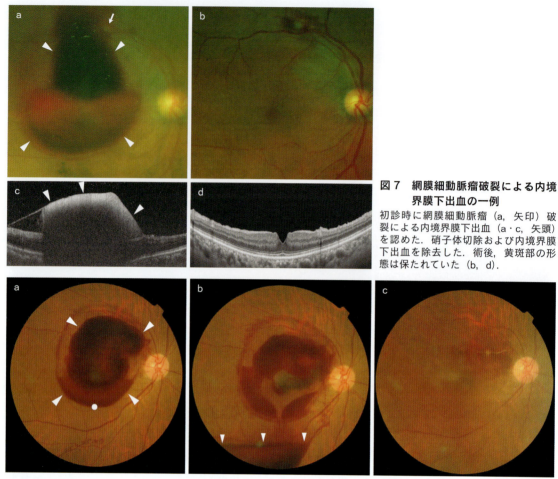

図7 網膜細動脈瘤破裂による内境界膜下出血の一例
初診時に網膜細動脈瘤（a，矢印）破裂による内境界膜下出血（a・c，矢頭）を認めた．硝子体切除および内境界膜下出血を除去した．術後，黄斑部の形態は保たれていた（b, d）．

図8 内境界膜下出血に対してYAGレーザーによる内境界膜切開を行った一例
a：網膜細動脈瘤破裂による内境界膜下出血（矢頭）に対して，YAGレーザーで内境界膜切開を行った（白丸部）．
b：YAGレーザー施行後，座位安静を30分し後部硝子体膜下に出血の移動を認めた（矢頭）．YAGレーザー後1か月間は硝子体出血を認めた．
c：YAGレーザー後2か月で硝子体出血は消失した．

いこと，があげられる[1]．網膜下出血に対する治療法としては出血の移動術が主に行われており，硝子体内ガス注入による移動術と硝子体手術による移動術に大別される．

■硝子体内ガス注入による黄斑下出血移動術

点眼麻酔後，100％八フッ化プロパン（C_3F_8，0.3 mL）もしくは六フッ化硫黄（SF_6，0.3〜0.6 mL）を30G鋭針で硝子体内に注入する．組織プラスミノーゲン活性化因子（tissue plasminogen activator：t-PA，25 μg/0.1 mL）を硝子体内に注入することもある．注射後に眼圧が上昇するため，随時，前房穿刺を行い，眼圧を調整する．注射後は腹臥位を数日間維持する．術後合併症として高眼圧，網膜剥離，硝子体出血などが報告されているため注意が必要である．

■硝子体手術による黄斑下出血移動術

極小切開硝子体手術システムを用いて，硝子体切除，t-PA網膜下注入，空気タンポ

3.10 網膜細動脈瘤（RAM）

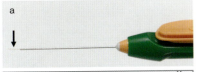
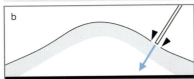

図9　Medone 針を用いた網膜下 t-PA 注入
a：網膜下に t-PA を注入するために使用する Medone 針は，内径41ゲージ/外径38ゲージとなっている（矢印）．
b：注入部の内境界膜を剝離した部位（矢頭の間）であれば，Medone 針の先端を網膜表面に接触させ低圧で t-PA を網膜下に注入することが可能である．
（文献4より）

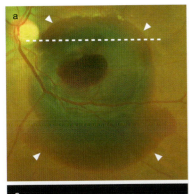
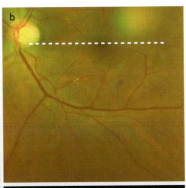
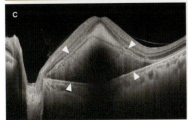
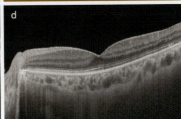

図10　黄斑下出血に出血移動術を施行した一例
初診時に網膜細動脈瘤破裂による黄斑下出血（a・c，矢頭）を認めた．硝子体切除，t-PA の網膜下注入，空気タンポナーデを施行した．術後3か月の時点で黄斑下出血は消失し（b, d），中心窩の網膜外層は保たれている（d）．
a, b の点線はそれぞれ c, d の撮像位置を示す．

ナーデを行う．術後は1～3日間腹臥位を維持する．t-PA は網膜毒性があるため，できるだけ薄い濃度[†]での使用が望ましい[1)]．また，t-PA 注入時に黄斑円孔をきたすことがないよう，viscous fluid control system を用いて可能な限り低い注入圧（6～10 psi）で t-PA を注入する．低い注入圧で網膜下に t-PA を注入するためには，注入時の最大の抵抗である内境界膜を注入部において剝離することが有効である（図9）[4)]．内境界膜を剝離しておけば，t-PA 注入用カニューラ（内径41ゲージ/外径38ゲージ，Medone 針，図9a）の先端を網膜表面に接触させ圧をかけるだけで t-PA を網膜下に注入することが可能である．自験例を図10に示す．

[†]4,000～12,000 IU/0.1 mL 程度

硝子体手術による黄斑下出血移動術時，黄斑円孔の合併に注意が必要である．術前に黄斑部を覆う網膜前出血を合併している場合，黄斑円孔を合併していることが多く，通常の内境界膜剝離では円孔閉鎖が得られにくい[5)]．そこで，Kawaji らによって考案された内境界膜の再設置（repositioning）を行うことが望ましい（図11）[6)]．この術式では内境界膜下出血を除去する際に，内境界膜を剝離除去するのではなく，部分的な剝離にとどめ，内境界膜下出血を除去した後に内境界膜を本来の場所に戻す．円孔を被覆した内境界膜が組織修復の足場となり円孔の閉鎖が促進される．自験例を図12に示す．

文献4
文献5
文献6

（木村修平）

Chapter 3 疾患と診断

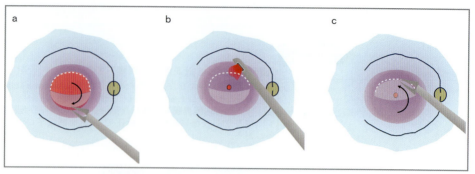

図11 黄斑下出血に内境界膜下出血および黄斑円孔を合併した症例に対する内境界膜の再設置（repositioning）のイメージ図
内境界膜下出血の範囲の内境界膜を部分的に剝離し翻転する（a, 矢印）．内境界膜下出血を吸引除去し，黄斑円孔を確認（b）した場合，一時的に翻転した内境界膜を本来の位置に戻す（c, 矢印）．
a〜cはすべて，上方から手術を行っている術者の視点で抽出．

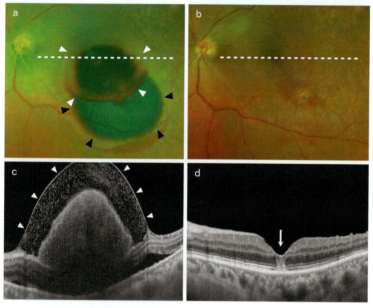

図12 黄斑下出血に内境界膜下出血および黄斑円孔を合併した一例
初診時に網膜細動脈瘤破裂による黄斑下出血（a, 黒矢頭）と内境界膜下出血（a・c, 白矢頭）を認めた．硝子体切除を行い，内境界膜下出血を除去したところ黄斑円孔を認めたため，t-PAの網膜下注入，内境界膜の再設置，20％SF_6ガスタンポナーデを施行した．術後3か月の時点で，黄斑下出血は消失したものの（b, d）．中心窩の網膜外層構造は不連続（d, 矢印）であった．
a, bの点線はそれぞれc, dの撮影位置を示す．

文献

1) Doi S et al. ADVERSE EFFECT OF MACULAR INTRARETINAL HEMORRHAGE ON THE PROGNOSIS OF SUBMACULAR HEMORRHAGE DUE TO RETINAL ARTERIAL MACROANEURYSM RUPTURE. *Retina* 2020；40：989-97.
2) Toth CA et al. Fibrin directs early retinal damage after experimental subretinal hemorrhage. *Arch Ophthalmol* 1991；109：723-9.
3) Cho HJ et al. Intravitreal bevacizumab for symptomatic retinal arterial macroaneurysm. *Am J Ophthalmol* 2013；155：898-904.
4) Okanouchi T et al. Novel Technique for Subretinal Injection Using Local Removal of the Internal Limiting Membrane. *Retina* 2016；36：1035-8.
5) Sagara N et al. Macular hole formation after macular haemorrhage associated with rupture of retinal arterial macroaneurysm. *Br J Ophthalmol* 2009；93：1337-40.
6) Kawaji T et al. Internal Limiting Membrane Peeling-Repositioning Technique for Macular Hole After Macular Hemorrhage Associated With Rupture of Retinal Arterial Macroaneurysm. *Retina* 2019；39：S84-6.

3.11 黄斑低形成

　黄斑低形成（macular hypoplasia）は先天的に黄斑の形成が不全ないし欠如している状態である．低形成の程度には様々あり，視力にほとんど影響しない軽症例から眼振を伴い視力不良となる重症例まで存在する．

3.11.1 眼底所見

　正常では黄斑部に黄斑色素が存在し，若年者では中心窩反射がみられる．中心窩領域には血管走行がみられない（図1）．軽症の黄斑低形成では検眼鏡的には黄斑部の所見は正常である．中等症～重症例では黄斑色素や中心窩反射の減弱ないし欠如，後極網膜血管の走行異常[†]がみられる．

[†] 黄斑部を血管が横切る．

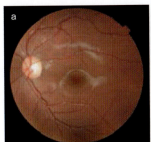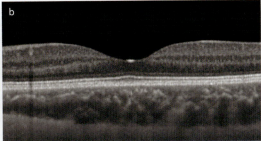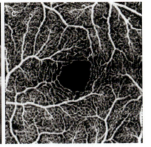

図1　正常の黄斑所見（10歳，女児）
眼底所見では，特に若年者では中心窩反射が明瞭である（a）．OCTでは中心窩陥凹があり，中心窩には網膜内層の成分がなく外層のみ存在する（b）．OCTAでは中心窩無血管領域（FAZ）がみられる（c）．

3.11.2 黄斑低形成がみられる疾患

　様々な眼疾患に伴ってみられるものと，他の異常を伴わずに黄斑低形成が単独でみられるもの（孤立性黄斑低形成）がある．眼皮膚白皮症，無虹彩症は眼底所見より黄斑低形成の診断が可能であり，黄斑低形成を合併する代表的な疾患として知られている（図2，3）．眼振を伴い視力は不良である．一方，家族性滲出性硝子体網膜症や未熟児網膜症（図4），スティックラー（Stickler）症候群（図5）[1)]は軽症の黄斑低形成を合併する頻度が高く，比較的視力は良好であることが多い[1)]．これらは近年のOCTの進歩によって黄斑低形成の診断が可能となった疾患と言える．孤立性黄斑低形成は黄斑部以外に異常のない黄斑低形成であり，常染色体顕性（優性）および潜性（劣性）遺伝を示す．顕性遺伝は*PAX6*遺伝子変異を伴い（autosomal dominant isolated foveal hypoplasia：FVH1），「孤立性」とは呼ばれるものの角膜混濁や白内障，隅角形成異常の合併が報告されている[2-4)]．様々な重症度の黄斑低形成がみられる（図6）．潜性遺伝では

文献1

文献2
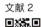

文献3

文献4

Chapter 3 疾患と診断

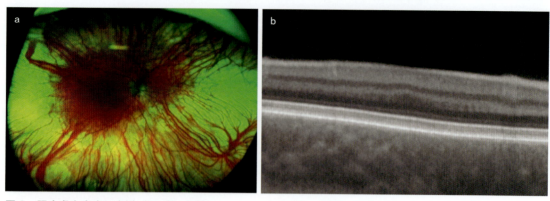

図2 眼皮膚白皮症の症例（22歳，男性）
白子様眼底である．眼底所見で黄斑部は同定できない（a）．OCTではグレード4の黄斑低形成の所見を認める（b）．矯正視力は（0.2）と不良である．

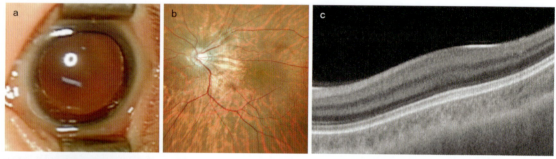

図3 無虹彩症の症例（11歳，女児）
前眼部は無虹彩の所見（前眼部写真は0歳時）である（a）．眼底所見では黄斑部に血管が走行し，黄斑部は同定できない（b）．OCTではグレード4の黄斑低形成の所見を認める（c）．眼振を認め，視力は矯正（0.15）と不良である．

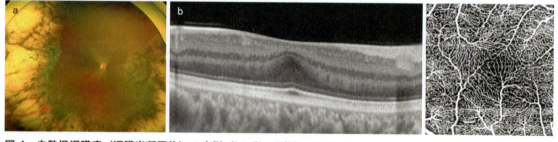

図4 未熟児網膜症（網膜光凝固後）の症例（11歳，男児）
OCTではグレード1bの黄斑低形成の所見を認める（b）．OCTAではFAZが欠如している（c）．視力は矯正（1.5）と良好である．

文献5

*SLC38A8*遺伝子変異を伴い黄斑低形成の他に視交叉のミスルート，軽微な前眼部形成異常がみられるFVH2が報告されている[5]．

文献6

3.11.3 画像診断

光干渉断層計（OCT）およびOCT angiography（OCTA）が診断に有用である．軽症例では眼底が一見正常であり見落とされやすく，OCTやOCTAの異常で初めて黄斑低形成に気づかれる場合がある．ThomasらはOCT所見に基づき黄斑低形成を分類し，OCT所見のグレードが視力と相関することを報告した[6,7]．正常の黄斑では，中心

文献7

3.11 黄斑低形成

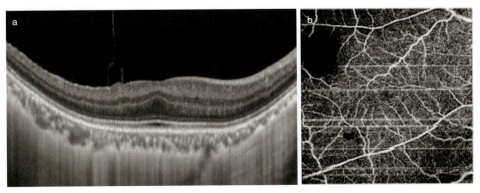

図5 スティックラー症候群の症例（17歳，男性）
OCTで中心窩陥凹は浅く，網膜内層遺残を認める（a）．グレード1bの黄斑低形成の所見である．OCTAではFAZが欠如している（b）．矯正視力は（1.2）と良好である．
（文献1より）

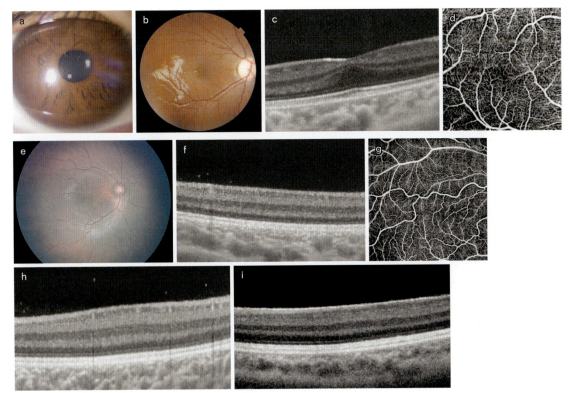

図6 常染色体顕性遺伝孤立性黄斑低形成の症例
上段：軽症例（6歳，女児）では検眼鏡的には眼底は正常であるが（a, b），OCTでグレード1bの黄斑低形成を認め（c），OCTAではFAZが欠如している（d）．視力は矯正（1.5）と良好である．
（文献4より）
下2段：重症例（3歳，男児）では眼底所見で中心窩反射は欠如，黄斑部に血管が走行している（e）．OCTではグレード4の黄斑低形成（f），OCTAではFAZが欠如している（g）．眼振を認め，視力は矯正（0.15）と不良である．通常このような視力不良の症例では固視が不良のためOCTAの撮影は困難であり，この画像は全身麻酔下で撮影したものである．母（h），姉（i）も同様にもグレード4の黄斑低形成を認める．

窩は陥凹し，網膜内層成分はなく外層のみ存在する．また中心窩の網膜外層の隆起，foveal bulge（ellipsoid lineの隆起）がみられる．黄斑低形成グレード1では中心窩陥凹があるものの浅く（1a：ほぼ正常に近い陥凹，1b：陥凹が浅い），中心窩に網膜内層

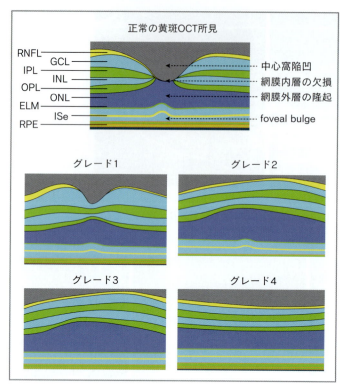

図7 正常の黄斑と黄斑低形成のOCT所見
黄斑低形成グレード1では中心窩網膜内層遺残を認める．さらに中心窩陥凹がほぼ正常なものはグレード1a，陥凹が浅いものは1bと分類される．グレード2では陥凹が欠如している．グレード3ではfoveal bulgeが欠如している．グレード4では網膜外層の隆起もみられない．
（文献3より改変）
RNFL：網膜神経線維層　GCL：神経節細胞層
IPL：内網状層　INL：内顆粒層　OPL：外網状層
ONL：外顆粒層　ELM：外境界膜　ISe：inner segment ellipsoid　RPE：網膜色素上皮

が存在する．グレード2では中心窩陥凹の欠如，グレード3ではfoveal bulgeの欠如がみられる．グレード4ではすべての層が平坦である（図7）．OCTAで正常では中心窩無血管領域（foveal avascular zone：FAZ）がみられるが，黄斑低形成ではFAZの縮小または欠如がみられる．FAZの縮小はグレード1のような軽症例でもみられることが多く，特に軽症の黄斑低形成ではOCTAが診断に有用である．

3.11.4 治療

黄斑低形成自体には治療法はない．視機能に応じて必要なロービジョンケアを行う．

（松下五佳）

文献

1) Matsushita I et al. Foveal Hypoplasia in Patients with Stickler Syndrome. *Ophthalmology* 2017；124：896-902.
2) Curran RE et al. Isolated foveal hypoplasia. *Arch Ophthalmol* 1976；94：48-50.
3) O'Donnell FE Jr et al. Autosomal dominant foveal hypoplasia and presenile cataracts. A new syndrome. *Arch Ophthalmol* 1982；100：279-81.
4) Matsushita I et al. Autosomal dominant foveal hypoplasia without visible macular abnormalities and PAX6 mutations. *Jpn J Ophthalmol* 2020；64：635-41.
5) Poulter JA et al. Recessive Mutations in *SLC38A8* Cause Foveal Hypoplasia and Optic Nerve Misrouting without Albinism. *Am J Hum Genet* 2013；93：1143-50.
6) Thomas MG et al. Structural Grading of Foveal Hypoplasia Using Spectral Domain Optical Coherence Tomography；A Predictor of Visual Acuity? *Ophthalmology* 2011；118：1653-60.
7) Rufai SR et al. Can Structural Grading of Foveal Hypoplasia Predict Future Vision in Infantile Nystagmus?：A Longitudinal Study. *Ophthalmology* 2020；127：492-500.

3.12 家族性滲出性硝子体網膜症（FEVR）

　家族性滲出性硝子体網膜症（familial exudative vitreoretinopathy：FEVR）は 1969 年に Criswick と Schepens によって報告された遺伝性疾患である[1]．多彩な網膜剝離を起こし，眼底所見が未熟児網膜症に類似する特徴がある．多くは常染色体顕性遺伝を呈する家族性の疾患であるが，遺伝性や重症度が多様であることから孤発例として診断される症例が多い．原因となる遺伝子は多様であり，常染色体顕性遺伝以外の遺伝形式もみられる[2]．眼に限局した臨床像を呈すると思われてきたが，近年，全身所見を呈する FEVR 様の疾患が報告され，その疾患概念が変わりつつある．

文献 1

文献 2

3.12.1 病態生理

　FEVR の眼底所見の特徴は周辺部網膜の無血管や走行異常であり，網膜血管の形成が障害されることで発症するとみなされている．周辺部の網膜血管の形成不全は二次的に網膜虚血を誘発する．乳児期に周辺部に網膜新生血管や線維血管増殖を生じて牽引性網膜剝離を生じる．網膜血管が漏出性変化を起こすと滲出性網膜剝離などの網膜滲出病変を示す．成長過程で周辺部無血管領域に網膜の菲薄化が生じ，若年時に裂孔原性網膜剝離をきたすのも特徴的である．

　原因遺伝子として最も重要なものは Wnt シグナル経路である Norrin/β-カテニン経路に関与する遺伝子（*FZD4*，*LRP5*，*TSPAN12*，*NDP*）である[2]．これらの遺伝子は網膜で発現し，網膜血管内皮細胞の表面で複合体を形成する．細胞内の β-カテニンを介して標的遺伝子を活性化させて血管形成を促す[3]（図 1）[4]．これらの遺伝子が関与する症例は FEVR 全体の 50 % 程度である[5]．

　これ以外には細胞分裂に関与する *KIF11* 遺伝子が報告されている．*KIF11* 遺伝子は

文献 3

文献 5

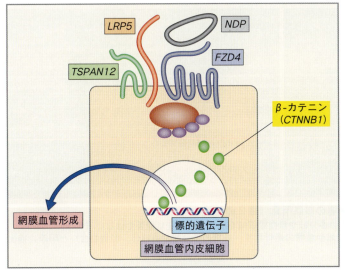

図 1　FEVR の原因遺伝子
最も重要なものは Wnt シグナル経路である Norrin/β-カテニン経路に関与する遺伝子（*FZD4*，*LRP5*，*TSPAN12*，*NDP*）である．
これらの遺伝子は網膜で発現し，網膜血管内皮細胞の表面で複合体を形成し，細胞内の β-カテニンを介して標的遺伝子を活性化させて血管形成を促す．
（文献 4 より改変）

網膜以外では中枢神経でも発現し，遺伝子異常によって小頭症や様々な発達異常を示す[6]．

文献6

3.12.2 疫学

本邦では小児や若年者の裂孔原性網膜剝離の主要な原因と考えられ，1万人〜5千人に1人の有病率と考えられてきた[7]．東らの全国調査によると，男女比は1.5：1であり，年間の新規患者数は133人とされている[8]．

3.12.3 臨床像，分類

乳幼児期に鎌状網膜ひだをはじめとする網膜剝離を生じ，視力の発達が障害される（図2）[9]．常染色体顕性遺伝家系では重症度の多様性が高い．多くの症例は無症状で，周辺部の網膜血管異常を示すだけである（図3）．眼の左右での差も大きく，片眼のみに症状を自覚する症例が多い．

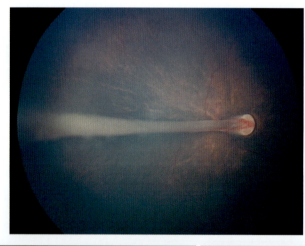

図2 乳児期に認められた鎌状網膜ひだ
右眼 視神経から耳側に向かう鎌状網膜ひだ
（文献9より）

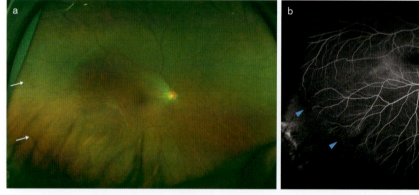
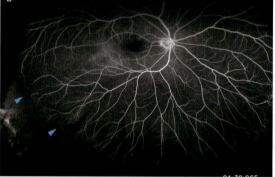

図3 常染色体顕性遺伝FEVRの無症候罹患者の眼底所見（図2の症例の父）
a：右眼超広角眼底撮影像では耳側に網膜血管の多分岐や無血管領域を認めるが病変は顕著ではない（矢印）．
b：右眼超広角蛍光眼底造影所見では無血管領域や血管の走行異常（血管の多分岐や直線化，血管吻合）が明瞭に描出されている（矢頭）．
（b：文献9より）

表 1　FEVR の stage 分類

stage 1	周辺部網膜無血管
stage 2	網膜新生血管　2A：滲出なし，2B：あり
stage 3	黄斑外網膜剥離　3A：滲出なし，3B：あり
stage 4	黄斑に及ぶ網膜剥離　4A：滲出なし，4B：あり
stage 5	網膜全剥離

（文献 10 より作成）

屈折は軽度〜中等度の近視や乱視を示すことが多く，不同視弱視の原因となる．外斜視などの斜視の合併がみられる．ただし，黄斑牽引による見かけ状の外斜視（いわゆる κ 角異常）のこともある．前眼部異常としては早発白内障がある．

網膜症については，これまで様々な分類がある．手術予後との関連性から，Pendergast らによる分類が用いられることが多い（表 1）[10]．この分類では stage 1 が周辺部無血管と血管異常，stage 2 が網膜新生血管の形成，stage 3〜5 は網膜剥離の合併症例である．stage 3 は黄斑外，stage 4 は黄斑を含む部分的な網膜剥離を示す．stage 5 は全剥離症例である．ただし，裂孔原性網膜剥離の症例の多くは stage 1 や 2 の眼から生じるため，この分類ではカバーされていない点が問題である．

文献 10

3.12.4　診断

多くは常染色体顕性遺伝であることから，家族の眼底所見を確認し家族性の有無を判断することが重要である．周辺部の網膜血管の形成異常や無血管，特に耳側血管終末部での V 字湾入や多分岐が特徴的であり，後極部を含み血管の過多や直線化がみられる．新生血管や網膜滲出などもみられる．無血管領域では網膜の変性がみられる．これらの所見は検眼鏡的な検査では見逃されやすいため，蛍光眼底造影検査によって診断を確定することが重要である（図 3b）[9]．視神経乳頭の低形成や異形成を示しやすい．

網膜剥離を併発した症例では水晶体後面の周辺部に白色の増殖組織が形成され，黄斑牽引や鎌状網膜ひだを生じる．増殖組織が進行すると白色瞳孔となり，眼底は透見できなくなるので網膜剥離の評価のために超音波 B モード検査が必要である．

遺伝子検査による原因遺伝子の同定は確定診断につながる．ただし，今のところ本邦では臨床検査として承認された遺伝子検査システムがなく，研究レベルの結果を臨床に反映せざるをえない．主要遺伝子に対する遺伝子検査による診断率は 50％以下であり，多くの症例は遺伝子レベルでの原因は不明である[5]．

3.12.5　関連疾患，鑑別疾患

主要遺伝子である Norrin/β-カテニン遺伝子のうち *NDP* 遺伝子や *LRP5* 遺伝子の異常により重症な網膜症を伴う全身性疾患を示す[5]．*NDP* 遺伝子の異常によって両眼性の重症網膜剥離と精神発達遅滞や難聴を示すノリエ（Norrie）病を生じる．*LRP5* 遺伝子の異常によって重症網膜剥離と骨密度の低下を伴う骨粗鬆症偽網膜膠腫症候群を生じる．これらの疾患は遺伝子の機能喪失異常が FEVR の場合と比べ高度で，より重症で

全身性異常を伴う．全身症状が顕在化するまではFEVRと鑑別することが困難であり，早期に遺伝子診断を行うことが望ましい．

*KIF11*遺伝子異常では常染色体顕性遺伝を示し，小頭症だけでなく，脈絡膜の変性を伴う[6]（図4）．その他，*CTNNB1*遺伝子異常によって小頭症や精神発達遅滞，下肢痙性麻痺が知られている．*CTNNB1*遺伝子はβ-カテニンをコードする遺伝子であり，Norrin/β-カテニン遺伝子の一つとも考えられている[11]．

文献11

さらに*KIF11*遺伝子異常と同様な症候を示す常染色体潜性遺伝の疾患（遺伝子）や鎌状網膜ひだなどの乳児に眼内増殖性変化と網膜剝離を示す症例が存在する．これらの疾患では特徴的な全身所見がFEVRとの鑑別の決め手となるが，全身所見の出現の遅れなどによってFEVRと診断される症例もある[6]（図5）．このように，FEVRに関連す

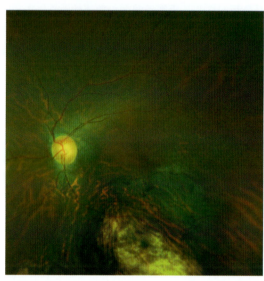

図4 *KIF11*遺伝子異常を伴う常染色体顕性遺伝症例の眼底像
発端者（両眼の白色瞳孔を伴う網膜剝離）の母の左眼の眼底所見　下方アーケード付近に脈絡膜変性所見を認める．

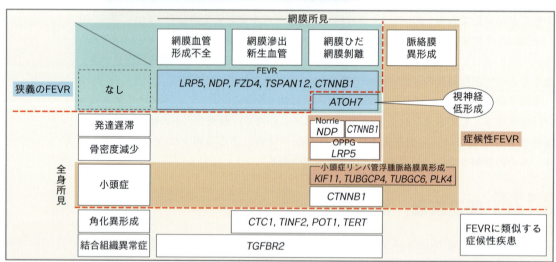

図5　FEVRの疾患スペクトラム
FEVRには全身所見を伴わない（狭義の）FEVRと症候性FEVRがある．FEVRに類似する症候性疾患も存在するが，臨床的にはしばしば鑑別が困難でありFEVRと混同される症例がある．
原因となる遺伝子を斜体の記号で示す．NorrieはNorrie病，OPPGは骨粗鬆症偽網膜膠腫症候群（osteoporosis pseudoglioma syndrome）．

る疾患が多様であるために，FEVRの疾患概念と診断基準が曖昧となっている．より的確な疾患の分類が必要となっている．

3.12.6 治療

FEVRには乳児早期に網膜剥離を認め進行が停止している症例と，2歳くらいまで血管新生や増殖膜形成が進行する症例がある[12]．網膜剥離の進行のない症例は通常は治療の対象ではなく，早期からの屈折矯正を行う．乳幼児期に進行がみられる症例ではレーザー網膜光凝固や硝子体手術，強膜輪状締結術によって網膜剥離の進行を予防する必要がある．

文献 12

学童期前後より硝子体の変性を生じると網膜牽引が増悪し，牽引性網膜剥離のために視力が悪化する症例がある．このような症例は硝子体手術による治療の対象となる．学童期から成人までに裂孔原性網膜剥離を生じる症例がある．このような網膜剥離は通常，強膜輪状締結術などの強膜バックリング手術で治療する．

3.12.7 予後，遺伝カウンセリング

乳児期や幼児早期に網膜剥離を認める症例では視力が不良であり，通常0.1以下の矯正視力となる．一旦視力を獲得した後で網膜剥離を生じた場合には手術による視力の回復や向上が期待できる．

遺伝カウンセリングを行うためには家族歴の聴取が重要である．重症度が多様なために通常の検査では見逃され，適切なカウンセリングにつながらない事例がある．遺伝子診断は正確な遺伝カウンセリングには重要な情報を提供する．多くの家系が常染色体顕性遺伝であるので家族の検査によって遺伝形式を推定することができる．しかし，常染色体潜性遺伝（主に$LRP5$遺伝子異常）の症例やX染色体連鎖性（NDP遺伝子異常）では孤発例とみなされることもあり注意が必要である[6]．遺伝性が不明な症例では，遺伝性の推定には苦慮する．

遺伝カウンセリングでは，クライアントは罹患者全員が重症な視覚障害を生じると考えがちである．FEVRは重症度が多様で視力障害については浸透率が低いために，罹患者が必ずしも重大な視機能を生じない事例があることを理解してもらうことも必要である．

（近藤寛之）

文献

1) Criswick VG et al. Familial exudative vitreoretinopathy. *Am J Ophthalmol* 1969；68：578-94.
2) Gilmour DF. Familial exudative vitreoretinopathy and related retinopathies. *Eye (Lond)* 2015；29：1-14.
3) Wang Y et al. Norrin/Frizzled4 signaling in retinal vascular development and blood brain barrier plasticity. *Cell* 2012；151：1332-44.
4) 近藤寛之．家族性滲出性硝子体網膜症（FEVR）．眼科 2015；57：133-41.
5) Kondo H et al. Familial Exudative Vitreoretinopathy With and Without Pathogenic Variants of Norrin/β-Catenin Signaling Genes. *Ophthalmol Sci* 2024；4：100514.
6) Kondo H et al. Retinal Features of Family Members With Familial Exudative Vitreoretinopathy Caused By Mutations in *KIF11* Gene. *Transl Vis Sci Technol* 2021；10：18.

Chapter 3 疾患と診断

7）宮久保寛ほか．家族性滲出性硝子体網膜症．眼科臨床紀要 1987；38：649-56.

8）東　範行ほか．家族性滲出性硝子体網膜症の患者数の全国調査．日本眼科学会雑誌 2020；124：597-8.

9）近藤寛之．遺伝性網脈絡膜疾患／家族性滲出性硝子体網膜症：乳児の鎌状網膜ひだの症例．近藤峰生（編）．眼科診療ビジュアルラーニング5 網膜，硝子体．中山書店；2020．pp.287-90.

10）Pendergast SD et al. Familial exudative vitreoretinopathy. Results of surgical management. *Ophthalmology* 1998；105：1015-23.

11）Dixon MW et al. CTNNB1 mutation associated with familial exudative vitreoretinopathy（FEVR）phenotype. *Ophthalmic Genet* 2016；37：468-70.

12）東　範行ほか．家族性滲出性硝子体網膜症の診療の手引き：厚生労働省科学研究費補助金難治性疾患政策研究事業網膜脈絡膜・視神経萎縮症に関する調査研究．日本眼科学会雑誌 2017；121：487-97.

3.13 黄斑部毛細血管拡張症（MacTel）

　黄斑部毛細血管拡張症（macular telangiectasia：MacTel）とは，特発性に黄斑部網膜の毛細血管拡張を呈する疾患群の総称である．臨床所見による分類は 1993 年に Gass ら[1]が報告したものが長く用いられていた．同分類では特発性傍中心窩網膜毛細血管拡張症（idiopathic juxtafoveolar retinal telangiectasis：IJRT）という呼称のもと，検眼鏡およびフルオレセイン蛍光眼底造影（FA）所見により大きく 3 グループ，さらに各グループが臨床的背景や重症度の差などにより A と B のサブグループに分けられていた．この Gass 分類は病態の差異を的確に捉えた優れたものであったが，その一方で複雑で馴染みにくいという問題もあった．

文献 1

　2006 年に Yannuzzi ら[2]は光干渉断層計（OCT）所見も踏まえた新分類を提唱し，idiopathic macular telangiectasia（IMT）あるいは macular telangiectasia（MacTel）と命名した．Yannuzzi 分類における type 1，type 2 は Gass 分類における Group 1 IJRT，Group 2 IJRT にそれぞれ相当する．さらに Gass 分類の Group 3 IJRT に相当する群を type 3 としたが，実際の Yannuzzi らの検討では該当症例はなく，血管拡張よりも血管閉塞が主体であるなどの理由から，このタイプを分類から除外することが提案されている．

文献 2

　本節では MacTel 各タイプの臨床的背景と画像診断所見，鑑別診断のポイント，そして現状での治療戦略などにつき解説する．

3.13.1 MacTel type 1─aneurysmal telangiectasia，血管瘤型

■ 臨床的背景，画像診断所見，自然経過

　片眼性がほとんどであり，男性が 90 % を占める．平均発症年齢は 40 歳前後であり，本邦ではこのタイプが多いとされる[3]．検眼鏡的にも大小様々の毛細血管瘤が確認できる場合が多い．血管異常は主に中心窩耳側を中心にみられ，典型的には病変の周囲に輪状の硬性白斑を伴う著明な黄斑浮腫を認める（図 1）．傍中心窩の病変だけでなく，中間周辺部やそれより周辺部にも類似の網膜血管病変を認めることがあり，同様の網膜血管拡張および血管瘤とそれに伴う滲出性変化のみられるコーツ（Coats）病やレーベル（Leber）粟粒血管腫症などと同じスペクトラム上にあるものと考えられている．

文献 3

　FA では耳側縫線を巻き込む拡張した傍中心窩毛細血管および毛細血管瘤がより明らかとなり，造影後期には囊胞様黄斑浮腫など著明な蛍光漏出所見を示す．OCT でも FA 所見に合致した網膜厚の増加および水分貯留による囊胞様変化がみられる．

　黄斑浮腫が視力低下の主な原因となるが，その程度は様々であり，Gass らの症例での初診時視力の中間値は小数視力換算で（0.5）であった．症例によっては無治療でも良好な経過をたどり，中には黄斑浮腫の自然消失例もみられるが，進行性の視力低下がみられる場合は治療の対象となる．

Chapter 3 疾患と診断

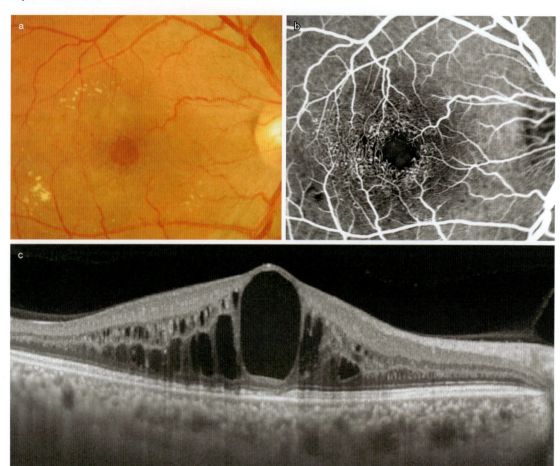

図1 MacTel type 1
カラー眼底写真（a）で中心窩周囲に毛細血管瘤と硬性白斑，FA（b）で耳側縫線を巻き込む著明な毛細血管拡張と多数の毛細血管瘤を認める．OCT（c）では高度の網膜肥厚と嚢胞様変化がみられる．

■ 鑑別診断

　黄斑部毛細血管拡張をきたしうる疾患，すなわち網膜静脈閉塞症（RVO），糖尿病網膜症，放射線網膜症などがあるが，黄斑分枝での網膜静脈分枝閉塞症（BRVO），中でも網膜出血の吸収された慢性期の症例が最も見誤りやすい．両者の鑑別で重要な点としてMacTel type 1ではBRVOと異なり耳側縫線を巻き込んだ病変分布をとりやすいこと，BRVOのような動静脈交叉部を起点とした病変分布をしないことがあげられる．

■ 治療

　光凝固による血管瘤の直接凝固が基本であり，滲出性変化の軽減と視力改善が期待できる．インドシアニングリーン蛍光眼底造影（ICGA，IA）が治療対象となる血管瘤の描出に役立つとの報告もある[4]．しかし，中心窩無血管領域（FAZ）に近接している血管瘤の凝固は困難な場合も多い．トリアムシノロンや抗VEGF（血管内皮増殖因子）薬の局所注射の報告も散見されるが，適応外使用であることに加え，有効性および安全性に関してコンセンサスが得られていないことに注意が必要である．

文献4

3.13.2 MacTel type 2—perifoveal telangiectasia, 傍中心窩型

■ 臨床的背景とステージ分類

本邦と比較して欧米で頻度が高いタイプとされる[3]．頻度に性差はみられない．ほぼ全例が両眼性であるが，どちらか一方の眼のみしか症状がないことも多い．平均発症年齢は約55歳である．MacTelプロジェクトとして海外で多施設研究が行われ，急速に病態理解が進んできている．家族発症例も報告されており[5]，遺伝子学的研究成果も蓄積してきている[6]．

文献 5

文献 6

1. Gass 分類

MacTel type 2 に相当する Group 2A IJRT では，進行程度により以下の5つのステージに分類している．

ステージ1（図2）：検眼鏡的にはほぼ正常であり，FA後期に傍中心窩にわずかな蛍光漏出を認める．この時期は通常無症候性である．

ステージ2（図3）：黄斑部網膜の透明性低下や網膜表層のクリスタリン様物質といっ

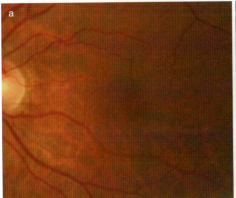 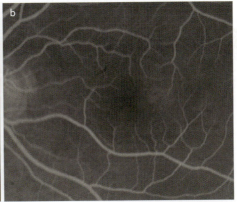

図2　MacTel type 2　ステージ1
カラー眼底写真（a）では特記すべき所見を認めない．FA後期（b）で中心窩耳側に淡い蛍光漏出を認める．

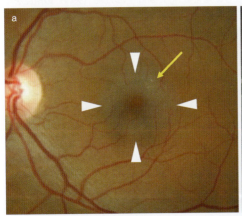 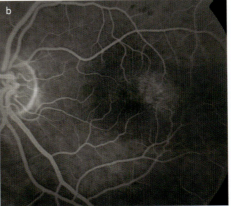

図3　MacTel type 2　ステージ2
カラー眼底写真（a）では網膜の透明性低下（矢頭），クリスタリン様物質（黄矢印）といった特徴的所見が出現している．FA早期（b）でも毛細血管拡張所見は明らかとなる．

たMacTel type 2に特徴的な所見がみられるようになる．FAでも早期から中心窩耳側を中心とした毛細血管拡張および淡い蛍光漏出を認める．

ステージ3（図4）：FAでの毛細血管拡張はさらに明瞭となり，拡張した網膜細静脈が急に途絶する所見（right-angle venules）がみられるようになる．このright-angle venulesは拡張した深層毛細血管網に急峻な角度で連続する網膜静脈を反映していると考えられる．

ステージ4（図5）：拡張した毛細血管網は網膜外層に向かって進展し，反応性に生じた網膜色素上皮細胞の遊走による色素塊がright-angle venulesの近傍を中心にみられるようになる．

ステージ5（図6）：ステージ4における網膜外層方向への毛細血管侵入と増殖はさらに進行し，その結果として網膜下に新生血管を認めるようになる．

2．Yannuzzi分類

上記の5つのステージを，網膜下新生血管を伴わない非増殖期（Gass分類のステージ1〜4に相当）と網膜下新生血管を伴う増殖期（Gass分類のステージ5に相当）にシンプルに分類している．

MacTel type 2では検眼鏡的に明らかな毛細血管瘤や硬性白斑などは通常認めず，病

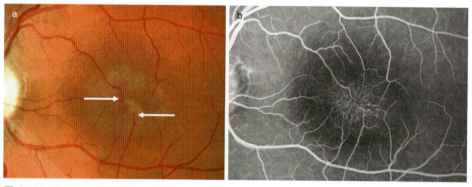

図4　MacTel type 2　ステージ3
カラー眼底写真（a）では網膜血管が急に途絶したように見えるright-angle venules（矢印）の所見を認める．FA（b）でも毛細血管拡張はさらに明瞭となり，right-angle venulesと連続しているのがわかる．

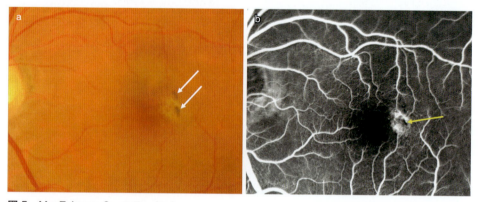

図5　MacTel type 2　ステージ4
カラー眼底写真（a）では色素沈着（白矢印）を認める．FA（b）では色素沈着による蛍光ブロック（黄矢印）がみられる．

3.13 黄斑部毛細血管拡張症（MacTel）

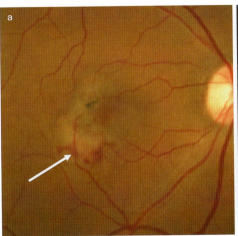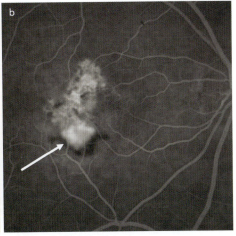

図6 MacTel type 2 ステージ5
カラー眼底写真（a）では網膜下新生血管（矢印）と網膜下出血を認める．FA（b）でも網膜下新生血管（矢印）からの蛍光漏出がみられる．

初期の診断はやや難しい．FAでの毛細血管拡張や蛍光漏出の程度も概して軽度である．後述するが，MacTel type 2における視機能低下の原因は，毛細血管からの漏出よりも網膜の萎縮性変化が主体と考えられている．

■ 画像診断所見

近年のOCTによるMacTel type 2の研究は病態理解を飛躍的に進歩させた．特徴的なOCT所見として，①網膜厚減少，②ellipsoid zone（EZ）消失，③FAの蛍光漏出と一致しない網膜内外層の囊胞様変化，などがあげられる[7-10]（図7）．これらのOCT所見より，MacTel type 2の病態は毛細血管からの漏出よりも網膜の萎縮性変化が主体であり，毛細血管の変化は二次的なものと考えられるようになった．特にミュラー細胞の異常との関連が示唆されており[11]，剖検眼の免疫組織学的研究でも証明されている[12]．OCT angiography（OCTA）では，深層網膜毛細血管主体の拡張血管や，無血管組織である網膜外層への侵入血管が観察できる[13]（図8）．眼底自発蛍光撮影ではミュラー細胞の異常に伴い黄斑色素密度が減少することから，中心窩蛍光ブロックの減弱化がみられ（図9a），病状進行のモニタリングに有効とされている[14]．共焦点走査型レーザー検眼鏡（scanning laser ophthalmoscopy：SLO）の青色光を用いた観察では黄斑部に特徴的な横楕円形の反射増強領域が認められ，その領域はFAでの毛細血管拡張よりも広い範囲でみられる（図9b）ことも，MacTel type 2での毛細血管変化が二次的な現象であることを示唆する[15]．補償光学走査型レーザー検眼鏡（adaptive optics-SLO：AO-SLO）では黄斑部以外にも広範囲で視細胞密度の低下がみられ[16]，MacTel type 2は黄斑部のみならず，眼底全体を巻き込む疾患であることがうかがわれる．

■ 視機能障害の特徴

MacTel type 2の病初期は軽度の変視症のみであるが，網膜外層萎縮などに伴い，中心視力は比較的保持されていても傍中心窩に進行性の感度低下が生じ，読書能力の低下がみられる[17]．増殖期では滲出性変化や出血に伴い急激な視力低下も起こりうる．

文献7
文献8
文献9
文献10
文献11
文献12
文献13
文献14
文献15
文献16
文献17

Chapter 3 疾患と診断

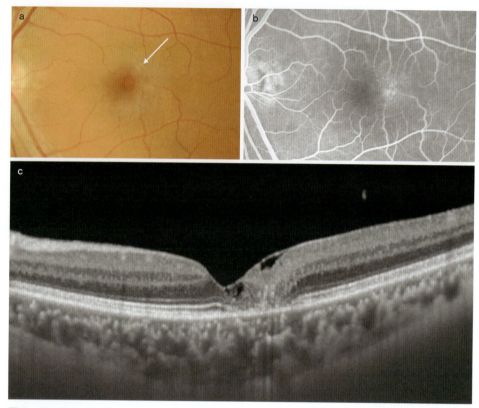

図 7　MacTel type 2（ステージ 2）の画像
カラー眼底写真（a）では網膜透明性低下とクリスタリン様物質（矢印），FA（b）では中心窩耳側の毛細血管拡張がみられる．同症例の OCT（c）では網膜内層の萎縮性嚢胞，ellipsoid zone の消失を認める．

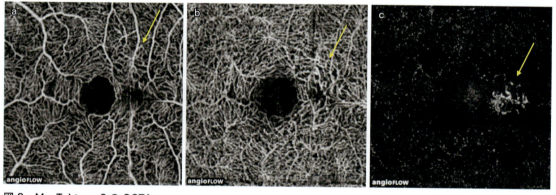

図 8　MacTel type 2 の OCTA
網膜浅層（a），網膜深層（b）において中心窩耳側を中心とした毛細血管拡張（矢印）がみられる．本来無血管である網膜外層（c）にも毛細血管侵入（矢印）を認める．

■ 鑑別診断

　非増殖期では糖尿病網膜症，BRVO，放射線網膜症などとの鑑別が必要である．これらの網膜血管病変との鑑別には OCT が非常に有用であり，MacTel type 2 では網膜厚の増加のない萎縮性変化が特徴的である．網膜の透明性低下やクリスタリン様物質，right-angle venules やその周囲の色素沈着など，MacTel type 2 に特徴的な所見があれ

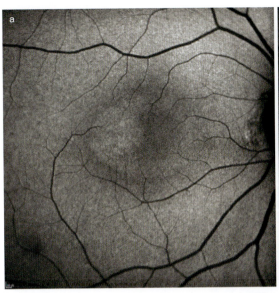 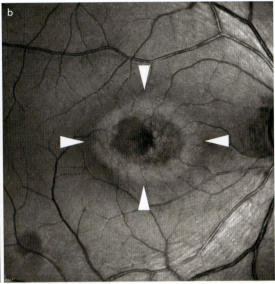

図9 MacTel type 2 の眼底自発蛍光写真，青色光写真
共焦点 SLO を用いた眼底自発蛍光写真（a）では本来存在する中心窩蛍光ブロックの減弱化がみられる．青色光写真（b）では黄斑部に横楕円形の異常反射（矢頭）が明瞭に描出されている．

ば診断の助けになる．また中心窩に囊胞様変化を示す症例は特発性黄斑円孔との鑑別が必要であり，実際に MacTel type 2 でも全層黄斑円孔を生じることもあるため注意が必要である[11]．乳癌などに使用する抗エストロゲン薬であるタモキシフェンの副作用によるタモキシフェン網膜症では，ミュラー細胞の細胞膜におけるグルタミン酸輸送障害が存在するとされ，MacTel type 2 と酷似した所見を示すことから[18]，薬剤摂取歴の聴取も必須である．増殖期では滲出型加齢黄斑変性，とりわけ網膜血管に新生血管の起源を有する3型黄斑新生血管（網膜血管腫状増殖〈retinal angiomatous proliferation：RAP〉）との鑑別が必要であるが，通常 MacTel type 2 ではドルーゼンや網膜色素上皮剥離を伴わない．

文献 18

■治療
現時点では治療の決定打は存在せず，光凝固も無効である．抗 VEGF 薬の硝子体内注射は FA での蛍光漏出を一過性に減少させるが，毛細血管拡張および漏出は二次的な変化であることを考えると，積極的な使用には疑問が残る．増殖期では網膜下新生血管からの滲出性変化の改善に抗 VEGF 薬の硝子体内注射が有効な可能性がある．しかし，適応外使用であることに加え，エビデンスが強くないため，今後の十分な検証が必要である．

3.13.3 MacTel type 3—occlusive telangiectasia，閉塞型

Gass 分類[1]においても最も頻度の少ない一群とされ，両眼性に中心窩周囲の毛細血管

TOPICS

MacTel type 2 診療の最新動向

海外の多施設臨床試験において，MacTel type 2 に対する毛様体神経栄養因子の硝子体内インプラントがシャム群と比較し，EZ の消失や読書速度低下を有意に抑制したという結果が報告され[19]，今後の追試が待たれる．また，MacTel type 2 患者では非必須アミノ酸である血中セリン濃度低下があることが報告され[20]，今後の病態研究および治療への応用が期待される．2022 年には厚生労働科学研究費補助金難治性疾患政策研究事業網膜脈絡膜・視神経萎縮症に関する調査研究班を中心に，本邦における MacTel type 2 の診療ガイドライン（第 1 版）が発表された[21]．

文献 19

文献 20

文献 21

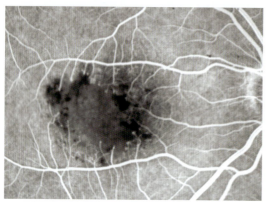

図 10　MacTel type 3 の FA 所見
中心窩周囲の毛細血管の著明な閉塞所見，およびその周囲の血管拡張と淡い蛍光漏出を認める．
（Richard F. Spaide 先生提供）

網の閉塞所見が進行性にみられ，その周囲の毛細血管拡張所見および淡い漏出所見を認める（図 10）．通常，血管閉塞を起こしうる全身疾患あるいは家族性の中枢神経疾患を認める．しかし，病態の正確なメカニズムは不明である．Yannuzzi らの検討ではこのタイプに該当する症例は存在せず[2]，また全身疾患を伴うことから特発性という概念からは異なること，その病態が毛細血管拡張よりも血管閉塞が主体であること，さらにその罹患頻度が極めて少ないと考えられることから，このタイプを分類から除外することが提案されている．

3.13.4 おわりに

本節では MacTel 各タイプの臨床像につき解説した．同じ「毛細血管拡張症」という括りがなされているが，各タイプの病態背景や臨床所見は大きく異なることに留意して，診察に臨むことが重要である．

（古泉英貴）

文献

1) Gass JD et al. Idiopathic Juxtafoveolar Retinal Telangiectasis. Update of Classification and Fol-

low-up Study. *Ophthalmology* 1993；100：1536-46.

2) Yannuzzi LA et al. Idiopathic macular telangiectasia. *Arch Ophthalmol* 2006；124：450-60.

3) Maruko I et al. Demographic features of idiopathic macular telangiectasia in Japanese patients. *Jpn J Ophthalmol* 2012；56：152-8.

4) Hirano Y et al. Indocyanine green angiography-guided laser photocoagulation combined with sub-Tenon's capsule injection of triamcinolone acetonide for idiopathic macular telangiectasia. *Br J Ophthalmol* 2010；94：600-5.

5) Gillies MC et al. Familial Asymptomatic Macular Telangiectasia Type 2. *Ophthalmology* 2009；116：2422-9.

6) Scerri TS et al. Genome-wide analyses identify common variants associated with macular telangiectasia type 2. *Nat Genet* 2017；49：559-67.

7) Koizumi H et al. Morphologic features of group 2A idiopathic juxtafoveolar retinal telangiectasis in three-dimensional optical coherence tomography. *Am J Ophthalmol* 2006；142：340-3.

8) Maruko I et al. Early morphological changes and functional abnormalities in group 2A idiopathic juxtafoveolar retinal telangiectasis using spectral domain optical coherence tomography and microperimetry. *Br J Ophthalmol* 2008；92：1488-91.

9) Gaudric A et al. Optical coherence tomography in group 2A idiopathic juxtafoveolar retinal telangiectasis. *Arch Ophthalmol* 2006；124：1410-9.

10) Paunescu LA et al. Idiopathic Juxtafoveal Retinal Telangiectasis：New Findings by Ultrahigh-Resolution Optical Coherence Tomography. *Ophthalmology* 2006；113：48-57.

11) Koizumi H et al. Full-thickness macular hole formation in idiopathic parafoveal telangiectasis. *Retina* 2007；27：473-6.

12) Powner MB et al. Perifoveal Müller Cell Depletion in a Case of Macular Telangiectasia Type 2. *Ophthalmology* 2010；117：2407-16.

13) Chidambara L et al. Characteristics and quantification of vascular changes in macular telangiectasia type 2 on optical coherence tomography angiography. *Br J Ophthalmol* 2016；100：1482-8.

14) Wong WT et al. Fundus Autofluorescence in Type 2 Idiopathic Macular Telangiectasia：Correlation with Optical Coherence Tomography and Microperimetry. *Am J Ophthalmol* 2009；148：573-83.

15) Charbel Issa P et al. Confocal Blue Reflectance Imaging in Type 2 Idiopathic Macular Telangiectasia. *Invest Ophthalmol Vis Sci* 2008；49：1172-7.

16) Ooto S et al. High-Resolution Photoreceptor Imaging in Idiopathic Macular Telangiectasia Type 2 Using Adaptive Optics Scanning Laser Ophthalmoscopy. *Invest Ophthalmol Vis Sci* 2011；52：5541-50.

17) Finger RP et al. Reading Performance Is Reduced by Parafoveal Scotomas in Patients with Macular Telangiectasia Type 2. *Invest Ophthalmol Vis Sci* 2009；50：1366-70.

18) Lee S et al. OCT Angiography Findings of Tamoxifen Retinopathy：Similarity with Macular Telangiectasia Type 2. *Ophthalmol Retina* 2019；3：681-9.

19) Chew EY et al. Effect of Ciliary Neurotrophic Factor on Retinal Neurodegeneration in Patients with Macular Telangiectasia Type 2：A Randomized Clinical Trial. *Ophthalmology* 2019；126：540-9.

20) Gantner ML et al. Serine and Lipid Metabolism in Macular Disease and Peripheral Neuropathy. *N Engl J Med* 2019；381：1422-33.

21) 厚生労働科学研究費補助金難治性疾患政策研究事業網膜脈絡膜・視神経萎縮症に関する調査研究班黄斑部毛細血管拡張症2型診療ガイドライン作成ワーキンググループ．黄斑部毛細血管拡張症2型診療ガイドライン（第1版）．日本眼科学会雑誌 2022；126：463-71.

Chapter 3 疾患と診断

3.14 網膜血管腫状増殖（RAP），perifoveal exudative vascular anomalous complex（PEVAC）

3.14.1 網膜血管腫状増殖（RAP）

文献 1

文献 2

　網膜血管腫状増殖（retinal angiomatous proliferation：RAP）は 2001 年に Yannuzzi らが初めて提唱した疾患概念であり[1]，通常の新生血管型加齢黄斑変性（neovascular age-related macular degeneration：nAMD）と異なり脈絡膜ではなく網膜由来の黄斑新生血管（macular neovascularization：MNV）が発生する病型（3 型 MNV）で，疫学的には，高齢女性に多く両眼発症率が高いことが特徴である．欧米では nAMD の 15 〜 20 ％ を占めるとされるが，本邦では 4.5 ％ と RAP の発生頻度は低い[2]．

■ 病態および病期

　MNV は病理組織学的分類として，MNV が網膜色素上皮（retinal pigment epithelium：RPE）下にとどまっている 1 型 MNV と，MNV が RPE を貫いて網膜下に侵入した 2 型 MNV と，MNV が網膜内から発生する 3 型 MNV との 3 つのタイプに分類される．上述のように RAP は 3 型 MNV であり，MNV の進行過程から Yannuzzi らは RAP を次のような病態と病期で説明した（**図 1**）[1,3]．まず MNV が網膜内から発生する（stage Ⅰ）と異常血管増殖が起こり，網膜血管同士が吻合した網膜-網膜吻合（retinal-retinal anastomosis：RRA）を形成する（stage Ⅱ）．続いて後方の網膜下腔に進展し，漿液性の網膜色素上皮剥離（retinal pigment epithelial detachment：PED）が生じ（stage Ⅲ），最終的に新生血管は脈絡膜循環に達し，網膜血管と脈絡膜血管が吻合した網膜-脈絡膜吻合（retinal-choroidal anastomosis：RCA）を形成する（stage Ⅳ）．

■ 診断

　RAP は軟性ドルーゼンや reticular pseudodrusen が眼底に多発し，滲出が生じると網膜内出血や嚢胞様黄斑浮腫（cystoid macular edema：CME）を伴うことが多く，PED もしばしばみられる（**図 2**）．reticular pseudodrusen は通常のドルーゼンと異なり，RPE 上への微細な沈着がみられる．ごく初期の症例を除いて，蛍光眼底造影検査における RRA（**図 3a**）や RCA が診断に重要である．しかし，RAP の蛍光眼底造影検査において，時にフルオレセイン蛍光眼底造影（FA）のみでは MNV の描出が難しい．これは網膜内新生血管のみの初期病変では淡い過蛍光のみを示し，進行した病期では CME の過蛍光で RRA が判然としないこともあるためである（**図 3b**）．そこで，FA よりも高分子量で網膜血管から漏出しにくいインドシアニングリーン蛍光眼底造影（IA）を用いることで，RRA や過蛍光点（hot spot）が評価しやすくなり，診断に有用である（**図 4**）．

　RAP における光干渉断層計（OCT）では，軟性ドルーゼンによる drusenoid PED や

3.14 網膜血管腫状増殖（RAP），perifoveal exudative vascular anomalous complex（PEVAC）

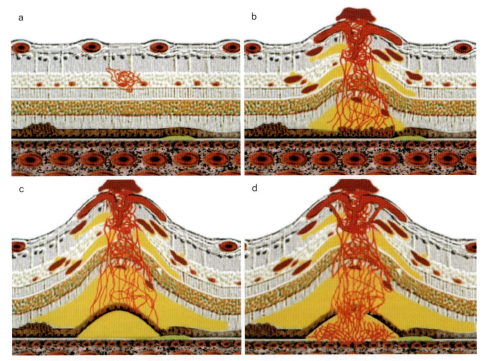

図1 RAP（3型MNV）の病期分類
a：stage Ⅰ 網膜内新生血管　b：stage Ⅱ 網膜-網膜吻合（RRA）を伴う網膜下新生血管
c：stage Ⅱ 漿液性の網膜色素上皮剝離（PED）を伴う網膜下新生血管，その後stage Ⅲに改訂された．
d：stage Ⅲ 網膜-脈絡膜吻合（RCA）を伴う脈絡膜新生血管，その後stage Ⅳに改訂された．
（文献1，3より作成）

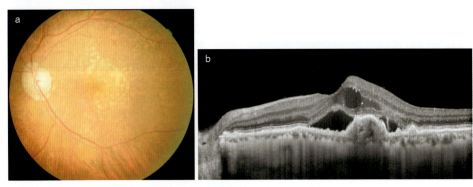

図2 RAP典型例（74歳，女性）の眼底写真（a）とOCT（b）
a：眼底写真　軟性ドルーゼンと小さな出血を認める．
b：OCT　軟性ドルーゼンによる網膜色素上皮（RPE）隆起と漿液性の網膜色素上皮剝離（PED），囊胞様黄斑浮腫（CME）がみられる．

CMEがしばしばみられ（図2b），MNVは網膜内の高反射として観察できる．RAPのMNVに一致した高反射の下にRPEの断裂像がみられることがあり，これはbump signと呼ばれ，RAPに特徴的なサインの一つである（図5c）．また，脈絡膜厚に着目してみると，RAPは高齢者であることもあるが，1・2型MNVを持つAMDおよびポリープ状脈絡膜血管症と比較して菲薄化していることが多いのもポイントである[4]．

光干渉断層血管撮影（OCT angiography：OCTA）では，発症初期からMNVを非侵襲的に評価可能であるが，超初期病変は網膜内層側で観察されることがあり，その場

文献4

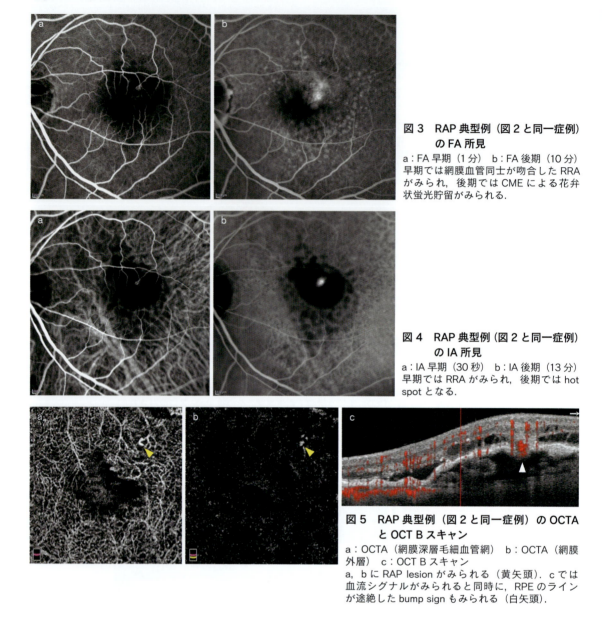

図3 RAP 典型例（図2と同一症例）のFA 所見
a：FA 早期（1分） b：FA 後期（10分）
早期では網膜血管同士が吻合した RRA がみられ，後期では CME による花弁状蛍光貯留がみられる．

図4 RAP 典型例（図2と同一症例）のIA 所見
a：IA 早期（30秒） b：IA 後期（13分）
早期では RRA がみられ，後期では hot spot となる．

図5 RAP 典型例（図2と同一症例）の OCTA と OCT B スキャン
a：OCTA（網膜深層毛細血管網） b：OCTA（網膜外層） c：OCT B スキャン
a，b に RAP lesion がみられる（黄矢頭）．c では血流シグナルがみられると同時に，RPE のラインが途絶した bump sign もみられる（白矢頭）．

合には網膜毛細血管瘤との鑑別が困難である．OCTA ではある一定の範囲を高密度に撮影しているので，小さな病変や CME を効率的に発見できる利点もある（図 5a，b）．

■ 治療および予後

　滲出例においては抗 VEGF（血管内皮増殖因子）薬硝子体内注射が第一選択である．光線力学的療法は萎縮や出血などのリスクがあり注意が必要である．他の AMD 病型と比較して予後不良とされており，両眼発症をきたしやすいことから，僚眼の経過観察も重要である．両眼に注射を行うことも稀ではない．また，RAP 症例では黄斑萎縮が合併することも多いとされ，萎縮が中心窩にかかると視力低下に直結するため，その範囲や拡大に関しても評価することは重要である．

3.14.2 perifoveal exudative vascular anomalous complex (PEVAC)

　動脈瘤に関連する全身疾患や眼疾患を持たない患者において，片眼性に大きな孤立性の動脈瘤が傍中心窩に生じる疾患と報告されている（図6〜9）．2011年にQuerquesら[5]により初めて報告された疾患で，まだ病態生理や病因は完全には解明されていない．
　PEVACは動脈瘤に関連して，CMEや出血，硬性白斑を伴うことが多い．中・高年者にみられ，糖尿病網膜症や網膜静脈閉塞などによる網膜血管病変を伴わないが，近視性眼底やドルーゼンなどの加齢性の黄斑病変を合併しうる[6]．
　近年，滲出型と非滲出型とに特徴づけられるようになった．疾病早期には滲出がなく，後期に網膜内滲出により視力低下を引き起こす．一部の症例は長期にわたり病巣に

文献5

文献6

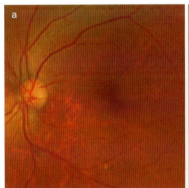
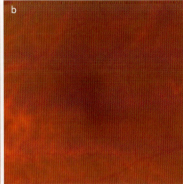

図6　PEVAC典型例（83歳，女性　基礎疾患なし）の眼底写真
a：Optos® Californiaによる眼底写真
b：aの黄斑部の拡大写真
一見鮮明ではないが中心窩上鼻側に毛細血管瘤がみられる．黄斑部にドルーゼンも認める．

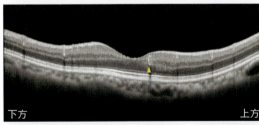

図7　PEVAC典型例（図6と同一症例）のOCT所見
中心窩上方に毛細血管瘤がみられる（矢頭）が，黄斑浮腫は生じていない．

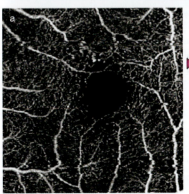
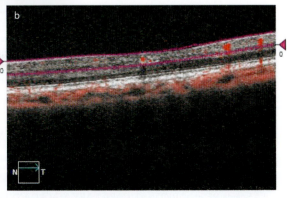

図8　PEVAC典型例（図6と同一症例）のOCTAとOCT Bスキャン
a：OCTA（網膜表層毛細血管網）　b：OCT Bスキャン
中心窩上鼻側の中心窩無血管領域（FAZ）辺縁に毛細血管瘤がみられる．

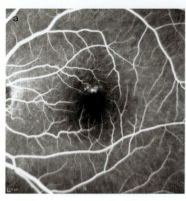
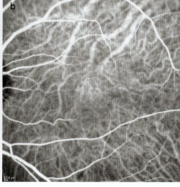

図 9　PEVAC 典型例（図 6 と同一症例）の FA 所見と IA 所見
a：FA 早期（1 分）　傍中心窩に 1 つ比較的大きな毛細血管瘤があり，その周囲にも小さな毛細血管瘤がみられる．
b：IA 早期（1 分）　傍中心窩に毛細血管瘤を認め，OCTA 所見（図 8a）とも一致する．

変化がみられないことや自然消退することもある．鑑別疾患として 3 型 MNV（RAP）や黄斑部毛細血管拡張症 1 型（MacTel type 1），retinal capillary macroaneurysm（**COLUMN** 参照）などとの鑑別が必要である．

■治療

黄斑浮腫に対して，抗 VEGF 薬硝子体内注射やトリアムシノロンアセトニド硝子体内注射を施行したいくつかの報告があるが，無効例が多く，一般にはレーザー治療が有効との報告が多い[6,7]．また，中心性漿液性脈絡網膜症や糖尿病黄斑浮腫などに対する治療としても現在行われているマイクロパルス閾値下凝固が有効であった症例報告もある[8]．PEVAC の動脈瘤は傍中心窩に存在するため，通常のレーザーでは網膜組織破壊やレーザー瘢痕の拡大などに伴い，暗点や視野欠損のリスクの可能性もあるため，注意が必要である．また PEVAC 患者 21 眼（平均観察期間：24.3 ± 13.8 か月）の報告では，動脈瘤のみで CME が出現しないことや，CME が自然消失した例もみられ[7]，個々の症例に応じた治療や経過観察が重要である．

（橋谷　臨，丸子一朗）

文献 7

文献 8

文献

1) Yannuzzi LA et al. Retinal angiomatous proliferation in age-related macular degeneration. *Retina* 2001；21：416-34.
2) Maruko I et al. Clinical characteristics of exudative age-related macular degeneration in Japanese patients. *Am J Ophthalmol* 2007；144：15-22.
3) Yannuzzi LA et al. The Retinal Atlas. Saunders；2010. pp.592-602.
4) Yamazaki T et al. Subfoveal choroidal thickness in retinal angiomatous proliferation. *Retina* 2014；34：1316-22.
5) Querques G et al. Perifoveal exudative vascular anomalous complex. *J Fr Ophtalmol* 2011；34：559.e1-4.
6) Sacconi R et al. The Expanded Spectrum of Perifoveal Exudative Vascular Anomalous Complex. *Am J Ophthalmol* 2017；184：137-46.
7) Verhoekx JSN et al. ANATOMICAL CHANGES ON SEQUENTIAL MULTIMODAL IMAGING IN PERIFOVEAL EXUDATIVE VASCULAR ANOMALOUS COMPLEX. *Retina* 2021；41：162-9.
8) Kang YK et al. MULTIPLE-SESSION SUBTHRESHOLD MICROPULSE LASER THERAPY FOR EXUDATIVE PERIFOVEAL VASCULAR ANOMALOUS COMPLEX：A CASE REPORT. *Retin Cases Brief Rep* 2023；17：324-8.
9) Spaide RF et al. RETINAL CAPILLARY MACROANEURYSMS. *Retina* 2019；39：1889-95.
10) Yu T et al. Retinopathy in Older Persons Without Diabetes and Its Relationship to Hypertension. *Arch Ophthalmol* 1998；116：83-9.

COLUMN

retinal capillary macroaneurysm

　Spaideらは網膜毛細血管から生じた巨大血管瘤をretinal capillary macroaneurysmとする5例の報告をした[9]．通常の網膜細動脈瘤と異なり，網膜毛細血管から発生する．5例中4例には糖尿病や動脈硬化性疾患などの基礎疾患がなかった．動脈瘤の大きさは直径200μm以上あり，孤立性がほとんどであるが，数個の毛細血管瘤が生じたものもあった．Blue Mountains Eye Study[10]における糖尿病や網膜静脈閉塞症の既往のない被験者の解析では，6.4％に微小な動脈瘤が認められ，PEVACやretinal capillary macroaneurysmのように全身的な既往がなくても動脈瘤は生じうることがわかる．PEVACは傍中心窩に生じる孤立性の動脈瘤であるが，retinal capillary macroaneurysmは傍中心窩以外にも生じ，一部オーバーラップしていると考えられる（図10〜12）．

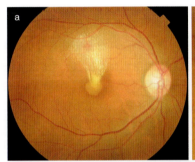
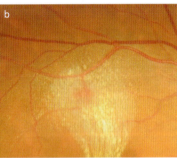

図10　retinal capillary macroaneurysm 破裂例（55歳，女性　基礎疾患なし）の眼底写真
黄斑上部に毛細血管瘤または網膜細動脈瘤を疑う病変と周囲の出血があり，中心窩に向かい硬性白斑の沈着と中心窩に黄白色沈着物がみられる．

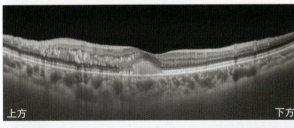

図11　図10と同一症例のOCT
ヘンレ神経線維層に滲出性変化と硬性白斑がみられ，中心窩では網膜下に沈着物がみられる．

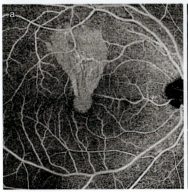
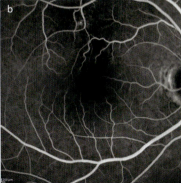

図12　図10と同一症例のOCTAとFA所見
a：OCTA（網膜表層毛細血管網）　硬性白斑の沈着により毛細血管瘤ははっきりしない．
b：FA（中期5分）　黄斑上部に毛細血管瘤を1つ認める．

Chapter 3 疾患と診断

3.15 Coats 病, Eales 病

3.15.1 Coats 病

■疾患概念

　Coats（コーツ）病は網膜毛細血管拡張症と網膜滲出性病変を伴い，滲出性網膜剝離へ進展する疾患である．発症年齢は 5 〜 6 歳であり，ほとんどは 16 歳以下に発症するが，成人にも発症することがある．片側性（95 〜 100 ％）で，男性の発症が多い（76 〜 84 ％）．発症頻度は 100 万人に 1 人程度と稀である．散発性かつ非遺伝性であり，全身症状や人種的傾向はなく，原因は不明である[1,2]．

文献 1

文献 2

■臨床像

　小児では健康診査での視力低下，斜視，白色瞳孔，眼振，痛みなどを契機に発覚することが多い．周辺部網膜に，特徴的な黄色調滲出性病変や毛細血管拡張，毛細血管瘤を示す．網膜下には，黄色調の網膜下液と共に硬性白斑が蓄積する．周辺網膜だけでなく黄斑部にも網膜下液および硬性白斑が蓄積する．進行すると滲出性網膜剝離を生じ，網膜全剝離となり，血管新生緑内障へ進展する[1]．

■診断

　フルオレセイン蛍光眼底造影検査（FA）が必須である．特徴的な所見として周辺部網膜で不規則に拡張した毛細血管や毛細血管瘤，末梢の無灌流領域（NPA）および透過性亢進による網膜血管からの蛍光色素の漏出がみられる．しかし，蛍光眼底造影検査は薬剤アレルギーによる副作用やアナフィラキシーショックが発症する可能性があり，Coats 病の好発年齢である小児には，侵襲性の高い検査である．一方，近年広く普及されつつある光干渉断層血管撮影（OCTA）は，造影剤を使用することなく，非侵襲的に網膜血流を評価可能である．FA と比較すると，OCTA は網膜血流を毛細血管レベルで高コントラストに描出でき，NPA の描出能も優れている．Coats 病の診断の決め手となる 3 つの特徴は，滲出性網膜剝離と不規則に拡張した毛細血管，末梢の NPA であり，診断には OCTA が有用である．OCTA にて毛細血管の拡張と NPA が判定できた症例を図 1 に示す．

　鑑別診断として，その他の網膜血管病変（網膜血管腫，フォン・ヒッペル・リンドウ病〈VHL 病〉，レーベル粟粒血管腫症，Eales 病など）や白色瞳孔を呈する疾患（網膜芽細胞腫，第一次硝子体過形成遺残，ノリエ病，家族性滲出性硝子体網膜症〈FEVR〉など）があげられる[2]．

■治療

　Shields らは Coats 病の重症度を 5 段階に分類し，この分類は治療方針の決定に広く用いられている（表 1)[2]．治療としては NPA への網膜光凝固が基本である．しかし，

3.15 Coats病, Eales病

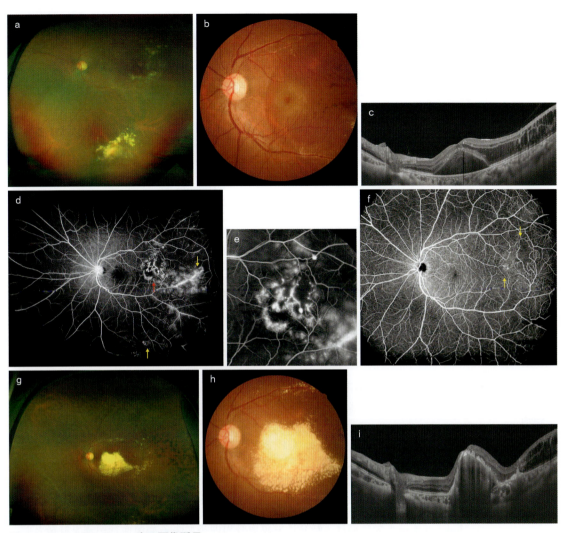

図1 stage 2B の Coats 病の画像所見
34歳, 男性 左眼の見えづらさを自覚し, 近医で Coats 病の疑いとなり, 当科を紹介受診した. 初診時, 矯正視力は右 (1.2) 左 (0.15). 高血圧や糖尿病などの全身疾患の既往なし.
a : 左眼眼底の耳側から下方にかけての周辺部には硬性白斑を伴う滲出性網膜剥離と毛細血管拡張がみられる.
b : 黄斑部にも硬性白斑を伴う網膜下滲出液がみられる.
c : OCT 黄斑部には黄斑浮腫と網膜下液がみられる.
d : 左眼 FA 耳側から下方の周辺網膜血管の毛細血管拡張（黄矢印）および NPA, 血管からの蛍光漏出がみられる.
e : d の赤矢印部位の拡大図 毛細血管が拡張し, 一部血管瘤状となっている.
f : 左眼の広角 OCTA FA でみられた毛細血管の拡張および NPA がみられる（黄矢印）.
g~i : NPA への網膜光凝固と3回の抗 VEGF 薬硝子体内注射により滲出性網膜剥離と黄斑浮腫は改善し, 黄斑部に硬性白斑の沈着はあるが, 左眼矯正視（0.2）まで改善した.

滲出性網膜剥離を伴った場合は, 網膜光凝固が施行できない場合もあり, その場合は冷凍凝固を行う.
　滲出性網膜剥離の程度により, 外科的手術で網膜下液の排液を行う場合もある.
　現在では, 従来の治療の補助として抗 VEGF（血管内皮増殖因子）薬が登場している. 抗 VEGF 薬は異常血管の退縮, 黄斑浮腫および網膜下滲出液の消失, 視力の安定化または改善をもたらす. 病期2Bから3Bまでの若年性 Coats 病に対して, 抗 VEGF 薬硝子体内投与と網膜凝固療法を併用した報告では約5年後にすべての眼で病変が部分

203

表1 Coats病のstage分類と治療

stage	眼底の特徴	治療法
1	**網膜毛細血管拡張症のみ**	網膜光凝固術，網膜冷凍凝固術
2	**毛細血管拡張症と滲出液**	
2A	黄斑外滲出液	
2B	黄斑部滲出液	
3	**滲出性網膜剥離**	網膜光凝固術，網膜冷凍凝固術 網膜下液のドレナージ 硝子体手術
3A1	黄斑外滲出性網膜剥離	
3A2	黄斑部滲出性網膜剥離	
3B	全網膜剥離	
4	**全網膜剥離とそれに伴う緑内障**	網膜下液ドレナージ 硝子体手術 必要があれば緑内障手術
5	**末期（光覚弁消失）**	痛みがなければ経過観察 痛みが強い場合は眼球摘出
		補助療法 硝子体内および眼球周囲へのステロイド注射 抗VEGF薬硝子体内注射

（文献2をもとに作成）

的または完全に消失しており，抗VEGF薬を使用しない過去の研究より有用な治療であることが報告されている[3]．硝子体手術は硝子体網膜牽引や網膜前膜が伴う症例に適応がある．

文献3

3.15.2 Eales病

■疾患概念

Eales（イールズ）病は，特発性網膜血管周囲炎による網膜血管閉塞を特徴とし，NPAによる新生血管が出現し，硝子体出血を繰り返す疾患である．結核菌に代表されるマイコバクテリウム属に対する免疫反応や自己免疫疾患との関連が示唆されている[4]．しかし，本疾患の病態はまだ確立していない．通常，両眼性で若年男性に多い．

文献4

■臨床像

硝子体出血による症状として，飛蚊症や視力低下を自覚し疾患が発覚することが多い．眼底所見は，周辺部に網膜静脈周囲炎が生じ，その後，網膜血管白線化，網膜新生血管がみられる．さらに，硝子体出血が出現し，黄斑浮腫や網膜上膜，牽引性網膜剥離，血管新生緑内障に進展する場合がある．

■診断

FAでは周辺部網膜血管からの蛍光漏出や血管壁の組織染，NPA，新生血管からの蛍光漏出などがみられる．Coats病の診断でも有用であったOCTAもEales病の診断に有用である．当科でEales病と診断しOCTAを撮影した症例を図2，3に提示する[5]．
鑑別診断には，糖尿病網膜症，網膜静脈閉塞症，サルコイドーシス，ベーチェット

文献5

病，Coats 病，FEVR，後天性免疫不全症候群，結核，梅毒，鎌状赤血球症などの血管閉塞性疾患の除外が必要である．Eales 病は，特異的な診断検査がないため除外診断とされる．特に結核性ぶどう膜炎との鑑別診断は重要である．結核菌は時に肺以外の臓器に血流によって広がることがあり，これを肺外結核という．Eales 病と結核性ぶどう膜炎を鑑別するために QuantiFERON® 検査が有用である．その感度は 98.9% であるため，陰性であれば結核性ぶどう膜炎の診断が否定される可能性が高い[6]．

文献 6

■ 治療

網膜血管炎の炎症期治療の第一選択は，副腎皮質ステロイドの全身または局所投与で

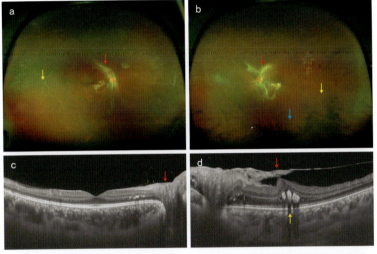

図 2 Eales 病の画像所見①
30 歳，女性 左眼のかすみを主訴に当科を受診した．既往は軽度貧血のみ．矯正視力は右眼（1.2），左眼（0.6）であった．
a, b : 超広角眼底写真（a : 右眼 b : 左眼）後極部に硬性白斑がみられる．視神経乳頭とアーケード血管上に増殖組織がみられる（赤矢印）．網膜血管の白線化が，両眼とも中周辺部から鋸状縁まで，すべての象限で認められる（黄矢印）．左眼は硝子体出血（青矢印）がみられる．
c, d : OCT 画像（c : 右眼 d : 左眼）両眼とも後部硝子体剝離がないことに加え，視神経乳頭から黄斑にかけて増殖組織（赤矢印）を形成している．左眼では黄斑部に硬性白斑がみられる（黄矢印）．
（文献 5 より）

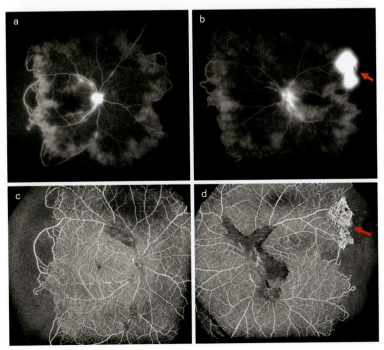

図 3 Eales 病の画像所見②
a, b : 両眼の FA（a : 右眼 b : 左眼）両眼とも中周辺部から周辺にかけて広範囲な NPA がみられる．左眼に蛍光色素漏出を伴う網膜新生血管がみられる（b，赤矢印）．
c, d : 広角 OCTA（c : 右眼 d : 左眼）両眼に広範囲な NPA がみられ，左眼は網膜新生血管がみられる（d，赤矢印）．
（文献 5 より）

Chapter 3 疾患と診断

ある．黄斑浮腫に対しても，副腎皮質ステロイドの局所投与が有効な場合がある．病変が新生血管を伴う場合は，網膜 NPA への網膜光凝固が基本である．硝子体出血が遷延する症例や牽引性網膜剥離，裂孔原性網膜剥離が生じた症例は硝子体手術を行う[7]．

（齊藤千真，秋山英雄）

文献 7

文献

1) Shields JA et al. Classification and management of Coats disease：the 2000 Proctor Lecture. *Am J Ophthalmol* 2001；131：572-83.
2) Sen M et al. Coats disease：An overview of classification, management and outcomes. *Indian J Ophthalmol* 2019；67：763-71.
3) Li L et al. Long-term efficacy and complications of intravitreal anti-vascular endothelial growth factor agents combined with ablative therapies in juvenile Coats disease：a five year follow-up study. *Graefes Arch Clin Exp Ophthalmol* 2024；262：305-12.
4) López SM et al. Eales' disease：epidemiology, diagnostic and therapeutic concepts. *Int J Retina Vitreous* 2022；8：3.
5) Nakamura K et al. A CASE OF EALES DISEASE OBSERVED BY WIDEFIELD OPTICAL COHERENCE TOMOGRAPHY ANGIOGRAPHY. *Retin Cases Brief Rep* 2024；18：116-9.
6) Takasaki J et al. Sensitivity and specificity of QuantiFERON-TB Gold Plus compared with QuantiFERON-TB Gold In-Tube and T-SPOT.TB on active tuberculosis in Japan. *J Infect Chemother* 2018；24：188-92.
7) Mercuţ MF et al. A Multidisciplinary Approach to the Management of Eales Disease：A Case Report and Review of the Literature. *J Pers Med* 2024；14：235.

3.16 放射線網膜症

　放射線網膜症（radiation retinopathy）は，様々な放射線源への被曝による進行性の病変である．眼内腫瘍照射（悪性黒色腫や網膜芽細胞腫など）や眼窩，眼窩周囲，顔面，鼻咽頭，頭蓋内の照射後に発症する．慢性の網膜血管閉塞を生じ，多くはゆっくりと網膜毛細血管閉塞が進行する．視力予後は，網膜毛細血管閉塞の部位と範囲，黄斑浮腫の程度と期間による．重症例では網膜新生血管や血管新生緑内障，視神経萎縮を合併する[1]．

3.16.1 頻度，発症に関与する因子（表1）[1-6]

　放射線網膜症の発生率は3～20％であり，腫瘍の特徴，部位の他に，放射線源，線量，照射の種類によって大きく異なる[2]．照射部が眼球に近接している場合は，発症率が増加し，眼球・眼窩照射では85％，副鼻腔照射では45.4％，鼻咽頭照射では36.4％との報告がある[3]．

　網膜の耐容線量は45 Gy（グレイ）とされているが[4]，若年，糖尿病，高血圧，併用化学療法，妊娠などの外的因子があると，より低い線量でも発症する[5,6]．

文献2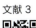

文献3

文献4

文献5

文献6

表1　放射線網膜症の発症に影響する因子

放射線照射方法	●治療方法：局所ブラーク放射線療法，外照射療法，重量子線治療，陽子線治療，ガンマナイフなど ●総照射線量：45 Gy 未満では5％未満，50 Gy 以上で60％ ●照射領域，照射スケジュール，1回あたりの照射線量など
全身疾患	糖尿病，高血圧，心血管病変，膠原病など
全身化学療法の併用	
妊娠	

（文献1～6をもとに作成）

3.16.2 眼底所見

　糖尿病網膜症では網膜毛細血管周皮細胞が，放射線網膜症では網膜血管内皮細胞が障害されるが，両者の臨床所見は極めて類似する．網膜毛細血管瘤，散在性の網膜出血，網膜毛細血管の拡張および閉塞，綿花様白斑，網膜浮腫，硬性白斑，血管周囲の鞘形成がみられる（図1）．広範な毛細血管閉塞を伴うと網膜新生血管，乳頭上新生血管に伴う増殖性網膜症を合併し，硝子体出血をきたす．眼内腫瘍では腫瘍周囲に滲出斑の出現や網脈絡膜萎縮が生じる（図2）．重症例では，広範な網膜動脈閉塞，網脈絡膜萎縮，視神経萎縮，虹彩新生血管による血管新生緑内障を発症する．

Chapter 3　疾患と診断

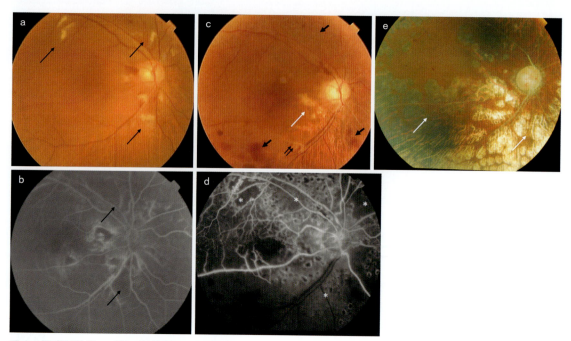

図1　眼窩悪性リンパ腫で総線量60 Gy 照射
放射線治療1年後に両眼網膜出血，軟性白斑が出現し，徐々に進行した．
3年後　カラー眼底写真（a）　網膜出血，軟性白斑（黒矢印）がみられる．FA（b）　局所的な網膜毛細血管閉塞と周囲の蛍光漏出がみられる．
5年後　カラー眼底写真（c）　網膜出血（黒矢印）が増加し，白鞘化した網膜血管（二重矢印）がみられる．白矢印は光凝固斑．FA（d）　無灌流領域（＊）が拡大している．
9年後（e）　網膜動静脈は白鞘化し，視神経乳頭は蒼白を呈する．光凝固斑の拡大がみられる（白矢印）．

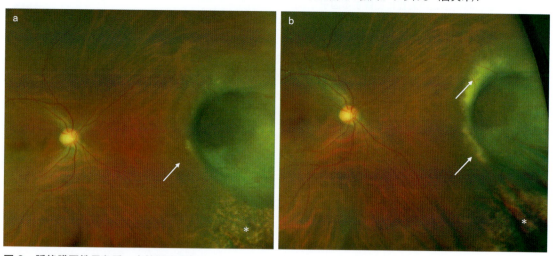

図2　脈絡膜悪性黒色腫―小線源治療後
a：1年後　b：1年3か月後　病巣部周囲に網膜下滲出斑の出現と拡大がみられる（矢印）．
＊：小線源による網脈絡膜萎縮

3.16.3　診断と病状評価

　　　放射線治療後3か月～3年以上経過して発症することが多い[5]ので，自覚症状の悪化時に受診すると網膜症が進行している場合がある．放射線治療後，定期的に眼底検査を

208

3.16 放射線網膜症

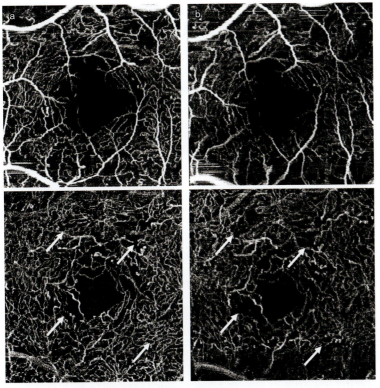

図3 糖尿病合併例―眼窩限局MALTリンパ腫で総線量36 Gy照射
2年後に左眼網膜出血，軟性白斑が出現し，徐々に進行したため網膜光凝固を施行した．
a：14年後，b：19年後のOCTA
上：網膜表層毛細血管網　下：網膜深層毛細血管網
検眼鏡，OCTでは，網膜出血や浮腫性変化なく経過中．OCTAでは，網膜深層毛細血管網の閉塞の進行がみられる（矢印）．

表2　眼および付属器への放射線の影響

>5 Gy	白内障
30～40 Gy	眼瞼浮腫，眼瞼炎，睫毛脱毛，表層角膜炎，角膜浮腫，角膜潰瘍
>50 Gy	涙腺障害，鼻涙管閉塞，重症のドライアイ，角膜潰瘍，視神経症

（文献10，11をもとに作成）

行い，視力が良好な発症早期に診断することが，その後の眼底管理上大事である．細隙灯顕微鏡検査，眼底写真，光干渉断層計（OCT），OCT angiography（OCTA，図3）など非侵襲的検査を基本に，フルオレセイン蛍光造影（FA，図1b，d），インドシアニングリーン蛍光造影（IA）による病状評価を行う．OCT・OCTAでは，網膜症の初期変化として黄斑浮腫や中心窩網膜毛細血管網の閉塞が検出できる[7-9]．また眼瞼炎，ドライアイ，白内障，涙道閉塞などの網膜症以外の有害事象も評価が必要である（表2）[10,11]．

3.16.4 治療

眼内腫瘍では腫瘍自体に放射線を照射するので，腫瘍および周辺組織の反応は不可避である．眼付属器，眼窩を含む頭頸部病変では，放射線治療時の対策が第一となる．放射線網膜症に対しては，視機能維持目的でいくつかの治療が試みられている[1,12-14]．脈絡膜悪性黒色腫へのプラーク療法後の虚血性病変や血管新生を伴う増殖網膜症，血管新生緑内障に対しては，網膜光凝固が有効である[13,14]．黄斑浮腫に対して海外では，糖尿

文献7

文献8

文献9

文献10

文献11

文献12

文献 13

病網膜症と同様に，抗VEGF（血管内皮増殖因子）薬，副腎皮質ステロイドを用いた症例検討や臨床研究が行われている[12]．短期的な効果が示されているが，継続的な加療が必要である．しかし，症例により治療に対する反応が異なり，現時点では推奨される治療法は確立していない．本邦においては保険診療上，放射線網膜症に対する抗VEGF薬の使用には制限がある．糖尿病や血管新生緑内障を合併する重症例での効果が期待される．

3.16.5 まとめ

　放射線治療は，眼球を含む頭頸部腫瘍の治療には不可欠な治療法で，視機能を維持できる可能性がある．しかし，様々な副反応が生じる．放射線網膜症は進行性の病変であり，時間経過と共に網膜症は重症となり，不可逆的な視機能障害を生じうる．発症早期での診断と経過観察，視力が良好な時期からの抗VEGF薬などを用いた治療法の検討が待たれる．

（河野剛也）

文献

1) Zaeytijd JD et al. Radiation retinopathy, 7th ed, vol 2. In：Ed by Sadda SVR et al. Ryan's Retina. Elsever；2023. pp.1250-9.
2) Giuliari GP et al. Current treatments for radiation retinopathy. *Acta Oncol* 2011；50：6-13.
3) Amoaku WM et al. Cephalic radiation and retinal vasculopathy. *Eye*（*Lond*）1990；4：195-203.
4) Parsons JT et al. Radiation retinopathy after extra-beam irradiation：analysis of time-dose factors. *Int J Radiat Oncol Biol Phys* 1994；30：765-73.
5) Brown GC et al. Radiation retinopathy. *Ophthalmology* 1982；89：1494-501.
6) Viebahn M et al. Synergism between diabetic and radiation retinopathy：case report and review. *Br J Ophthalmol* 1991；75：629-32.
7) Hogan N et al. Early macular morphological changes following plaque retinopathy for uveal melanoma. *Retina* 2008；28：263-73.
8) Matet A et al. Radiation Maculopathy After Proton Beam Therapy for Uveal Melanoma：Optical Coherence Tomography Angiography Alterations Influencing Visual Acuity. *Invest Ophthalmol Vis Sci* 2017；58：3851-61.
9) Shields CL et al. Optical Coherence Tomography Angiography of the Macula after Plaque Radiotherapy of Choroidal Melanoma：Comparison of Irradiated Versus Nonirradiated Eyes in 65 Patients. *Retina* 2016；36：1493-505.
10) Ferrufino-Ponce ZX et al. Radiotheraphy and cataract formation. *Semin Ophthalmol* 2006；21：171-80.
11) Gordon KB et al. Late effects radiation on the eye and ocular adnexa. *Int J Radiat Oncol Biol Phys* 1995；31：1123-39.
12) Garrcia-O'Farrill N et al. Radiation retinopathy intricacies and advances in management. *Semin Ohthalmol* 2022；37：417-35.
13) Finger PT et al. Laser photocoagulation for radiation retinopathy after plaque radiation therapy. *Br J Opthalmol* 2005；89：730-8.
14) 村元佑己子ほか．篩骨洞腫瘍に対する陽子線治療後に発症した放射線網膜症・放射線視神経症の1例．臨床眼科　2022；78：443-8.

3.17 高血圧網膜症

　高血圧は，本邦では約4,300万人という最も患者数の多い生活習慣病であり，そのうち3,100万人が管理不良（140/90 mmHg以上）である．このうち自身の高血圧を認識していない者1,400万人，認識しているが未治療の者450万人，薬物治療を受けているが管理不良の者1,250万人と推計されている[1]．本態性高血圧の危険因子としては，高塩分食，肥満，タバコ，アルコール，家族歴，ストレス，民族的背景などがあげられる．二次性高血圧の原因としては，褐色細胞腫，原発性高アルドステロン症，クッシング（Cushing）症候群，睡眠時無呼吸症候群，副甲状腺機能亢進症，甲状腺機能亢進症，大動脈炎症候群などがある．

　高血圧網膜症（hypertensive retinopathy）の動脈硬化性変化の主な危険因子は，血圧上昇の期間であり，悪性高血圧の主な危険因子は，正常値を超える血圧上昇の程度である．高血圧は，眼に対して網膜症，視神経症，脈絡膜症など複数の悪影響をもたらす可能性がある．さらには，網膜動脈分枝，網膜中心動脈，網膜静脈分枝，網膜中心静脈などの主要な網膜血管の閉塞も引き起こす可能性がある．

3.17.1 病態

　高血圧網膜症には，2つの疾患過程がある．動脈性高血圧の急性作用は，血流を自動調節するための血管攣縮によって起こり，高血圧網膜症の動脈硬化性変化は，慢性的な血圧上昇によって引き起こされる．高血圧により網膜血管内皮細胞のバリア機能が破綻すると血漿成分が血管外に漏出し網膜浮腫を生じる．血球成分の漏出により網膜出血を生じる．

　急激な血圧上昇による脈絡膜毛細血管板の循環障害が高血圧脈絡膜症（hypertensive choroidopathy）である．腎性高血圧，妊娠高血圧症候群，褐色細胞腫など急激な血圧上昇をきたす疾患で発症する．高血圧脈絡膜症の発症機序は脈絡膜の虚血と関係がある．網膜血管と同じように，脈絡膜の血管は血圧が上昇すると脈絡膜の毛細血管レベルでフィブリノイド壊死に陥ると考えられている．

3.17.2 症状と検査所見

　検眼鏡による眼底検査所見と併存する高血圧に基づいて診断される．病歴の聴取は重要であり，高血圧の重症度を測るために，高血圧の期間，服用している薬について質問する．悪性高血圧では，患者は眼痛，頭痛，または視力低下を訴える．

1. 眼底検査

　高血圧性変化の検眼鏡所見としては，細動脈の狭細化や口径不同，網膜出血，硬性白斑，軟性白斑，網膜浮腫，網膜出血，漿液性網膜剥離を認める．慢性の動脈硬化性変化の検眼鏡所見として，動脈血柱反射の亢進，動静脈交叉現象，銅線動脈，銀線動脈がある．高血圧症は，視神経症を引き起こし，視神経乳頭浮腫を呈する[2]（「1.9 高血圧変化，

文献2

動脈硬化」の表1, 2参照)[3,4] (図1).

悪性高血圧は高血圧脈絡膜症を引き起こす[5]. 急性期には急性エルシュニッヒ(Elschnig)斑と呼ばれる散在する黄白色の滲出斑が網膜深層の網膜色素上皮(RPE)レベルにみられる(図2a). 鎮静期にはSiegrist線条と呼ばれる脈絡膜血管に沿った線状の色素集積がみられる. 高血圧脈絡膜症は, 局所的な色素上皮剝離を引き起こし, 滲出性網膜剝離に至ることがある. 急性期には高血圧網膜症を同時に伴うことが多く, 軟性白斑は網膜浅層にあることから急性エルシュニッヒ斑と鑑別できる.

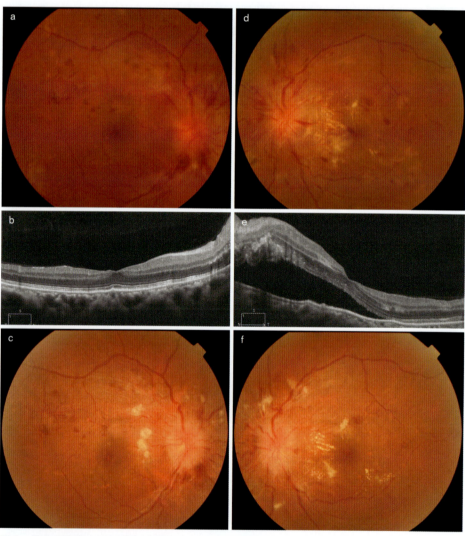

図1　高血圧網膜症（44歳，女性）
初診時血圧は収縮期 250 mmHg, 拡張期 160 mmHg. 頭痛を主訴に内科を受診し, 精査の結果, 高血圧緊急症と診断された.
a：初診時右眼眼底写真　網膜出血, 軟性白斑, 視神経乳頭浮腫を認める.
b：初診時右眼 OCT 写真　網膜浮腫を認める.
c：1か月後の右眼眼底写真　血圧は安定し全身状態の改善と共に眼底所見も改善した.
d：初診時左眼眼底写真　網膜出血, 硬性白斑, 視神経乳頭浮腫を認める.
e：初診時左眼 OCT 写真　漿液性網膜剝離を認める.
f：1か月後の左眼眼底写真　血圧は安定し全身状態の改善と共に眼底所見も改善した.

3.17 高血圧網膜症

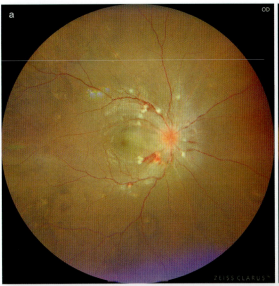
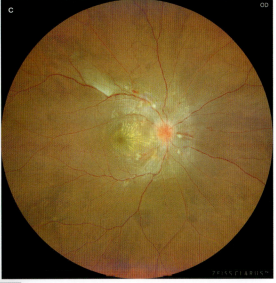
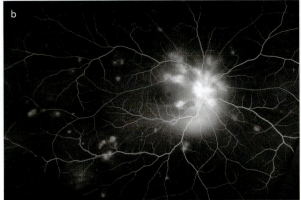

図2 高血圧網膜症・脈絡膜症（31歳，男性）
初診時血圧は収縮期223 mmHg，拡張期136 mmHg，内科での精査で高血圧緊急症と診断された．
a：初診時右眼眼底写真 高血圧網膜症による網膜出血や軟性白斑に加えて，エルシュニッヒ斑がみられる．
b：初診時右眼 FA 写真 網膜下への蛍光漏出がみられる．
c：1か月後の右眼眼底写真 血圧は安定し全身状態の改善と共に眼底所見も改善した．

2．フルオレセイン蛍光眼底造影（FA）検査

急性悪性高血圧症では，網膜無灌流領域（NPA），網膜毛細血管瘤，早期相における脈絡膜充盈遅延を示す．後期相では，びまん性蛍光漏出を示す．高血圧脈絡膜症では，早期に脈絡膜充盈遅延による黄白色の滲出斑に一致する斑状の低蛍光がみられ，後期では網膜下への漏出を示す（図2b）．

3．インドシアニングリーン蛍光眼底造影（IA）検査

早期に斑状の低蛍光が広範囲にみられ，脈絡膜循環障害を認める．

4．光干渉断層計（OCT）検査

網膜浮腫，脈絡膜に隣接する RPE 障害によって外血液網膜柵が破綻し，漿液性網膜剥離を認める（図1b，e）．治療に伴う経時的変化の観察に適している．

3.17.3 鑑別診断

びまん性網膜出血，軟性白斑，硬性白斑を伴う疾患として糖尿病網膜症がある．個々

Chapter 3　疾患と診断

の全身疾患の評価により鑑別可能である．びまん性網膜出血を伴う他の疾患には，放射線網膜症，貧血および，その他の血液疾患，眼虚血症候群，網膜静脈閉塞症がある．視神経乳頭浮腫を伴う疾患としては，前部虚血性視神経症，視神経網膜炎がある．高血圧脈絡膜症は急性後部多発性斑状色素上皮症（acute posterior mutifocal placoid pigment epitheliopathy：APMPPE），多発性後極部網膜色素上皮症（multifocal posterior pigment epitheliopathy：MPPE）などとの鑑別が必要であるが，血圧測定と造影検査で鑑別する．

3.17.4 治療と合併症

高血圧に対する治療が第一選択である．定期的な血圧測定と治療により，高血圧網膜症を予防することができるので，主に高血圧の管理に重点をおき，眼および全身の合併症を軽減するために内科医と連携する．視神経乳頭浮腫を認め高血圧緊急症が疑われる場合には，血圧の急性管理のために救急診療科に紹介する必要がある．高血圧網膜症に対する抗VEGF（血管内皮増殖因子）薬硝子体内投与により，黄斑浮腫や網膜出血が軽快し[2]，高血圧網膜症が改善すると報告されている．本態性高血圧とその眼合併症に対する外科的治療はない．二次性高血圧の場合は，病因によって外科的治療が有効な場合がある．

高血圧は，網膜中心動脈閉塞症（CRAO），網膜動脈分枝閉塞症（BRAO），網膜中心静脈閉塞症（CRVO），網膜静脈分枝閉塞症（BRVO），網膜細動脈瘤など多くの網膜血管疾患の素因となる．網膜血管閉塞による二次的な虚血は，眼内新生血管，硝子体出血，黄斑上膜，牽引性網膜剥離を引き起こす可能性がある．

3.17.5 予後

高血圧網膜症・脈絡膜症の程度と高血圧の状態によって異なる．各患者に合わせた一貫した経過観察を行うためには，眼科医と内科医との密接な連携が不可欠である．

重度の高血圧網膜症と動脈硬化性変化を有する患者は，冠動脈疾患，末梢血管疾患，および脳卒中のリスクが高くなる．網膜の動脈硬化性変化は退縮しないため，網膜動脈閉塞症（RAO），網膜静脈閉塞症，網膜細動脈瘤の危険性が高いままである．悪性高血圧に続発する網膜変化は，血圧がコントロールされれば改善し，漿液性網膜剥離は速やかに消失するが視神経や網膜外層への障害は，長期的な視力低下を引き起こす可能性がある．急性エルシュニッヒ斑のあとにはRPEの萎縮がみられることがある．

（西信良嗣）

文献

1）日本高血圧学会高血圧治療ガイドライン作成委員会（編）．高血圧治療ガイドライン2019．ライフサイエンス出版；2019．

2）Harjasouliha A et al. Review of hypertensive retinopathy. *Dis Mon* 2017；63：63-9.

3）Scheie HG. Evaluation of ophthalmoscopic changes of hypertension and arteriolar sclerosis. *AMA Arch Ophthalmol* 1953；49：117-38.

4）Keith NM et al. Some different types of essential hypertension：their course and prognosis. *Am J Med Sci* 1974；268：336-45.

5）Bourke K et al. Hypertensive Choroidopathy. *J Clin Hypertens*（*Greenwich*）2004；6：471-2.

3.18 血液疾患に伴う網膜変化

3.18.1 血液疾患と網膜症（表1，2）

　血液疾患に起因する網膜の変化は，貧血に由来する網膜病変や血液の過剰な粘稠，異常血球の網膜内浸潤に関連して現れる網膜病変が多く，網膜内出血や網膜静脈閉塞症様の病変，時には黄斑浮腫や漿液性網膜剥離が観察されることがある．複数の眼底所見を含むため，これらの眼底変化から特定の血液疾患を直ちに診断することはできないものの，全身の疾患を見逃すことは患者の生命予後に直結することもあるため，これら眼底所見の観察と，原因となる血液疾患の存在を疑うことが極めて重要である．両眼に網膜血管障害をみたら，まずは血液検査を行うべきである．

　血液疾患に起因する網膜変化の多くは眼内炎や急性緑内障発作といった緊急度の高い疾患に比べ診断に時間的猶予があるため，疑わしい場合は鑑別疾患や検査のポイントをおさえ，かならず血液疾患の有無を確認すべきである．血液疾患の存在を確認せず漫然と治療を行うことは避けなければならない．

　治療に関しては，主原因である血液疾患の経過に伴い変化する傾向がある．抗VEGF（血管内皮増殖因子）薬や網膜光凝固などが施行される症例を散見するが，通常の網膜疾患に対して治療反応性は低く，また，これらの治療が有効であるといった正書も今のところ確認されない．実際の臨床現場では患者の視力予後悪化を懸念してやむをえず施行されていると信じるが，網膜疾患の原因やその治療成績などの適切な説明が求められる．

表1　血液疾患に伴う網膜症の診断に有効な検査とポイント

検査名	決め手となるポイント
血液検査	血球数異常・血球像異常
眼底検査	火炎状出血 ロート斑
OCT	黄斑浮腫 漿液性網膜剥離
FAG	silent macula

FAG：蛍光眼底造影

表2　血液疾患に伴う網膜症の主要症状と鑑別疾患・鑑別ポイント

主要症状	鑑別疾患	鑑別ポイント
ロート斑	貧血網膜症 白血病網膜症 亜急性細菌性心内膜炎	赤血球減少を伴う 白血球数異常を伴う 心エコー検査が有効
火炎状出血	網膜静脈閉塞症	通常片眼性 血球数に異常なし
黄斑浮腫	網膜静脈閉塞症 糖尿病黄斑浮腫	血球数に異常なし 血球数に異常なし
漿液性網膜剥離	中心性漿液性脈絡網膜症	OCTで違いあり

3.18.2 貧血網膜症

　日本語の成書で「貧血網膜症」という単語を目にすることがある．英語に直訳される"anemic retinopathy"という表現が使用されることもあるが決して多くはなく，単に

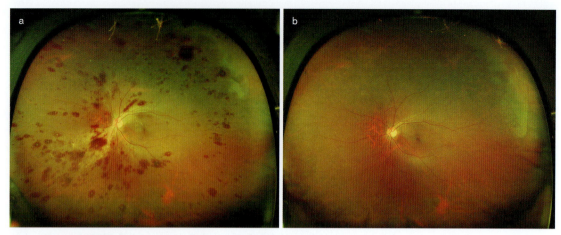

図1　再生不良性貧血患者（60歳，男性）の眼底写真
眼底には多数の網膜出血，ロート斑（中央に白い点を持つ出血斑）が観察されたが（a），3年後には再生不良性貧血の改善と共に網膜病変が改善した（b）．

貧血患者にみられるretinopathy（網膜症）と書かれることもある．重度の貧血に苦しんでいる患者に網膜症が発生することはよく知られており，血液疾患患者の最大90％に現れる[1]．貧血患者の28％で網膜症を発症し，特に血小板減少症を併発している場合は38％で発症すると報告されている．貧血の重症度が高くなるにつれて，網膜症のリスクは増加し，特にヘモグロビン（Hb）値が6 mg/dL未満の場合に増加する[2]．最も頻繁に起こる眼底所見は網膜出血と軟性滲出斑だが，その他にも網膜静脈蛇行，虚血性網膜症，乳頭浮腫も報告されている．眼底病変を引き起こす正確なメカニズムはまだ完全には理解されていないが，網膜の低酸素症が関連しているとされる．

網膜には，出血，火炎状の出血，中央に白い点を持つロート（Roth）斑（図1），cotton-wool spotsなどの所見が認められることが一般的である．全身性の病態を反映するため，多くの症例では両眼に発症する．貧血網膜症だけでなく，血液腫瘍に伴う網膜症でもロート斑がよくみられるため，ロート斑をみても血液疾患と決めつけてはならない．鑑別診断には白血病による網膜症や網膜静脈閉塞症などが含まれる．またロート斑は，白血病細胞の浸潤や細菌性心内膜炎における微小血栓でも観察される．一方，眼局所の疾患である網膜静脈閉塞症では通常，片眼に出血や黄斑浮腫が発生することが多いため，診断に有効である．

3.18.3 白血病網膜症

白血病網膜症（leukemic retinopathy）は，急性もしくは慢性の白血病が引き起こす病変であり，その病型にかかわらず網膜に障害を及ぼす．この網膜症は，白血病細胞の直接的な網膜への浸潤や，貧血，血小板数の低下，血液粘稠度の上昇などの血液の異常によっても引き起こされると考えられている[3]．

眼底検査によって，網膜出血や白斑，ロート斑といった複数の所見が観察されることがあり，多くは他の血液疾患に伴う網膜症でも観察される（図2）．そのため，特定の所見で確定診断に至ることは難しいが，両眼に症状が現れることが一般的であるため眼

3.18 血液疾患に伴う網膜変化

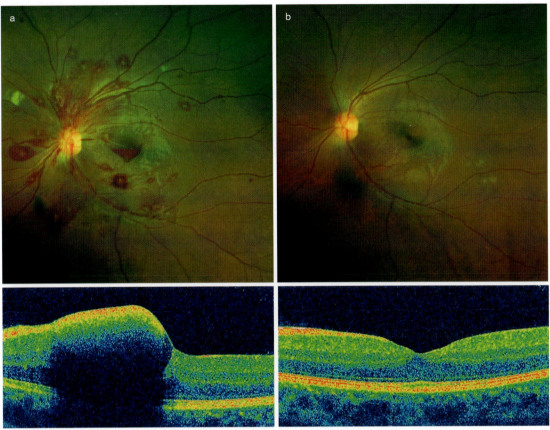

図2　急性骨髄性白血病患者（28歳，男性）の眼底写真（上）とOCT画像（下）
眼底には多数の網膜出血，ロート斑が観察された．特に黄斑部には網膜出血が存在し視力障害をきたしていた（a）．4か月後は急性骨髄性白血病の改善と共に網膜病変が改善した（b）．

局所の疾患とは鑑別が容易であることが多い．

　白血病網膜症は，貧血に起因する網膜症や糖尿病網膜症，網膜静脈閉塞症との鑑別が必要である．これらの疾患や細菌感染による亜急性細菌性心内膜炎でもロート斑を示すことがあるため，時に血液検査のみではなく心エコー検査を考慮する必要がある．糖尿病網膜症や網膜静脈閉塞症では網膜光凝固治療や抗VEGF薬による薬物治療が非常に有効であるが，白血病網膜症でも同等の治療効果が期待できるという報告は今のところなく，根本的な白血病の治療によって改善が期待される．血液内科医などと迅速に連絡をとり，個々の患者の病状に応じた包括的なアプローチが立てられる．

3.18.4 過粘稠度症候群

　過粘稠度症候群（hyperviscosity syndrome）は，血液の粘稠度が異常に高くなる疾患群を指す．主な原因疾患にはワルデンシュトレーム（Waldenström）マクログロブリン血症や多発性骨髄腫があり，これらは血液中に異常な量のM蛋白が生成されることによって起こる．ワルデンシュトレームマクログロブリン血症は骨髄浸潤を伴うリンパ形質細胞性リンパ腫として定義され，多発性骨髄腫は形質細胞腫瘍として認識される．

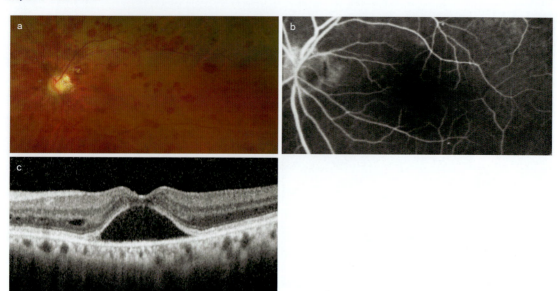

図3 原発性マクログロブリン血症患者（79歳，男性）の眼底写真（a），FA画像（b）とOCT画像（c）
眼底には多数の出血斑が観察される（a）．フルオレセイン蛍光眼底造影（b）では黄斑部からの蛍光漏出が観察されないが，OCT画像（c）では視細胞外節の伸展がみられない漿液性網膜剥離を認め過粘稠度症候群によるものと考えられる．このように漿液性網膜剥離部位からフルオレセインの蛍光漏出が確認されない現象をsilent maculaと呼ぶことがある．
（文献4より）

眼科的には，網膜静脈の極端な蛇行といった異常変化や出血が観察されることがあり，これは視力障害をもたらすことがある．赤血球凝集に伴って，網膜静脈のソーセージ様変化と多数の斑状出血を生じることが多く，マクログロブリン血症では約3割の患者で眼底の変化が検出される．また診断には眼底検査の他にも光干渉断層計（OCT）が有効で，黄斑浮腫や漿液性網膜剥離など黄斑部に病変が及ぶと，さらに視力障害が顕著となる．蛍光眼底造影検査では漿液性網膜剥離に一致した部位から造影剤の漏出が観察されない，いわゆるsilent maculaが観察されることがある（図3)[4]．

鑑別診断として網膜中心静脈閉塞症（CRVO）や類似する症状を示す他の疾患も考慮されるが，過粘稠度症候群の場合は両眼に症状が現れることが多いため，両眼が影響を受けている場合には積極的に全身疾患の関与を考慮する．

本疾患の管理には，根本的な原因疾患の治療が重要であり，抗VEGF薬やレーザー治療を考慮する前に，まずは原疾患の治療を行う．それによって眼科的な症状も改善することが期待される．CRVO様の眼底に黄斑浮腫を伴い視力低下をきたしている症例に抗VEGF薬を使用しても，期待される治療効果が得られない場合もある．

（兼子裕規）

文献

1) Lang GE et al. [Ocular changes in primary hematologic diseases.] *Klin Monbl Augenheilkd* 1998；212：419-27.
2) Carraro MC et al. Prevalence of retinopathy in patients with anemia or thrombocytopenia. *Eur J Haematol* 2001；67：238-44.
3) Talcott KE et al. Ophthalmic manifestations of leukemia. *Curr Opin Ophthalmol* 2016；27：545-51.
4) 兼子裕規．マクログロブリン血症．大鹿哲郎（監・編），中村　誠（編）．眼疾患アトラスシリーズ5 眼と全身病アトラス．総合医学社；2021．pp.192-3.

3.19 COVID-19感染・ワクチン接種後の網膜血管障害

　2019年に中国武漢で発生した新型コロナウイルス感染症（corona virus infection disease 19：COVID-19）は世界中へ感染が拡大し，2020年1月に世界保健機関からの緊急事態宣言がなされた．本疾患の発生当初からその強力な感染力と致死率の高さから世界各国で病態解明に関する研究が進み，新規治療薬やワクチンの開発が行われ，2023年5月に3年3か月に及ぶ緊急事態宣言が終了し，現在の医療体制に至っている．COVID-19の病態生理の特徴として呼吸器感染による肺炎所見だけでなく，"サイトカインストーム"とよばれる過剰な免疫反応と，それに伴って生じる血管内皮細胞障害からの血液凝固障害（過凝固障害）による相互作用（immunothrombosis）が重症化に関与すると考えられている[1]．これらの凝固機能障害は肺だけでなく脳，心臓，腎臓など多臓器に微小血栓を形成し深部静脈血栓症といった静脈血栓塞栓症が発生する．

文献1

　眼科領域においてもCOVID-19感染と網膜血管障害（網膜静脈閉塞症や網膜動脈閉塞症），網膜微細血管障害による網膜病変，COVID-19ワクチン接種後の網膜関連疾患について，これまで多数報告されている[2]．本節ではCOVID-19感染，およびワクチン接種後に発症した網膜血管障害の臨床像について概説する．

文献2

3.19.1 COVID-19感染と網膜血管障害

■網膜動脈閉塞症（RAO）と網膜静脈閉塞症（RVO）

　COVID-19感染前後での網膜動脈閉塞症（retinal artery occlusion：RAO），および網膜静脈閉塞症（retinal vein occlusion：RVO）の発症頻度の違いについてレセプトデータを活用した米国からの研究では，COVID-19感染者43万2,515名のうち，感染前6か月以内でRAO発症者が12例，RVO発症者が43例，COVID-19感染後6か月間ではRAO発症者が16例，RVO発症者が65例でみられた．COVID-19診断後6か月以内の発生率はRAOにおいて1.35（95％信頼区間0.64-2.85，$p=0.44$），RVOが1.54（95％信頼区間1.05-2.26，$p=0.03$）であり，COVID-19感染後にRVOの発生率が上昇すること，発症時期についてRAOでは感染後10〜12週，RVOは6〜8週で発症頻度が高いことを報告している[3]．これらの結果はCOVID-19感染後の数週間は網膜血管障害，特にRVOの発症リスクがあり，慎重な経過観察の重要性を示唆している．本研究は後ろ向き研究でありCOVID-19感染とRVO発症との直接的な因果関係は不明であるものの，その要因として網膜内の血管内皮細胞へのCOVID-19の直接的な感染，感染後の血圧変動など全身状態への影響も推測されている．

文献3

　YeoらのCOVID-19感染と網膜血管閉塞に関する文献レビューではRAOを発症した13例のうち，70％が男性であり，その多くはCOVID-19感染後，1〜2週間以内に発症している[2]．一方，RVOを発症した14例のレビューでは全体の64％が網膜中心静脈閉塞症（CRVO），36％が網膜静脈分枝閉塞症（BRVO）を発症，CRVO発症群の全体の2/3は非虚血型で網膜出血の程度は軽度であった．また多くの症例で黄斑浮腫が観察されたが，ステロイド硝子体内注射や抗VEGF（血管内皮増殖因子）薬硝子体内

注射で軽快し視力予後も良好であったと報告されている[2]．さらに米国からの多施設研究では，COVID-19 感染者に CRVO を発症した 12 例 12 眼の臨床像を調査したところ，発症年齢は 32 歳（中間値）と若年層に多く，COVID-19 感染から眼症状出現までの期間は 6.9 週（中間値），全体の 42 ％ に黄斑浮腫を認め，最終受診時において全体の 92 ％ が矯正視力（0.5）以上を維持しており，視力予後はおおむね良好であった[4]．著者らはその発症機序として COVID-19 感染による過凝固状態とサイトカインストームによる炎症反応が相互的に作用し，若年者に RVO が発症したと考察している．

■ 網膜微細血管障害

COVID-19 感染と関連する網膜微細血管障害として，parafoveal（paracentral）acute middle maculopathy（PAMM）と急性黄斑神経網膜症（AMN）があげられる．Yeo らの PAMM と AMN に関する文献レビュー（8 例）では，1 例は COVID 発症前，残りの 7 例は COVID 感染後 2 週間から 2 か月で受診していた[2]．8 例中，PAMM 発症例が 6 例（うち 2 例が AMN を合併），AMN 単独発症が 2 例，視力予後はおおむね良好であり，視野障害も多くの症例で自然軽快していた．

3.19.2 COVID-19 ワクチン接種と網膜血管障害

COVID-19 に対する感染予防対策として海外では 2020 年 12 月から，国内では 2021 年 2 月からワクチン接種が開始された．COVID-19 に対するワクチンには主に，①mRNA ワクチン（BNT162b2：ファイザー社／ビオンテック社，mRNA-1273：モデルナ社など），②ウイルスベクターワクチン（chAdOx1nCoV-19：アストラゼネカ社，Ad26.COV2.S：ジョンソン・エンド・ジョンソン社など）に分類される．これまでワクチン接種後の眼関連の副反応として網膜血管障害，ぶどう膜炎，ヘルペス関連眼疾患，視神経炎などが報告されている[5-9]（表 1）[5]．

COVID19 ワクチン接種後に網膜血管閉塞症を生じた 26 例の文献レビューでは 16 例で mRNA ワクチン，10 例でウイルスベクターワクチンが使用されており，RVO が 23 例（うち 3 例は RAO 合併），RAO が 2 例，残りの 1 例は PAMM（図 1）と AMN の合併例であった[2]．多くの症例がワクチン接種後 3 週間以内に眼症状が出現しており，mRNA ワクチン接種群の約 7 割は 2 回目の接種後に発症，ウイルスベクターワクチン接種群のうち，2/3 の症例は初回接種後に発症しており，ワクチンの種類により網膜血管閉塞症の発症時期に違いがみられた．

ワクチン接種と網膜血管障害との関連について電子カルテ情報を活用した米国からの研究では明確な因果関係はみられないこと[10]，また大規模医療保険データを用いた本邦からのコホート研究では self-controlled case series と呼ばれる方法を用いて交絡因子を調整すると，ワクチン接種が網膜血管障害を引き起こす可能性は低いことが示されている[11]．ワクチン接種と網膜血管障害との関連性について今後，大規模データベースを利用したさらなる研究が必要と思われる．

COVID-19 感染後，およびワクチン接種後の網膜血管障害の特徴を示す（表 2）[1-4]．

（慶野　博）

3.19 COVID-19 感染・ワクチン接種後の網膜血管障害

表 1 COVID-19 ワクチン接種後の眼炎症疾患，網膜血管障害

	Bolletta et al.（2021）[6]	Testi et al.（2022）[7]	Ferrand et al.（2022）[8]	Yasaka et al.（2023）[9]
地域	イタリア	国際共同研究	国際共同研究	日本
施設数	単施設	多施設	多施設	多施設
症例数	34	70	25	37
平均年齢（歳）	49.8（18〜83）	51（19〜84）	43.2（20〜72）	53（26〜86）
性別（男性，女性）	14，20	NA	6，19	15，22
接種から発症までの平均期間（日）	9.4（1〜30）	6（1〜14）（1回目接種後）5（1〜14）（2回目接種後）	10.7（1〜27）	6.3（1〜14）
BNT162b2	23	40	15	28
mRNA-1273	3	10	3	8
chAdOx1nCoV-19	7	17	5	-
Ad26.COV2.S	1	-	-	-
その他のワクチン	0	3	2	0
不明	0	0	0	1
1回目接種後発症例	14	43	23	15
2回目接種後発症例	20	27	2	22
3回目接種後発症例	-	-	-	-
初発例	21	34	6	29
再燃例	13	36	19	8
予後	良好（NAION は改善なし）	良好	良好	NA
疾患頻度	前部ぶどう膜炎：4例，網膜静脈分枝閉塞症：4例，ヘルペス性角膜炎：3例，MEWDS：3例，眼トキソプラズマ症：3例，VKH 病：2例，網膜血管炎：2例，前部強膜炎：2例，その他：11例	前部ぶどう膜炎：41例（HLA-B27 関連：9例，ヘルペス性前部ぶどう膜炎：2例，CMV 前部ぶどう膜炎：1例，JIA 関連ぶどう膜炎：1例含む），後部ぶどう膜炎：9例（トキソプラズマ症：5例，網膜血管炎：2例，多巣性脈絡膜炎：1例，脈絡膜炎：1例含む），強膜炎：7例，その他：13例	前部ぶどう膜炎：14例（HLA-B27 関連：2例，JIA：関連ぶどう膜炎：1例含む），ヘルペス性角膜ぶどう膜炎：3例，後部ぶどう膜炎：4例，中間部ぶどう膜炎：3例，VKH 病：1例	VKH 病：17例，前部ぶどう膜炎：6例，分類不能ぶどう膜炎：4例，急性網膜壊死：2例，AZOOR：2例，MEWDS：1例，AP-MPPE：1例，結核性ぶどう膜炎：1例，眼サルコイドーシス：1例，視神経炎：1例，Posner-Schlossman 症候群：1例

APMPPE：acute posterior multifocal placoid pigment epitheliopathy（急性後部多発性斑状色素上皮症）AZOOR：acute zonal occult outer retinopathy（急性帯状潜在性網膜外層症）CMV：cytomegalovirus（サイトメガロウイルス）JIA：juvenile idiopathic arthritis（若年性特発性関節炎）MEWDS：multiple evanescent white dot syndrome（多発消失性白点症候群）NA：not applicable（該当なし）NAION：non-arteritic anterior ischaemic optic neuropathy（非動脈炎性前部虚血性視神経症）VKH 病：Vogt-Koyanagi-Harada disease（フォークト・小柳・原田病）

（文献 5 より）

文献

1）Conway EM et al. Understanding COVID-19-associated coagulopathy. *Nat Rev Immunol* 2022；22：639-49.

2）Yeo S et al. Retinal vascular occlusions in COVID-19 infection and vaccination：a literature review. *Graefes Arch Clin Exp Ophthalmol* 2023；261：1793-808.

3）Modjtahedi BS et al. Changes in the Incidence of Retinal Vascular Occlusions After COVID-19 Diagnosis. *JAMA Ophthalmol* 2022；140：523-7.

4）Ashkenazy N et al. Hemi- and Central Retinal Vein Occlusion Associated with COVID-19 Infection

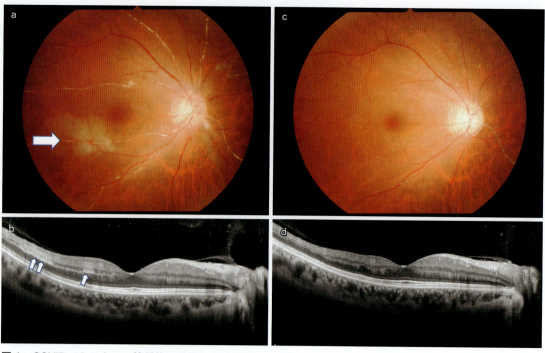

図1　COVID-19 ワクチン接種後に発症した PAMM の一例
a：初診時の右眼底写真　網膜動脈の白鞘化，黄斑耳側下方に局所的な網膜の白濁を認める（矢印）．
b：B モード OCT（水平）　内顆粒層（一部は内網状層）に散在性の高反射領域がみられる（矢印）．
c：初診から 1 年後の眼底写真　網膜の白濁は消失しているが，網膜動脈の一部で白鞘化が残存している．
d：B モード OCT（水平）　内顆粒層の高反射領域はほぼ消失しているが，耳側の黄斑部は菲薄化している．

表2　COVID-19 感染，ワクチン接種後の網膜血管障害の特徴

COVID 感染後の網膜血管障害	COVID ワクチン接種後の網膜血管障害
● RAO：男性に多く，その多くが感染後 1～2 週間以内に発症 ● RVO：全体の約 6 割が CRVO，4 割が BRVO ● CRVO の 2/3 が非虚血型，視力予後はおおむね良好，若年発症が多い	● RVO が主体，多くが接種後 3 週間以内に発症 ● mRNA ワクチンは 2 回目接種後，ベクターワクチンは 1 回目接種後に発症することが多い

（文献 1～4 をもとに作成）

in Young Patients without Known Risk Factors. *Ophthalmol Retina* 2022；6：520-30.
5）慶野　博．COVID-19 ワクチン接種後のぶどう膜炎．日本の眼科　2023；94：600-1.
6）Bolletta E et al. Uveitis and Other Ocular Complications Following COVID-19 Vaccination. *J Clin Med* 2021；10：5960.
7）Testi I et al. Ocular inflammatory events following COVID-19 vaccination：a multinational case series. *J Ophthalmic Inflamm Infect* 2022；12：4.
8）Ferrand N et al. COVID-19 Vaccination and Uveitis：Epidemiology, Clinical Features and Visual Prognosis. *Ocul Immunol Inflamm* 2022；30：1265-73.
9）Yasaka Y et al. A multicenter study of ocular inflammation after COVID-19 vaccination. *Jpn J Ophthalmol* 2023；67：14-21.
10）Dorney I et al. Risk of New Retinal Vascular Occlusion After mRNA COVID-19 Vaccination Within Aggregated Electronic Health Record Data. *JAMA Ophthalmol* 2023；141：441-7.
11）Hashimoto Y et al. Ocular Adverse Events after Coronavirus Disease 2019 mRNA Vaccination：Matched Cohort and Self-Controlled Case Series Studies Using a Large Database. *Ophthalmology* 2023；130：256-64.

3.20 大動脈炎症候群（高安病，脈なし病）

3.20.1 疾患概念

大動脈炎症候群（aortitis syndrome，高安病〈Takayasu disease〉，脈なし病〈pulseless disease〉）は日本で報告された症例をもとに疾患概念が確立した疾患である．

1908年に眼科医である高安右人が，視神経乳頭周囲を取り囲む花冠状吻合と動静脈吻合などを有する奇異な虚血性眼底変化を持つ一例を報告した[1]．その後，全身所見として大西が両側橈骨動脈の脈拍消失を合併した一例を追加した．30歳代の日本人の女子に多い疾患である．

その本体は大動脈およびその主要分枝や肺動脈，冠動脈に炎症性肥厚をきたし，狭窄性，閉塞性，あるいは拡張性病変をきたす原因不明の非特異的大型血管炎である．大動脈弓およびその分枝血管に障害を引き起こすことが多い．病変の生じた血管領域により臨床症状が異なるため多彩な臨床症状を呈する．最も高頻度に認められるのは，上肢乏血症状である．橈骨動脈の脈拍の消失がよくみられるため，「脈なし病」とも呼ばれる．特に左上肢の脈なし，冷感，血圧低値を認めることが多い．

感冒様症状が先行することが多く，何らかのウイルスなどの感染が発症の引き金になっている可能性が言われており，自己免疫的機序による血管炎と考えられている．HLAB52やHLA67，IL12Bとの関連が知られている．

眼に関しては，大動脈や内頸動脈の狭窄・閉塞に伴う，眼虚血が本態である．網膜，脈絡膜さらには前眼部を含めた眼球全体の循環障害が生じ，眼虚血症候群が生じる．眼動脈の一時的な虚血により，一過性黒内障を生じることがあり，数秒間真っ暗となる．

3.20.2 診断

感冒様症状から始まり，めまいや立ちくらみ，失神発作などが生じることが多い．上肢の脈が触れなくなることもある．若い女性に原因不明の上記症状が出現した場合に，造影CTなどにより大動脈病変を描出し診断する．発症のピークは20歳前後である．本症には特異的なマーカーがなく，不明熱の鑑別の中で診断されることも多い．

眼に関しては大動脈や内頸動脈の狭窄・閉塞が生じると，眼底血圧が低下し，流入する血液量が少なくなるので，網膜動脈径が細くなり，血管が脆弱化し周辺部に出血をきたす（図1）．初期には耳側から毛細血管の拡張や閉塞が生じるが，それを見落とさないようにする．毛細血管が閉塞すると，その周辺の毛細血管が拡張するので明瞭となる．疑わしい場合は蛍光眼底造影検査を行う（図2）．

さらに進行すると，動静脈吻合（図3）が網膜周辺部から生じ，後極部に及ぶと視神経乳頭周囲に花冠状吻合を呈する．網膜細動脈狭細化，綿花様白斑，出血などが認められる．

進行例では，広範な無血管領域，網膜新生血管が生じ，続発性血管新生緑内障になる

Chapter 3 疾患と診断

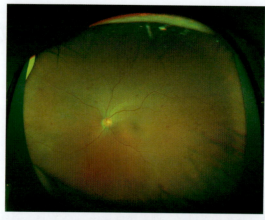

図1 眼底写真（左眼）
斑状出血を認める．

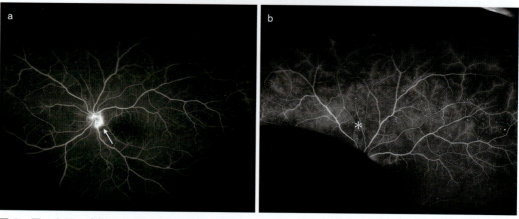

図2 図1と同一症例の蛍光眼底造影写真（左眼）
a：視神経乳頭部の血管に動静脈吻合漏出を認め，過蛍光となっている（矢印）．
b：毛細血管拡張，無灌流領域（＊），血管透過性亢進を認める．

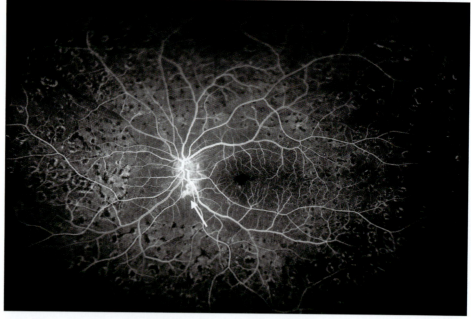

図3 図1と同一症例の蛍光眼底造影写真（7か月後）（左眼）
汎網膜光凝固後　視神経下方に動静脈吻合を認める（矢印）．

ことがある．しかし，内科的な治療が進んだ現在進行した病変をみることは少ない．

必ずしも網膜血管炎を伴わないことにも注意が必要である．

3.20.3 鑑別診断

大動脈炎症候群は眼虚血を起こし，眼虚血症候群様の所見を呈する．発症は若年であること，原因である糖尿病などの全身疾患がないことにより鑑別可能である．また，網膜血管床閉塞は糖尿病網膜症とは異なり，網膜動脈灌流圧の低下により網膜血管の閉塞および動静脈吻合が生じる．

鑑別すべき全身疾患としては，動脈硬化症，先天性血管異常，炎症性腹部大動脈瘤，感染性動脈瘤，梅毒性中膜炎，側頭動脈炎，血管型ベーチェット病，IgG4関連疾患があげられる．

3.20.4 治療

1．全身治療

内科療法は炎症の抑制を目的として副腎皮質ステロイドが使われる．漸減中に7割の症例が再発し，ステロイド抵抗性の場合はIL-6受容体阻害薬[2]や免疫抑制薬の併用が検討される．

動脈の狭窄・拡張病変が認められる場合は，抗血小板薬が使われる．また，大動脈や内頚動脈狭窄・閉塞の治療が必要となった場合は，血管外科的に血栓内膜除去あるいはバイパス手術，人工血管置換術を行う．早期発見，治療が可能となってきており，予後は著しく改善されている．

2．眼局所治療

進行例では，広範な無血管領域，網膜新生血管が生じ，続発性血管新生緑内障になることがある．眼科における治療は眼虚血症候群に準じ汎網膜光凝固が行われる．

（井上裕治）

文献2

文献

1) 高安右人．奇異なる網膜中心血管の変化の一例．日本眼科学会雑誌 1908；12：544-55.
2) Salvarani C et al. Rescue treatment with tocilizumab for Takayasu arteritis resistant to TNF-α blockers. *Clin Exp Rheumatol* 2012；30：S90-3.

Chapter 3 疾患と診断

3.21 腎性網膜症

　成書では腎性網膜症（renal retinopathy）には，悪性高血圧症（malignant hypertension）と慢性糸球体腎炎（chronic glomerulonephritis）に伴う眼底病変を一括した広義の腎性網膜症と，慢性糸球体腎炎に伴う狭義の腎性網膜症があるとされる[1,2]が，その網膜病変の本態は腎性高血圧症による．悪性高血圧症では細動脈の循環障害によって網膜局所の虚血が生じ，細小血管からの透過性亢進に伴い網膜出血や浮腫を生じる．また慢性糸球体腎炎では網膜細動脈の硬化性変化に基づき網膜浮腫や硬性白斑を生じ，全身の細動脈硬化による高血圧も網膜症に影響する[1]．高血圧は腎機能障害を進行させ，一方で腎機能の悪化により高血圧はさらに高度となる．よって高血圧と腎障害は互いに網膜病変に影響を与えるので，検眼鏡所見から悪性高血圧による腎性網膜症と狭義の腎性網膜症を鑑別することは困難である．

3.21.1 眼科受診と自覚症状

　内科からの眼底検査依頼において，軽微な眼底変化のみの症例では視機能に影響がないため自覚症状を訴えないことがある．一方，黄斑浮腫や乳頭浮腫の症例では視力低下を訴え眼科を受診した際に発見され（図1），血圧測定，採血や腎機能検査などの全身検索にて判明することがある．

3.21.2 眼底所見ならびに眼科的検査

　眼底所見としては，網膜細動脈の狭細化・口径不同，網膜静脈の拡張や蛇行，網膜出血，軟性白斑，星芒状白斑（硬性白斑），網膜浮腫や漿液性網膜剥離がみられる．重症例では視神経乳頭浮腫や胞状網膜剥離を合併し，また脈絡膜循環障害による脈絡膜症をきたす．さらに黄白色の網膜深層滲出斑（エルシュニッヒ斑）を認めることがある．高血圧網膜症と同様な所見を呈する[3]が，腎性網膜症では網膜や視神経乳頭の浮腫が著明で，視神経乳頭の周囲や眼底後極に軟性白斑が散在することが多いとされる[4,5]（図1a，b）．

文献4

　フルオレセイン蛍光眼底造影（FA）やインドシアニングリーン蛍光眼底造影（ICGA）では網膜や脈絡膜における循環障害が把握される．光干渉断層計（OCT）では，硬性白斑，軟性白斑や網膜浮腫による網膜膨化の位置や範囲，漿液性網膜剥離の有無などが観察され，脈絡膜構築の評価も可能である（図1c，d）．OCT angiography（OCTA）では，網膜微小血管の網膜画像解析により腎性高血圧症のリスク評価に役立つ[6]．またICGAと同様にエルシュニッヒ斑の検出の手助けとなる．加えて，高度の腎機能低下によりFAが困難な症例でも観察が可能である．よってOCTおよびOCTAは内科治療による網膜病変の経時的変化ならびにその評価に眼底検査と共に非侵襲的検査として有用である．

文献6

3.21 腎性網膜症

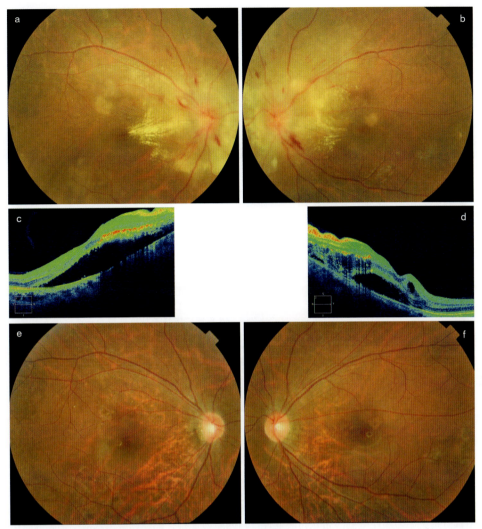

図 1 腎性網膜症の眼底所見と OCT 所見（29 歳，男性）
1 か月ほど前から右眼視力低下を自覚．改善しないため近医眼科を受診した．乳頭血管炎と診断され紹介受診となった．視力は右 0.1（0.6），左 0.1（1.0）．眼底では両眼視神経乳頭浮腫と乳頭周囲の軟性白斑および黄斑浮腫を認め，星芒状白斑を伴っていた（a, b）．OCT では網膜の膨化と漿液性網膜剥離が観察された（c, d）．血中尿素窒素 59.6 mg/dL，クレアチニン 6.92 mg/dL，血圧 230/140 mmHg．内科にて腎不全が指摘され入院の上加療となった．1 年 3 か月後，乳頭周囲の浮腫や硬性白斑は消失し，視力は右（1.5），左（1.2）と改善した（e, f）．

3.21.3 診断，治療ならびに視力予後

　眼底所見や OCT（OCTA）所見に加えて既往歴や自覚症状などの問診，血圧測定や採血ならびに尿検査などの結果から，内科コンサルトを行い診断が確定される．
　治療は専門医による腎疾患の精査および治療が基本である．高度の腎機能障害では血液透析が導入される．眼科では定期的に眼底検査を行い，内科医と密接な連携をとることが重要である．原疾患の治療により眼底所見は改善することが多いが，発症時の黄斑部病変の程度により視力予後は異なる（図 1）．また基礎疾患に糖尿病を有する症例では糖尿病網膜症の合併ならびに増悪に注意を要する．

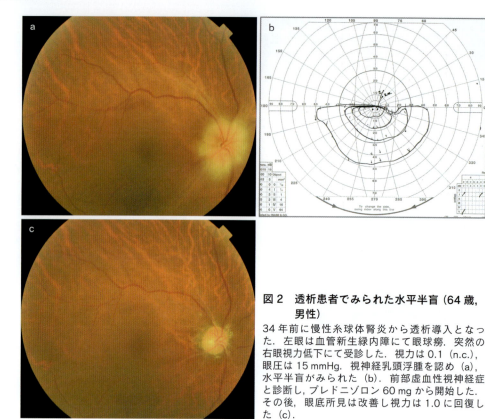

図2 透析患者でみられた水平半盲（64歳,男性）
34年前に慢性糸球体腎炎から透析導入となった．左眼は血管新生緑内障にて眼球癆．突然の右眼視力低下にて受診した．視力は0.1 (n.c.),眼圧は15 mmHg．視神経乳頭浮腫を認め (a),水平半盲がみられた (b)．前部虚血性視神経症と診断し,プレドニゾロン60 mgから開始した．その後,眼底所見は改善し視力は1.0に回復した (c)．

■ 透析眼底

　長期透析により動脈硬化が進行し,網膜動静脈は狭細化し,視神経乳頭の褪色,網膜の萎縮などを呈するものを透析眼底（hemodialyzed fundus）と呼ぶ．また,透析患者では,透析中の眼圧変動,帯状角膜変性,白内障の進行,網膜動脈閉塞症や網膜静脈閉塞症などの血管閉塞,脈絡膜剥離,虚血性視神経症（図2）,稀に夜盲などがみられ[7,8],眼科的治療を要することがある．

（望月清文,坂口裕和）

文献7

文献8

文献

1) 猪俣　猛．腎性網膜症．臨床眼科 1997；51：798-9.
2) Duke-Elder S. System of Ophthalmology Vol 10. Disease of the Retina. CV Mosby；1967. p.317.
3) 西信良嗣．高血圧網膜症・脈絡膜症．辻川明孝（編）．新篇眼科プラクティス11 まるごと黄斑疾患．文光堂；2023. pp.97-100.
4) Leishman R. The eye in general vascular disease：hypertension and arteriosclerosis. *Br J Ophthalmol* 1957；41：641-701.
5) 林　正雄ほか．腎性高血圧症における網膜症の病理．三島濟一ら（編）．眼科MOOK6 高血圧症と眼．金原出版；1983. pp.144-58.
6) Vadalà M et al. Retinal and choroidal vasculature changes associated with chronic kidney disease. *Graefes Arch Clin Exp Ophthalmol* 2019；257：1687-98.
7) Evans RD et al. Ocular abnormalities associated with advanced kidney disease and hemodialysis. *Semin Dial* 2005；18：252-7.
8) Ueno S et al. Acquired night blindness due to rod dysfunction after long-term hemodialysis. *Jpn J Ophthalmol* 2022；66：1-7.

3.22 妊娠網膜症

　妊娠網膜症（pregnancy-associated retinopathy）は妊娠中に発生する網膜異常である．妊娠中毒症に伴い発症する妊娠中毒網膜症をはじめ，妊娠中の糖尿病網膜症，高血圧網膜症，中心性漿液性脈絡網膜症，脈絡膜新生血管などがある．

3.22.1 妊娠中毒網膜症

病態：妊娠中毒は，妊娠後期に発症する高血圧を主徴とする疾患で，最近は妊娠高血圧症候群（hypertensive disorders of pregnancy：HDP）と呼ばれる（日本産科婦人科学会）．蛋白尿を伴う場合は，妊娠高血圧腎症となり，重症化すると肝機能障害，血小板減少，溶血，脳出血，けいれん発作を伴うようになる．溶血（Hemolysis），肝酵素上昇（Elevated Liver enzymes），血小板減少（Low Platelet count）を合併する例はHELLP症候群と呼ばれる．網膜症は，晩期HDPの患者に好発する．また，妊娠高血圧が重症化すると増加し，中等度以上では40～60％に合併すると言われている[1,2]．高血圧，特に収縮期血圧が高い例，本態性高血圧症や慢性腎疾患などの基礎疾患がある例，凝固線溶系異常を示す例，子癇や胎児の状態が悪い例に多く，分娩直前，直後に発症しやすい傾向にある．

自覚症状：視力の急激な低下，光視症，比較中心暗点，変視，視野欠損である．

検査：網膜障害は通常の眼底検査で検出することができる（図1a）．高血圧，腎障害を伴うことが多いため，通常，蛍光眼底造影は行わない．漿液性網膜剥離の検出には，光干渉断層計（OCT）が有効である（図1b）．網膜症における網膜循環の障害はOCT angiography（OCTA）で検出が可能で，浅層，深層の網膜血管の血流障害を観察することができる（図1c）．視野障害を訴える場合は，視野検査を行う．

所見：網膜と脈絡膜の双方に所見を認める[3]．網膜病変は，高血圧網膜症類似の変化で，網膜動脈の狭細化，交叉現象の他に微小循環の障害によると考えられる綿花様白斑，網膜出血，硬性白斑がみられる．網膜静脈閉塞症（RVO）を合併する症例もみられる．脈絡膜の障害として漿液性網膜剥離，脈絡膜循環障害に伴う網膜深層の黄色混濁がみられる（図1a）．脈絡膜病変は収縮期血圧160 mmHg未満の例にもみられることがある．

診断：上記眼底所見があり，妊娠経過が明らかであれば診断は容易である．妊娠が明らかでない場合は，血圧測定，血液検査，尿検査を行い診断を確定する．

管理と治療：治療としては，①血圧の管理，②HDPの管理が中心となる．播種性血管内凝固症候群（disseminated intravascular coagulation：DIC）を思わせる広範な網膜剥離が発症した場合には抗凝固療法，線溶療法などを検討する．通常出産後は軽快するので，可能な例では分娩が検討されることもある．網膜静脈閉塞症（RVO）をきたした例では，適切な時期に網膜光凝固や抗VEGF（血管内皮増殖因子）療法を検討する．

予後：多くの場合，網膜症は妊娠・出産に伴う一時的な異常であるため，適切な管理と治療により良好な視力に回復する．重症高血圧や蛋白尿が持続する例では，内科的・眼

文献1

文献2

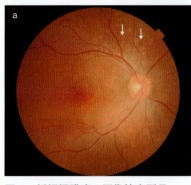 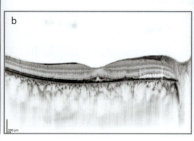 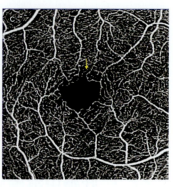

図1　妊娠網膜症の画像検査所見
28歳，女性　高血圧，腎症　主訴；黄色の色視症　視力1.2
a：眼底所見　網膜血管には血柱反射亢進や隠蔽などの変化がみられる．深部網膜に黄色の斑状病変が多数みられる（矢印）．
b：OCT所見　漿液性網膜剝離と脈絡膜血管拡張がみられる．
c：OCTA所見　中心窩無血管領域を形成する血管の一部欠損がみられる（矢印）．

科的経過観察が必要である．

3.22.2 妊娠中の糖尿病網膜症

　妊娠と糖尿病の関連では，妊娠前から糖尿病が判明している場合と妊娠中に糖尿病が発見される場合がある．妊娠前から糖尿病がある場合は妊娠中に網膜症が進行することが多い．

　妊娠前に糖尿病が判明している場合には眼科を受診し網膜症の評価を行って，増殖前・増殖糖尿病網膜症で治療が必要であれば，妊娠前に治療を完了させておく．

　妊娠中の経過観察は，初期，中期，後期の各トリメスターに眼底検査を行い，進行程度を評価する．もし，増殖前・増殖糖尿病網膜症を認めた場合は，できるだけ早期に網膜光凝固を完成しておく．妊娠中の血糖，血圧のコントロールは網膜症に影響を与えると言われているので，定期的な受診を勧める．

　妊娠中の糖尿病黄斑浮腫に対する抗VEGF療法は胎児の安全性が確立されていないので原則行わず，光凝固を中心に行う．浮腫が続く場合はステロイドテノン囊下注射も浮腫軽減が得られるので選択肢となる．視力障害が高度になることが予想される場合は，十分な説明の上インフォームドコンセントをとり，抗VEGF療法を行う．

（石龍鉄樹）

文献
1) Singh S et al. A cross-sectional study on the incidence of retinal changes and its correlation with variables like blood pressure, liver function tests, kidney function tests, proteinuria, and pedal edema in patients of pregnancy-induced hypertension in a rural setting. *Indian J Ophthalmol* 2022；70：3335-40.
2) 宇都美幸ほか．妊娠中毒症の網脈絡膜症と全身所見．日本眼科学会雑誌 1991；95：1016-9.
3) 斉藤喜博．妊娠中毒性網膜症．田野保雄（編）．眼科プラクティス12 眼底アトラス．文光堂；2006. p.131.

3.23 眼虚血症候群

3.23.1 疾患の概要

眼虚血症候群（ocular ischemic syndrome）とは，眼球への血流が慢性的に低灌流となり生じる眼病変で，内頸動脈の閉塞・狭窄に合併して生じる[1]．頸動脈閉塞[2]は脳梗塞や心筋梗塞の危険因子で，塞栓による網膜動脈閉塞（RAO）も生じる．稀に眼動脈閉塞のみで発症する場合もある．一過性黒内障や視力の動揺，急激な視力低下など眼症状が初発症状の場合もある[2]．約20％が両眼性である．糖尿病網膜症と非虚血型の網膜中心静脈閉塞症などとの鑑別が大切である．大動脈炎症候群や巨細胞性動脈炎など，炎症性疾患でも本症を合併する．

検査としては，眼局所に対しフルオレセイン蛍光眼底造影（FA）・インドシアニングリーン蛍光眼底造影（IA），網膜電図（electroretinogram：ERG），光干渉断層計（OCT），全身に対し頸動脈や眼動脈のカラードップラー超音波検査，頭頸部のMRA（磁気共鳴血管画像；magnetic resonance angiography），脳血管造影，SPECT（single photon emission computed tomography）などがあげられる[3-6]（図1，2）．

文献1

文献6

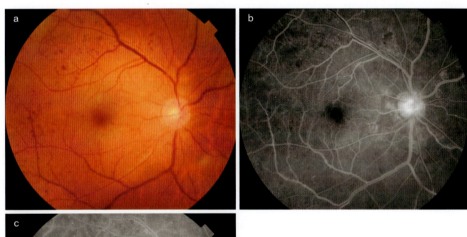
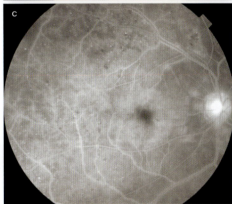

図1　眼虚血症候群の一例
a：初診時眼底写真　視力（0.7）　点状出血や静脈の拡張がみられる．
b：FA 1分の写真　静脈の層流がみられる．
c：FA 4分の写真

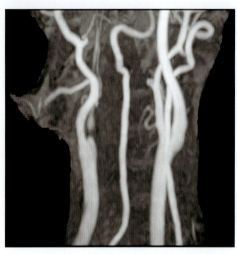

図2 眼虚血症候群のMRA写真（図1と同一症例）
右内頸動脈の狭窄が著明．

表1 内頸動脈閉塞に対する脳外科的治療

適応基準	●症候性：狭窄率（NASCET法）＝ 50 % ●無症候性：狭窄率（NASCET法）＝ 80 % ●頸動脈エコーでは呼吸性変動があるため実際の狭窄率の評価は困難 　→ PSV（peak systolic velocity）で評価　200 cm/s 以上で治療適応
治療	●内頸動脈内膜剝離術（CEA），ステント留置術（CAS） ●CEAとCASで治療成績に有意差はなく低侵襲なCASが主流となる

(文献9，10をもとに作成)

心筋梗塞や脳梗塞を合併し生命予後に影響するため，眼科的加療だけでは治療効果が不良な場合があり，循環器内科や脳神経外科など他科と連携した診断と治療が必要である．

網膜虚血に対しては汎網膜光凝固（panretinal photocoagulation：PRP），眼圧上昇に対してはトラベクレクトミー（線維柱帯切除術）などの濾過手術，内頸動脈の狭窄に対しては頸動脈内膜剝離術（carotid endoaterectomy：CEA）や頸動脈ステント留置術（carotid artery stenting：CAS）が必要となる[7,8]（**表1**）[9,10]．

3.23.2 診断と治療のポイント

視力障害の程度は指数弁と不良のものから視力が0.6程度と比較的良好なものまで様々で，また，徐々に視力が低下する症例や突然視力低下が発症する場合もある．眼圧と網膜中心動脈の灌流圧のバランスが崩れると，網膜虚血に陥り，急激な視力低下をきたす．眼底所見で網膜出血や軟性白斑がほとんどみられず黄斑浮腫もないのに視力が不良であったり，眼底所見に左右差がみられる場合や虹彩ルベオーシス，前房内フレアの存在などがみられたら，内頸動脈や眼動脈の狭窄や閉塞を考慮し，糖尿病や脳梗塞，心筋梗塞などの全身疾患の既往を問診することが大切である．眼虚血が疑われたら，FAや非侵襲的な超音波カラードップラー法（color Doppler imaging：CDI），レーザースペックルフローグラフィ（laser speckle flowgraphy：LSFG）などの上記検査を施行し，どの部位で血流障害が生じているのか推測する[11-14]．異常部位が判明したら，それ

を改善するために必要な治療を考える．50歳以上の中高年に多く，また，全身状態が良くない患者に合併することがあるため，患者の負担にならないよう，最低限の検査で診断し，他科との連携を大切にしながら，治療のタイミングや優先順位を考える必要がある．

3.23.3 まとめ

1. CDIやFAおよびMRAなどの検査は，眼虚血症候群，糖尿病網膜症やRAO，網膜中心静脈閉塞症（CRVO）などの網膜微小循環障害，緑内障性視神経障害，前部虚血性視神経症といった病態の解明に非常に有効である．
2. 虹彩や隅角の新生血管の有無，眼圧測定値の左右差に注意する．また，散瞳して糖尿病網膜症の眼底所見に左右差がみられた場合，内頸動脈や眼動脈の高度狭窄あるいは閉塞，眼虚血症候群の可能性を考慮する．
3. 一過性黒内障，視力の動揺などを問診し，1にあげた検査の結果によっては必要に応じて脳神経外科や循環器内科をコンサルトする．PRPや緑内障手術などの眼科的治療だけでは奏効せず，脳外科的治療を要することがある．
4. LSFGが非侵襲的で診断に有用である可能性がある．

（喜田照代）

文献

1）Mendrinos E et al. Ocular ischemic syndrome. *Surv Ophthalmol* 2010；55：2-34.
2）喜田照代ほか．内頸動脈閉塞により血管新生緑内障を続発したと考えられる糖尿病の一例．日本眼科紀要 2002；53：739-42.
3）喜田照代．color Doppler．眼科 2010；52：1352-5.
4）喜田照代．眼動脈・内頸動脈・脳循環．臨床眼科 2014；68：217-22.
5）喜田照代．超音波ドップラ血流検査．今日の眼疾患治療指針，第3版．大路正人ほか（編）．医学書院；2016．pp.123-4.
6）Maruyoshi H et al. Waveform of Ophthalmic Artery Doppler Flow Predicts the Severity of Systemic Atherosclerosis. *Circ J* 2010；74：1251-6.
7）南波孝昌ほか．網膜虚血により視力の急性増悪を呈した内頸動脈慢性閉塞症に対して血行再建術を施行した1例．脳卒中の外科 2013；41：368-72.
8）近藤康介ほか．一過性黒内障で発症した鎖骨下動脈狭窄症の1例．JNET 2013；7：197-201.
9）日本超音波医学会用語・診断基準委員会ほか：超音波による頸動脈病変の標準的評価法 2017.
10）Yadav JS et al. Protected Carotid-Artery Stenting versus Endarterectomy in High-Risk Patients. *N Engl J Med* 2004；351：1493-501.
11）芳賀 整ほか．Laser Speckle Flowgraphyを用いた網脈絡膜血流測定によるCEAの眼虚血改善効果の検討．脳卒中の外科 2011；39：103-8.
12）藤岡佐由里ほか．超音波血流検査所見別による非増殖糖尿病網膜症臨床所見の検討．日本眼科学会雑誌 2009；113：95-100.
13）春山賢介ほか．増殖糖尿病網膜症に併発する血管新生緑内障における眼動脈循環．あたらしい眼科 2002；19：947-50.
14）岡本紀夫ほか．内頸動脈病変と眼動脈・網膜中心動脈血流速度との関係．あたらしい眼科 1999；16：735-8.

Chapter 3 疾患と診断

3.24 近視眼に生じる血管関連病態

近視眼に生じる血管関連の病態としては，脈絡膜の血管が網膜内に伸展する脈絡膜新生血管が有名であり，この病的近視における脈絡膜新生血管に対しては抗 VEGF（血管内皮増殖因子）薬による治療方法が確立している．一方で，網膜の血管が原因となって網膜に嚢胞やひだ，分層円孔・裂孔（lamellar hole/tear），全層円孔・裂孔（full-thickness hole/tear），網膜内層の欠損が生じることも知られている．これらの病態は，近視眼では眼軸長が延長していくのに対して，網膜血管の伸長には限界があるために生じると考えられる．

3.24.1 網膜ひだ

強度近視眼では，眼軸長の延長に伴って後部ぶどう腫を形成する．その際，強膜はリモデリングによって形状を変化させることができるが，脈絡膜は変形した強膜に沿って後方に引き伸ばされ，網膜も同様に後方に引き伸ばされる．しかし，網膜の血管の伸長には限界があるため，図 1a のように血管が網膜ひだ（retinal fold）を形成させることになる[1,2]．

文献 1

3.24.2 網膜の嚢胞

網膜ひだの形成に伴って，網膜の内層に嚢胞腔が生じることもある（図 1b）．この嚢胞が分層円孔・裂孔および全層円孔・裂孔へと進展していくのではないかと考えられている[3]．

文献 2

3.24.3 分層円孔・裂孔

前述の網膜嚢胞の前壁に欠損が生じると分層円孔・裂孔になり（図 1c），網膜分離の原因なのではないかと考えられている[4]．

文献 3

3.24.4 網膜内層欠損

前述の網膜嚢胞や分層円孔・裂孔は眼底所見から検出できることもあるが，血管に沿って多発すると，やや暗い紡錘形〜キャタピラ様の所見として検出しやすくなり（図 1d），paravascular inner retinal defect（PIRD）とも呼ばれる[5]．一部の症例では視野欠損の原因にもなるため注意が必要である．

文献 4

文献 5

3.24.5 全層円孔・裂孔

網膜剝離の原因となる．黄斑円孔網膜剝離に似た網膜剝離を生じており，光干渉断層

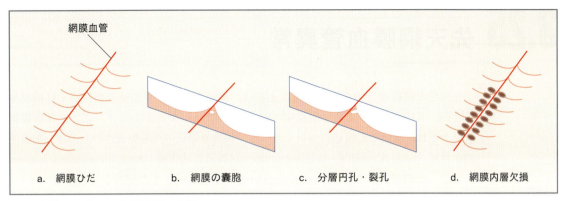

図1 近視眼に生じる血管関連の病態

検査（OCT）で黄斑円孔が認められない場合には，網膜血管に沿って全層円孔・裂孔が生じていないかどうかを精査する必要がある．傍血管全層円孔・裂孔に伴う網膜剥離に対しては硝子体手術を施行し，内境界膜を剝離して，液空気置換およびガス注入を行って，仰臥位姿勢を続けることで網膜の復位が得られることが多いが，全層円孔・裂孔に内境界膜を挿入するという術式も報告されている[6,7]．

（山城健児）

文献6

文献7

文献

1) Ikuno Y et al. Potent retinal arteriolar traction as a possible cause of myopic foveoschisis. *Am J Ophthalmol* 2005；139：462-7.
2) Sayanagi K et al. Retinal vascular microfolds in highly myopic eyes. *Am J Ophthalmol* 2005；139：658-63.
3) Ohno-Matsui K et al. Detection of paravascular retinal cysts before using OCT in a highly myopic patient. *Graefes Arch Clin Exp Ophthalmol* 2006；244：642-4.
4) Shimada N et al. Detection of paravascular lamellar holes and other paravascular abnormalities by optical coherence tomography in eyes with high myopia. *Ophthalmology* 2008；115：708-17.
5) Muraoka Y et al. Paravascular Inner Retinal Defect Associated With High Myopia or Epiretinal Membrane. *JAMA Ophthalmol* 2015；133：413-20.
6) Chen L et al. Rhegmatogenous Retinal Detachment Due to Paravascular Linear Retinal Breaks Over Patchy Chorioretinal Atrophy in Pathologic Myopia. *Arch Ophthalmol* 2010；128：1551-4.
7) Rizzo S et al. Autologous Internal Limiting Membrane Fragment Transplantation for Rhegmatogenous Retinal Detachment Due to Paravascular or Juxtapapillary Retinal Breaks Over Patchy Chorioretinal Atrophy in Pathologic Myopia. *Retina* 2018；38：198-202.

Chapter 3 疾患と診断

3.25 先天網膜血管異常

　先天的な網膜血管の異常による疾患には，網膜血管腫や家族性滲出性硝子体網膜症（FEVR，3.12 参照），未熟児網膜症（ROP，3.4 参照）などがあるが，ここでは網膜血管腫とそれに関連した疾患について述べる．網膜血管腫のうち先天性のものは，網膜毛細血管腫（retinal capillaly hemangioma），網膜蔦状血管腫（retinal racemous hemangioma），網膜海綿状血管腫（retinal cavernous angioma）などがある．

3.25.1 網膜毛細血管腫

　網膜毛細血管由来の血管腫は眼底周辺部網膜に生じることが多いが，時に視神経乳頭上や視神経乳頭周囲にも生じることがある．本症では小脳や橋，延髄などの中枢神経や肝，腎，副腎などの腹部臓器に主に血管腫である腫瘍を伴うことが多く，フォン・ヒッペル・リンドウ病（VHL 病）と呼んでいる[1]．網膜毛細血管腫を認めた際，そのうち50％以上に全身の血管芽細胞腫あるいは血管腫を伴っている．

　眼底周辺部の網膜血管腫は初期には毛細血管瘤様を呈しているが，徐々に拡大するにつれて拡張した輸入・輸出血管も明瞭となり滲出性網膜剥離や牽引性網膜剥離，牽引による裂孔原性網膜剥離を生じることもある．初期のころは血管腫が周辺部にあることから症状を自覚することは少ないが，血管腫が拡大したり滲出性所見が後極部に及べば自覚症状を認めるようになる．VHL 病の詳細については，3.30 を参照されたい．

　視神経乳頭周囲の血管腫の頻度は少なく，眼底周辺部網膜血管腫の 1/10 程度である．乳頭縁に生じることが多く，赤色調の隆起病変を呈することが多い．フルオレセイン蛍光眼底造影（FA）では早期には密な血管網を腫瘍内に認め，後期になると旺盛な蛍光漏出を認める．乳頭上脈絡膜新生血管や脈絡膜骨腫などとの鑑別を要する．

　治療は，眼底周辺部網膜血管腫の場合には，診断がつき次第レーザー光凝固を行う．ヘモグロビンに吸収されやすい 577 nm の黄色で行うのがよく，また 1 乳頭径未満であれば治療効果を得やすい．血管腫表面を隙間なく凝固するが，凝固は複数回必要になることも多い．血管腫が 1 乳頭径以上になると効果は低くなり，2 乳頭径以上で隆起も強く厚いものには冷凍凝固を行うほうが望ましい．視神経乳頭周囲血管腫は血流が豊富であることや位置的な問題もありレーザー光凝固を行いにくく，また治療抵抗性も強い．特に滲出が強く視機能に影響がない間は経過観察とすることが多い．

3.25.2 網膜蔦状血管腫

　網膜の動静脈が毛細血管を介することなく直接吻合する先天性動静脈奇形である．遺伝性を認めない片眼性のことが多い稀な疾患で，上耳側周辺部や乳頭黄斑間に生じることが多い．軽度のもので黄斑部領域にかかっていなければ無症状のことが多いが，出血や滲出を生じると視力低下をきたすこともある．

　吻合血管は著明な拡張，蛇行を認めることが多く，時にループ形成を伴う．FA では

236

蛍光色素の漏出を認めないのも特徴である．

この網膜血管奇形に同側の中脳の動静脈奇形を伴うものをWyburn-Mason症候群という[2]．中脳をはじめ中枢神経系に血管異常を生じていることもあることから中枢神経症状を認めることもあり，網膜蔦状血管腫を認める際には脳内精査が必要となる．

3.25.3 網膜海綿状血管腫

比較的稀な疾患で本邦でも報告は少なく[3]，片眼性で女性に多い血管奇形あるいは血管性過誤腫と考えられており，なかに遺伝性を有するものや頭蓋内に血管腫を併発する症例もある[4]．1971年にGassは網膜海綿状血管腫の臨床的特徴を，①嚢状に拡張した血管瘤がぶどうの房状に集簇した無茎性の血管腫である（図1），②血管瘤に血漿・血球分離を認めることがある，③病巣周囲の血管は正常で，滲出性所見がない，④FAで造影遅延が著明で蛍光色素の漏出がない，⑤全身的に皮膚の血管腫や頭蓋内海綿状血管腫を伴うことがある，などを報告している[5]．

文献4

文献5

病理学的には網膜の内層に多発性で菲薄化した血管壁で拡張した血管から構成されているとGassは報告し[5]，光干渉断層計（OCT）でも血管腫内に多数の血管腔を確認できる（図2）．また竹田らは，微細な毛細血管による細かい網目状ネットワークを構成することで血管腫への血液流入速度が遅く，血管腫内に血液がうっ滞するために血漿・血球分離を生じると述べている[3]．

治療については，出血を生じない間は基本的に経過観察でよいと考えられており，病巣からの出血や硝子体出血を起こす症例にはレーザー光凝固や冷凍凝固を行う．予防的なレーザー光凝固が有効であったとの報告もあるが，かえって硝子体出血を誘発するリスクもあり施行するかどうかは慎重な判断を要する．

（永井由巳）

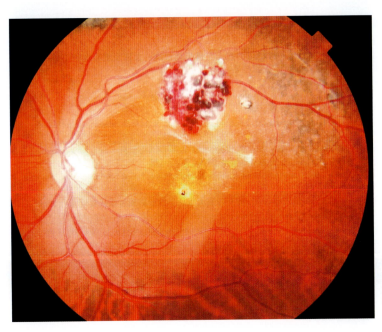

図1　網膜海綿状血管腫
初診時には以前に黄斑を含んで広範な網膜下出血を起こした痕跡があり，黄斑部は変性し，矯正視力は（0.1）であった．

Chapter 3 疾患と診断

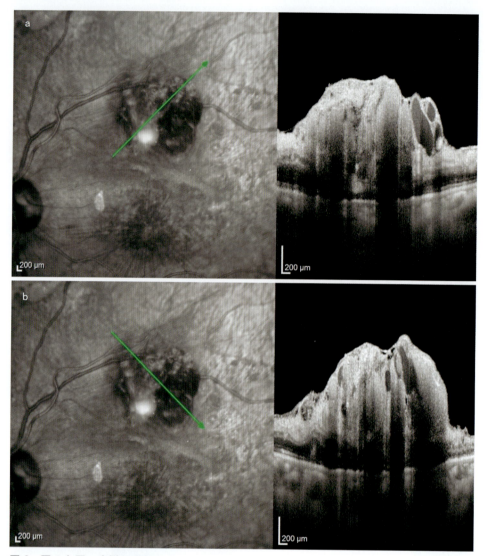

図2 図1と同一症例のOCT
a, bともに網膜出血は中等度反射を認め, 線維化の進んだ腫瘍塊は均一な高反射を認めている. また腫瘍内に菲薄化した血管壁で拡張した血管腔を認める.

文献

1) Lindau A. Studien über Kleinhirncysten. Bau, Pathogenese und Beziehungen zur Angiomatosis retinae. *Acta pathologica et microbiologica Scandinavica* 1926;3:1-128.
2) Wyburn-Mason R. Arteriovenous aneurysm of midbrain and retina, facial naevi and mental changes. *Brain* 1943;66:163-203.
3) 竹田宗泰ほか. 先天性網膜血管異常. その9. 種々の臨床症状を伴う網膜海綿状血管腫の3例. 日本眼科紀要 1994;45:1299-304.
4) Lewis RA et al. Cavernous haemangioma of the retina and optic disc. A report of three cases and a review of the literature. *Br J Ophthalmol* 1975;59:422-34.
5) Gass JD. Cavernous hemangioma of the retina. A neuro-oculo-cutaneous syndrome. *Am J Ophthalmol* 1971;71:799-814.
6) 岡本紀夫ほか. 網膜海綿状血管腫の1例. 臨床眼科 2010;64:272-3.

3.26 結核性ぶどう膜炎

　結核は結核菌（*Mycobacterium tuberculosis*）を病原体とした感染症である．結核は日本において現在でも毎年1万人以上の新規患者が発生している．日本における人口10万対の結核登録率はここ数年間減少傾向が続いてはいるが，2022年度は8.2で欧米諸国と比較すると依然として高い[1]．結核患者は高齢化しており，70歳以上の新規登録の割合は65％である[1]．また近年，外国生まれの者の新規登録患者の割合が11.9％とやや増加傾向にある．免疫抑制薬使用時や後天性免疫不全症候群（acquired immuno-deficiency syndrome：AIDS，エイズ）による免疫低下により発症することがある．

　眼結核は空気感染した結核菌が血行性に眼組織に移行し発症したものの総称である．結核性ぶどう膜炎（tuberculous uveitis）は，血行性に移行した結核菌の眼内への直接感染，あるいは結核菌体蛋白質へのアレルギー反応により発症すると考えられている．

　結核性ぶどう膜炎の頻度は日本眼炎症学会による全国大学病院などの基幹病院における2016年度での調査では0.9％である[2]．眼部のみの発症例が約90％あり，診断が難しい[3]．日本の多施設における結核性ぶどう膜炎の調査では，眼以外の発症部位として肺が10.8％と最多で，頸部リンパ節腫脹，縦郭リンパ節腫脹，肝臓と続く[3]．

文献1

文献2

文献3

■眼所見

　両眼，片眼発症が半々であり，部位としては後眼部病変が約9割の症例にみられ，前眼部病変のみの症例の割合は1割未満である[3]．

　臨床所見としては網膜血管炎がある（図1a）．網膜血管炎では典型例では滲出性，分節性，出血性の網膜血管炎を呈し，しばしば血管周囲網膜血管炎がみられる（図1a）．網膜血管炎の頻度には人種差があり，アジア系では70％以上にみられるため，網膜血管炎による血管閉塞からの無灌流領域（NPA，図2b），さらに網膜新生血管がみられるのが一般的である[4]．結核性ぶどう膜炎で最も特徴的とされている匐行性ぶどう膜炎は10％未満と少なかったとの報告がある[3]．

　鑑別すべき疾患として，網膜血管炎を呈するサルコイドーシスやベーチェット病があげられる．

文献4

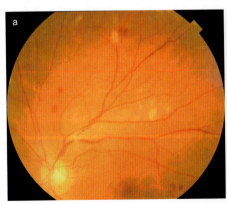 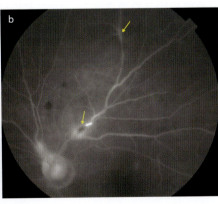

図1　結核性ぶどう膜炎の静脈周囲炎
a：眼底写真
b：フルオレセイン蛍光眼底造影　網膜静脈周囲炎がみられる（黄矢印）．

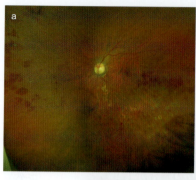
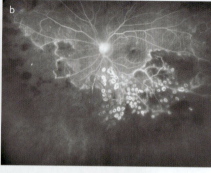

図2 結核性ぶどう膜炎
a：超広角眼底撮影像 斑状出血が散在している．
b：フルオレセイン蛍光眼底造影 眼底中間透光体から周辺部にかけて広範な無灌流領域がみられる．

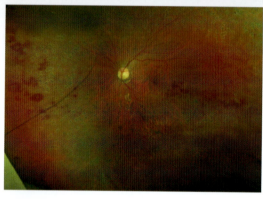

図3 結核性ぶどう膜炎の汎網膜光凝固術後の左眼超広角眼底撮影像
汎網膜光凝固斑がみられる．

■ 検査

眼局所の検査では，網膜血管炎の検出のために蛍光眼底造影が重要である．網膜血管炎からの蛍光漏出がみられ（図1b），網膜血管炎による血管閉塞があればNPA（図2b），さらに網膜新生血管が検出されることがある．

全身病変では，喀痰検査，ツベルクリン反応（ツ反），肺病変検出のため胸部X線撮影や胸部CTが必要である．血液検査では，QuantiFERON®TB ゴールド プラスやT-SPOT.TBがある．いずれの検査も結核菌特異抗原であるESAT-6，CFP-10などによる抗原刺激による反応を調べる検査で，BCG接種や非結核性抗酸菌の影響を受けず，ツ反と比較して特異度が高い．

■ 治療

内科的には多剤併用による抗結核薬の投与に加え，前眼部炎症があれば副腎皮質ステロイド点眼の投与を考慮する．NPAが検出されれば，網膜光凝固術の適応となる（図3）．硝子体出血がみられれば，硝子体手術を考慮する．

（武田篤信）

文献

1) 結核研究所疫学情報センター．2023．
2) Sonoda KH et al. Epidemiology of uveitis in Japan：a 2016 retrospective nationwide survey. *Jpn J Ophthalmol* 2021；65：184-90．
3) 多田明日美ほか．結核性ぶどう膜炎の臨床像と治療の検討．日本眼科学会雑誌 2021；125：415-24．
4) Shukla D et al. Tubercular Retinal Vasculitis：Diagnostic Dilemma and Management Strategies. *Clin Ophthalmol* 2021；15：4681-8．

3.27 梅毒性ぶどう膜炎

　梅毒は梅毒スピロヘータ感染症であり，本邦における感染者数は近年急激な増加を示している．梅毒は全身に多彩な臨床所見を呈するが，それらの所見は非特異的かつ他疾患との鑑別がしばしば困難である．梅毒性ぶどう膜炎（syphilitic uveitis）もその例に漏れず多彩かつ非特異的な眼内炎症所見を呈するため，本症の診断には血清学的検査による梅毒感染の成立の証明と他の原因疾患の除外が重要である．

文献 1

3.27.1 acute syphilitic posterior placoid chorioretinitis (ASPPC)

文献 2

文献 4

　多彩な眼病変を呈する梅毒性ぶどう膜炎の中で，唯一特異性が高いと言える所見である．1998 年に de Souza らにより 3 例の梅毒患者に生じた片眼性の中心性脈絡網膜炎として報告され[1]，後に Gass らにより ASPPC と命名，報告された[2]．検眼鏡的には眼底後極部に生じる円板状の黄色調の病変であり（図 1a）[3]，フルオレセイン血管造影（FA）では，病変部網膜からの蛍光漏出がみられ（図 1b）[3]，インドシアニングリーン血管造影（ICGA, IA）では同領域は低蛍光となる．また，周辺部には低蛍光斑が散在してみられる（図 1c）[3]．光干渉断層計（OCT）では約 4 割で網膜下液がみられ[4]（図 1d）[3]，網膜下液の消退後は ellipsoide zone（EZ）の不明瞭化と網膜色素上皮（RPE）の不整な肥厚がみられる（図 2）．これらの検査所見から，梅毒スピロヘータが脈絡膜血流を介して後極部の網膜外層に至る機序が推定されている[5]．駆梅療法に良好に反応するため，早期治療により視力予後は良好なことが多い[6]．

文献 5

文献 6

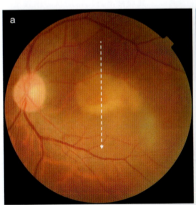
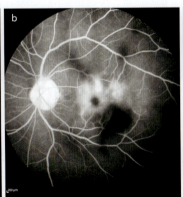
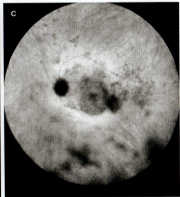
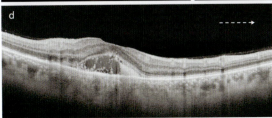

図 1　ASPPC の眼病変
a：眼底後極部網膜下に境界やや不鮮明，円盤状の黄色病変がみられる．
b，c：FA 検査で病変部網膜からの蛍光漏出（b）が，ICGA 検査で病変部網膜の蛍光ブロック（c）がみられる．
d：OCT にて網膜下液がみられる．
（文献 3 より）

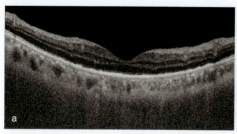
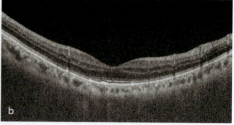

図2 ASPPCのOCT像の経過（図1と同一症例）
a：図1から数日経過後，網膜下液が消退している．EZは不明瞭であり，RPEの不整な肥厚がみられる．
b：駆梅療法後，EZは明瞭化した．RPEの隆起は軽快したものの一部残存している．

3.27.2 網膜外層および網膜色素上皮（RPE）の障害

特異的とは言えないまでも，梅毒性ぶどう膜炎の特徴としてあげられる病態である．斑状のRPE障害とそれに伴うwindow defect（窓陰影）と網膜外層萎縮を呈し，網膜色素上皮炎が未治療で長期間経過した状態と推定される（図3）．梅毒性ぶどう膜炎においては視力予後が不良となる主因と考えられる[3]．

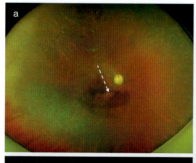
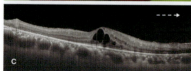
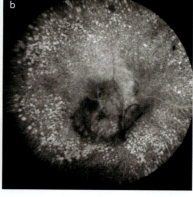

図3 網膜外層および網膜色素上皮の障害
a：眼底周辺部に広汎に斑状の網膜外層萎縮病変がみられる．血管アーケード上方に白線化血管，黄斑部下方には斑状の網膜出血もみられる．
b：FAで血管アーケード上方の血流途絶，window defectによる多数の斑状過蛍光がみられる．
c：OCTにて囊胞様黄斑浮腫と網膜外層萎縮がみられる．

3.27.3 網膜血管炎および視神経乳頭炎

網膜血管を介した感染と考えられるが，疾患特異性は低い病態である．網膜血管炎を検眼鏡的に判断することは困難なことが多いが，FAにより網膜静脈の分節状過蛍光やシダ状蛍光漏出など多彩な病態がみられる．視神経乳頭炎を伴う場合は，神経梅毒の除外が重要である（図4）．炎症が強い場合，硝子体混濁を伴う場合などは，駆梅療法に副腎皮質ステロイドの局所注射または内服を併用することがある．

（髙瀬　博）

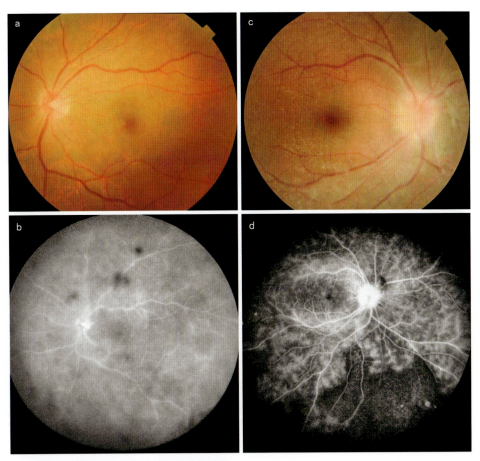

図4 様々な網膜血管炎像と視神経乳頭浮腫
a：検眼鏡的に特記すべき所見を認めない．
b：FAにて網膜静脈全体に分節状過蛍光がみられる．
c：視神経乳頭の発赤腫脹がみられ，乳頭辺縁は境界不明瞭となっている．
d：視神経乳頭の過蛍光と，広汎なシダ状蛍光漏出がみられる．下方象限には無灌流領域が形成されている．

文献

1) de Souza EC et al. Unusual central chorioretinitis as the first manifestation of early secondary syphilis. *Am J Ophthalmol* 1988；105：271-6.
2) Gass JDM et al. Acute Syphilitic Posterior Placoid Chorioretinitis. *Ophthalmology* 1990；97：1288-97.
3) 村瀬裕香ほか．梅毒性ぶどう膜炎の臨床像11例の検討．臨床眼科 2024；78：817-82.
4) Pichi F et al. Spectral domain optical coherence tomography findings in patients with acute syphilitic posterior placoid chorioretinopathy. *Retina* 2014；34：373-84.
5) Neri P et al. Acute syphilitic posterior placoid chorioretinitis：when the great mimicker cannot pretend any more；new insight of an old acquaintance. *J Ophthalmic Inflamm Infect* 2022；12：9.
6) Eandi CM et al. Acute syphilitic posterior placoid chorioretinitis：report of a case series and comprehensive review of the literature. *Retina* 2012；32：1915-41.

Chapter 3 疾患と診断

3.28 サイトメガロウイルス網膜炎 (CMVR)

サイトメガロウイルス (cytomegalovirus：CMV) はヒトヘルペスウイルス5型 (HHV-5) にあたるベータヘルペスウイルス亜科の二本鎖DNAウイルスである. 多くは小児期に不顕性感染し, 本邦での抗体保有率は70〜90％である[1].

CMVは普段は唾液腺, 骨髄型前駆細胞, 単核球などに潜伏感染している. それが何らかの理由で免疫力が低下した際に再活性化し, 間質性肺炎, 腸炎, 肝炎, 網膜炎, 脳炎など多様な臓器に感染症を起こす[1].

サイトメガロウイルス網膜炎 (cytomegalovirus retinitis：CMVR) は眼科領域では真菌性眼内炎と並んで多くみられる日和見感染症であり, 特に後天性免疫不全症候群 (AIDS) 患者の主要な合併症の一つである. 近年は造血器悪性腫瘍やがん患者の化学療法後の免疫不全状態での発症例が増加している[2]. また, 稀ではあるが, 明らかな免疫不全のない健常者にもCMVRは発症しうることが知られている[2].

3.28.1 眼所見の特徴

前眼部炎症は軽度で, 経過と共に白色小型の角膜後面沈着物がみられる. 硝子体混濁も軽度で, 網膜病変が鮮明に観察できることが多い.

CMVRの眼底所見は特徴的であり, 本症を疑う根拠となる. CMVRの眼底所見は次の3つの病型に分類される[1].

①後極部血管炎型：眼底の後極部の血管に沿って眼底出血と黄白色滲出性病変が混在して出現し,「チーズとケチャップを混ぜたような (cheese with ketchup)」と例えられる (図1). 網膜動脈炎も高頻度にみられる.

②周辺部顆粒型：網膜周辺部の黄白色の顆粒状滲出性病変で, しばしば眼底出血を伴う (図2). 病変が拡大する部位では, 健常網膜との境界部に白色顆粒状滲出斑が出現し, 徐々に拡大・癒合する.

③樹氷状血管炎型：稀に網膜大血管の樹氷状の白鞘化を呈する症例がある. 他の2つの病型の病変を伴うことが多い.

いずれの病型においても黄白色の滲出性病変は時間経過と共に徐々に消炎し, 灰色の瘢痕性萎縮となる. 瘢痕部位から裂孔原性網膜剝離を生じることがある (約19％)[2].

3.28.2 診断

免疫不全状態の患者に本症に特徴的な眼底所見が認められれば, 本症の可能性が高い. 全身のCMV感染症がみられること, 前房水 (または硝子体液) からCMV-DNAがPCR法により検出されることで確定診断が得られる.

CMV抗原血症 (アンチゲネミア) は末梢血中の感染白血球を検出するものであり, 全身的なCMVの活動性を反映する. ただ, CMVアンチゲネミアは必ずしも網膜炎の病勢を示すものではなく, 投薬によりCMVアンチゲネミアが陰性化した後に, 網膜炎

3.28 サイトメガロウイルス網膜炎（CMVR）

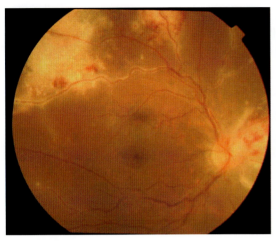

図1　後極部血管炎型
黄白色の滲出性病変が網膜大血管に沿って拡大し、眼底出血と混在する眼底所見を呈する．

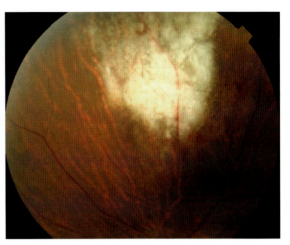

図2　周辺部顆粒型
周辺部にみられる病変は黄白色の顆粒状滲出性病変が主体で、網膜出血は少ない．

を発症する症例も少なくない[2]．アンチゲネミア陰性化後も数か月は注意深い眼底検査が必須である．

3.28.3 治療

CMV に有効な抗ウイルス薬の投与と共に，免疫不全状態の改善も考慮する必要がある．

1. 全身治療

現在 CMVR に対して認可されている薬剤は，注射製剤のガンシクロビル（GCV，デノシン®），そのプロドラッグで内服薬のバルガンシクロビル（VGCV，バリキサ®），注射製剤のホスカルネット（FOS，ホスカビル®）である（表1）．いずれもウイルス特異的 DNA ポリメラーゼを阻害することで抗ウイルス作用を発揮する．

通常，2〜3週間の導入療法を行って活動性病変を消退させた後，維持療法を3週間程度行う．患者の腎機能低下の程度に合わせて投与量を減量する必要がある．

表1　CMVR に対する抗 CMV 治療薬

薬剤	投与方法	導入療法	維持療法	重要な副作用
ガンシクロビル（GCV）	点滴静注	1回 5 mg/kg 点滴を1日2回，2〜3週間	1回 5 mg/kg 点滴を1日1回，3週間程度	骨髄抑制，腎障害，けいれん，精神病性障害，骨髄抑制に伴う感染症など
バルガンシクロビル（VGCV）	内服	1回 900 mg 内服を1日2回，2〜3週間	1回 900 mg 内服を1日1回，3週間程度	骨髄抑制，腎障害，けいれん，精神病性障害，骨髄抑制に伴う感染症など
ホスカルネット（FOS）	点滴静注	1回 90 mg/kg 点滴を1日2回，2〜3週間	90〜120 mg/kg 点滴を1日1回，3週間程度	腎障害，ショック，心不全，けいれんなど

2. 眼局所治療

　注射製剤であるGCVとFOSは，保険適用外の使用法だが，硝子体注射で投与することも可能である．網膜滲出性病変が黄斑部に迫っていて早急な治療が必要な症例や腎機能障害が高度で全身投与が行いにくい症例に対して行われる．GCVは生理食塩水で希釈し，1〜2 mg/0.1 mLを硝子体内注射する．FOSは1.2〜2.4 mg/0.1 mLを硝子体内注射する．これを週1回程度，病変が瘢痕化するまで繰り返し行う．

（蕪城俊克）

文献

1）川口龍史．サイトメガロウイルス網膜炎．園田康平ほか（編）．所見から考えるぶどう膜炎，第2版，医学書院；2022．pp.193-202．
2）柳田淳子ほか．近年のサイトメガロウイルス網膜炎の臨床像の検討．あたらしい眼科 2015；32：699-703．

3.29 急性網膜壊死（ARN）

　急性網膜壊死（acute retinal necrosis：ARN）は，主に単純ヘルペスウイルス（herpes simplex virus：HSV）や水痘・帯状疱疹ウイルス（varicella zoster virus：VZV）による眼内感染による，極めて視力予後不良な疾患である．ARNでは，網膜の動脈および静脈に激しい炎症を生じることで血管障害を起こす．抗ウイルス薬治療や硝子体手術の手術技術が進歩している現代でも，ARNの視力の予後は依然として悪く，短期間での急激な悪化がみられるため，早期の診断と治療が視機能の不可逆的な障害を軽減する鍵となる．したがって，ARNの典型的な臨床症状を迅速に認識し，可能な限り速やかに治療を開始することが最も重要である．

3.29.1 臨床所見

　本邦における診断基準を表1に示す[1]．ARNの早期における臨床的な特徴は，片眼性で大小不同ではあるがきちんと配列した角膜後面沈着物を伴った急性虹彩毛様体炎で発症し，網膜血管炎および眼底の周辺部に顆粒状の黄白色の病変がみられる．毛様充血や結膜充血もみられ，自覚症状としてもまず充血や霧視を訴えることが多い．約30％の患者は，初診時に高眼圧[†]となっている．このため，角膜後面沈着物と急性虹彩毛様体炎が認められた場合（図1），隅角が閉塞していない限り，眼圧が高くても，ARNの

文献1

[†] あるいは眼圧が正常範囲内であっても僚眼よりも高い眼圧

表1　急性網膜壊死の診断基準

1. 初期眼所見項目
1a. 前房細胞または豚脂様角膜後面沈着物
1b. 網膜周辺部に1つまたは複数の黄白色病変（初期は顆粒状・斑状，次第に融合して境界明瞭となる）
1c. 網膜動脈炎
1d. 視神経乳頭発赤
1e. 炎症による硝子体混濁
1f. 眼圧上昇
2. 経過項目
2a. 病巣が急速に円周方向に拡大する
2b. 網膜裂孔あるいは網膜剝離が発生する
2c. 網膜血管閉塞を生じる
2d. 視神経萎縮をきたす
2e. 抗ヘルペスウイルス薬に反応する
3. 眼内液検査
前房水または硝子体液を用いて，PCR法あるいは抗体率算出で，HSV-1，HSV-2，VZVのいずれかが陽性
1）確定診断群：初期眼所見の1aと1b，および経過項目のうち1項目を認め，眼内液検査でHSVまたはVZVが陽性
2）臨床診断群：眼内液においてウイルスが陰性あるいは検査未施行であるが，初期眼所見項目のうち1aと1bを含む4項目と経過項目のうち2項目を認め，他疾患を除外

（文献1より）

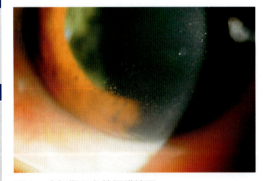

図1　病初期の急性網膜壊死
大小不同の豚脂様角膜後面沈着物を伴った急性虹彩毛様体炎としてみられる．

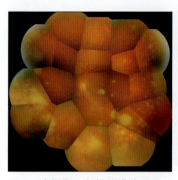
図2 病初期の急性網膜壊死における眼底所見
網膜周辺部に顆粒状の黄白色病変が散在し，網膜血管閉塞もみられる．

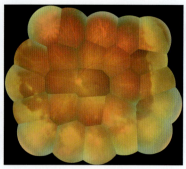
図3 進行した急性網膜壊死の症例（図2と同一症例）
顆粒状の黄白色病変が癒合・拡大して濃厚な黄白色病変を呈しているが，硝子体混濁により透見が困難になってきている．

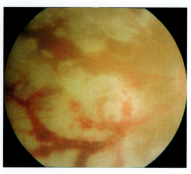
図4 棍棒状の出血
閉塞性網膜血管炎と網膜静脈から染み出るような棍棒状の出血がみられる．

可能性を除外するためには眼底の周辺部まで広範囲にわたって検査することが重要である．ARNが進行するにつれて，眼底周辺部の顆粒状黄白色病変は融合し，黄白色病変へと変化する（図2, 3）．黄白色病巣付近に網膜動脈を主体とした血管炎（主に閉塞性血管炎）が起き，網膜血管に瘤状の染み出るような棍棒状出血をきたすことも特徴的である（図4）．眼内のヘルペスウイルスの感染を排除しようとする免疫反応が引き起こされ，硝子体混濁が強まる．経過と共に徐々に増強してきた硝子体混濁は軽快してくるが，後部硝子体剥離が生じると再び硝子体混濁が強くなる．この時期に，網膜壊死部に多発裂孔を生じることが多いが，硝子体混濁のために詳細な眼底観察が困難なことも多い．寛解期には壊死に至った網膜は萎縮巣となり，色調も通常の網膜の色調あるいは灰白色に変化するが，いったん病変が生じた網膜は萎縮，変性により非薄化し多発裂孔が生じやすくなる．ARNの約60％の患者は，2〜3か月のうちに網膜剥離を発症するが，硝子体手術を行っても，難治性の増殖硝子体網膜症により再び剥離が生じることもある．硝子体手術技術の進歩にもかかわらず，ARNの視力予後は依然として好ましくなく，予防的硝子体手術の効果や手術技術の進歩が視力予後を改善するかについては，現時点では結論が出ていない．さらに，増殖硝子体網膜症やヘルペスウイルス感染や炎症による視神経の障害も視力の悪化の原因となる．視力の悪化につながるARNの重要な要因として，視神経乳頭発赤・腫脹後の視神経萎縮の存在が考えられ，硝子体手術により網膜の復位が得られても，視神経萎縮により視力不良となる症例が少なからず存在する．また，視神経乳頭から出る主幹動脈の閉塞および白線化もみられ，視神経乳頭および網膜の栄養血管が閉塞している数の多いほど視力予後は悪くなる傾向にある．

3.29.2 確定診断に必要な検査

初期のARNでは眼底所見から診断が難しいことも多く，発症から診断まで1〜2週間かかることが多い．病状が進行してくれば，特徴的な眼底所見から診断は容易であることも多いが，前房水や硝子体による眼内液からHSVあるいはVZVのウイルスコピー数をリアルタイムPCR法により測定することが診断に重要である．また，リアルタイ

ムPCR法で測定される原因ウイルスのコピー数と視力予後は相関するとされる．近年では，網羅的に病原微生物を検索するPCR strip検査が開発され，少量の眼内液を用いて迅速な検査も可能となっている．

3.29.3 鑑別疾患

ARNの早期段階における前眼部の所見は，片眼性で豚脂様角膜後面沈着物と高眼圧を伴う急性の虹彩毛様体炎で現れるため，ヘルペス性虹彩毛様体炎やサルコイドーシス，ポスナー・シュロスマン（Posner-Schlossman）症候群との鑑別が重要となる．重度の免疫不全を持つ患者，特に後天性免疫不全症候群（AIDS）患者にみられるVZV感染による壊死性網膜炎は，進行性網膜外層壊死（progressive outer retinal necrosis：PORN，図5）として，ARNとは区別される．周辺部顆粒型のサイトメガロウイルス網膜炎（CMVR）は，白色の顆粒状の滲出性病変を生じ，網膜の萎縮や壊死を引き起こし，網膜が非薄化しているが進行は緩慢で，免疫不全患者に発症することがある．また，AIDSや臓器移植後などにおいて，重度の免疫不全がない症例で，網膜の周辺部に顆粒状の病変や網膜血管の閉塞を伴う慢性の経過を取るCMVRは，慢性網膜壊死（chronic retinal necrosis：CRN）という新しい疾患概念として提唱されている．眼トキソプラズマ症も不適切にステロイド治療が行われるとARNに似た壊死性網膜炎を引き起こすが，進行は緩慢で，黄白色の病変の辺縁が明瞭であり，出血が少ないことから鑑別される．

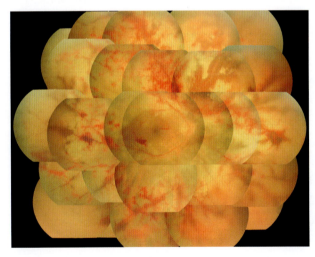

図5　進行性網膜外層壊死
進行が非常に急速で，AIDSもしくは重篤な免疫不全患者で起こる．

3.29.4 薬物療法と手術療法

HSVやVZVの増殖を抑制するために抗ウイルス薬治療を速やかに行う．具体的には，PCR検査の結果を待たずに，第一選択薬としてアシクロビルを10～15 mg/kgの用量で1日3回に分けて約2週間点滴静注する．また，ウイルスによる過剰な免疫反応も病態に寄与しているため，抗炎症治療として副腎皮質ステロイドの全身投与を併用す

Chapter 3 疾患と診断

†初期投与量は，ベタメタゾンリン酸エステルナトリウムとして4〜8 mg/日

る†．ウイルスのコピー数が少なく，早期に発見された ARN の場合，将来的に網膜剥離が起こらず薬物療法だけで症状が改善する可能性もある．

薬物療法を行ったとしても，多くの症例で壊死した網膜から裂孔や円孔を生じて網膜剥離を生じるため硝子体手術の適応となる．さらに，後部硝子体剥離を生じつつ広範囲に網膜壊死のある症例や硝子体混濁が増強し，詳細な眼底像が把握しにくい症例では硝子体手術を行う．VZV に伴う ARN では，前房水中の VZV-DNA が $5 \times 10^6 \sim 1.0 \times 10^7$ copies/mL 以上で最終視力が不良かつ網膜剥離を起こす危険性が高いという報告があるため，網膜剥離を生じていなかったとしても早期の硝子体手術を考慮する．筆者らの施設では硝子体切除術に水晶体切除術，シリコーンタイヤによる輪状締結術，シリコーンオイルタンポナーデを併用し，硝子体手術を行う際には，BSS（オキシグルタチオン眼灌流・洗浄液ビーエスエスプラス™）などの灌流液にアシクロビルを 40 μg/mL の濃度で添加する．

3.29.5 合併症

主な続発症・合併症には，併発白内障，硝子体混濁，血管新生緑内障，黄斑浮腫，視神経萎縮，続発網膜剥離，増殖硝子体網膜症，低眼圧（眼球癆）がある．併発白内障は，水晶体を温存した硝子体手術および硝子体手術が回避された症例に生じる．弱いながらも眼内炎症が続いている場合もあり，徐々に併発白内障が進行することもある．手術で挿入された眼内レンズも炎症により表面が徐々に混濁することが多い．網膜壊死部では完全には硝子体や硝子体皮質の切除が行えないため，残存硝子体皮質が数年かけて極めて強い増殖性変化をきたす．視力予後不良な原因として，網膜壊死によって高率に生じる網膜剥離や増殖硝子体網膜症の他に，視神経障害の存在が考えられる．また，最終的な視力が良好であっても，網膜壊死や視神経障害により視野障害を引き起こすことがある．片眼の治療後から数年，数十年を経て患眼や僚眼に再燃することがあり，定期的な経過観察が必要である．

3.29.6 まとめ

ARN は，本邦における代表的な感染性ぶどう膜炎であるが，ぶどう膜炎全体の約数％であるため日常眼科診療で遭遇する可能性は低く，明確なガイドラインのない希少疾患（発生率 100 万人に 0.63 人/年）である．病態，診断や治療効果判定に確立したバイオマーカーはないどころか，発症病態に関しては依然不明な点が多く，確定診断の方法やウイルス学的解析方法については統一した方法論が確立していない．現在，日本眼炎症学会を中心として，レジストリを構築している最中であり，将来的には集積された患者情報の解析により，様々な重要な臨床課題が解決されていくことが期待される．

（臼井嘉彦）

文献

1）Takase H et al. Development and validation of new diagnostic criteria for acute retinal necrosis. *Jpn J Ophthalmol* 2015；59：14-20.

3.30 フォン・ヒッペル・リンドウ病（VHL病）

フォン・ヒッペル・リンドウ病（von Hippel-Lindau disease：VHL病）は，網膜血管腫，中枢神経系血管芽腫，腎細胞癌，褐色細胞腫，膵腫瘍などを合併する遺伝性腫瘍症候群である[1]．常染色体顕性遺伝の遺伝形式をとり，浸透率はほぼ100％である．原因遺伝子は染色体3番単腕25-26領域にある *VHL* 遺伝子（がん抑制遺伝子）であるが，約20％は *de novo* 変異により生じるとされ，家族歴がない症例もある．有病率は3万6,000人に1人，国内の患者数は2,500〜3,500人と推定される希少難病である．

各VHL病関連病変の発症頻度と発症年齢を図1[2]に示す．生涯にわたり永続的に全身に腫瘍を発生しうるため，適切なサーベイランス，定期検査，治療介入をすることがVHL病患者の健康管理・QOL維持のために重要となる．網膜血管腫はVHL病患者の約40〜70％に発症し，幼少期に発症する場合があり，0歳からのサーベイランスが推奨されている．VHL病は1894年に眼科医の症例報告から明らかになった疾患であり，VHL病の診断においても網膜血管腫[†]は重要である．日本におけるVHL病ガイドラインは，2011年に初版が刊行され，2017年に改訂があり，2024年に厚生労働省難治性疾患研究班により大幅改訂が行われた[2]．

文献1

文献2

[†] **VHL病における網膜血管腫**：組織学的には中枢神経系の血管芽腫と同様であり，「網膜血管芽腫」が本来の適切な用語である．「日本眼科学会 眼科用語集第6版」および保険病名に準じて本節では「網膜血管腫」と表記した．英語表記ではretinal emangioblastomaまたは，retinal capillary emangioblastomaである．

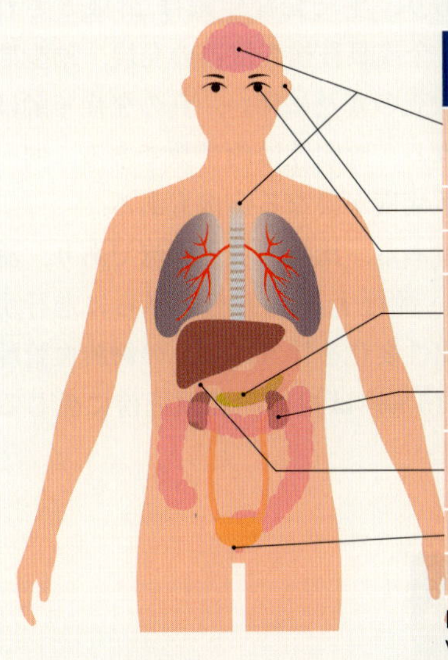

VHL病関連病変	発症年齢/幅（歳）	頻度（％）
中枢神経系血管芽腫（小脳，延髄，脊髄）	9-78	60-80
内リンパ嚢腫瘍	12-50	10
網膜血管腫	1-67	40-70
膵嚢胞	13-80	17-61
膵神経内分泌腫瘍	16-68	8-17
腎嚢胞	15-	60-80
腎細胞癌	20-60	25-50
褐色細胞腫/パラガングリオーマ	3-60	10-20
精巣上体嚢胞腺腫	不明	25-60
子宮広間膜嚢胞腺腫	16-46	不明

Lonser et al. Lancet. 2003；361：2059-67
VHL病診療ガイドライン（2017年度版）より引用　改変

図1　VHL病関連病変の発症年齢と発症頻度
（文献2より）

3.30.1 診断基準[2]

以下の①〜②のいずれかに該当するものを，VHL病と診断する．
① VHL病の家族歴が明らかな場合，以下の（a）〜（g）のいずれか1病変以上を発症

したもの.
(a) 中枢神経系血管芽腫 (b) 網膜血管腫 (c) 腎細胞癌 (d) 褐色細胞腫/パラガングリオーマ (e) 膵腫瘍(膵神経内分泌腫瘍または多発膵嚢胞) (f) 精巣上体嚢胞腺腫 (g) 内リンパ嚢腫瘍(内耳)

② VHL病の家族歴がはっきりしない場合,以下の1.または2.のいずれかを満たすもの.
1. (a)〜(g)のいずれか2病変以上を発症,ただし(a)中枢神経系血管芽腫または(b)網膜血管腫いずれかを必ず含む.
2. (a)〜(g)のいずれか1病変以上を発症し,かつ,VHL遺伝子に生殖細胞系列のヘテロ接合性病的バリアントを認める.

網膜血管腫を認めた場合の症例として解説すると,①VHL病の家族歴が明らかな場合は,網膜血管腫が1個あればVHL病と診断される.②VHL病の家族歴がはっきりしない場合は,網膜血管腫が2個以上あればVHL病と診断される.網膜血管腫が1個の場合,他病変が1個ある,またはVHL遺伝子に病的バリアントを認めればVHL病と診断される.

3.30.2 網膜血管腫の臨床像

VHL病患者の40〜70%に網膜血管腫を合併する[1-3].10〜40歳代で好発,10歳未満での発症は5%,60歳以降の発症は極めて稀であり,平均発症年齢は25歳とされる[4].ただし後述のように無症状のことが多いため,今後眼科検査機器の発展,幼少期からのサーベイランス率の向上,発症前の遺伝学的検査の普及に伴い,真の発症年齢はより若年であることが明らかになる可能性が考えられる.両眼性は約半数である.同一眼に異なった表現型の血管腫を有する症例,左右の重症度が異なる症例もある.

典型的な網膜血管腫は,橙赤色の円形隆起性病変である.比較的境界明瞭であり,流入動脈・流出静脈を伴い,進行例ではそれらが拡張・蛇行する(図2).さらに進行すると,硬性白斑や滲出性・牽引性網膜剥離などの滲出性変化を伴う.多くの網膜血管腫は網膜周辺部に好発し(網膜周辺部型),一部(約15%)は視神経乳頭近傍に生じる

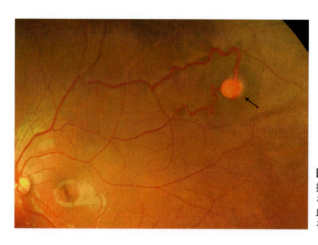

図2 VHL病における網膜血管腫
拡張・蛇行した流入動脈・流出静脈を伴う典型的な網膜周辺部型の網膜血管腫(矢印)である.滲出性変化を伴わず,自覚症状はない.

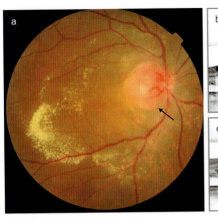
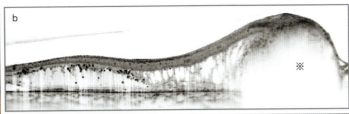
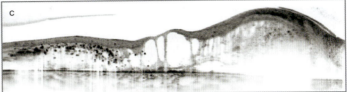

図3 傍視神経乳頭型網膜血管腫
視神経乳頭の耳側縁に発生した網膜血管腫（a, 矢印）に対して，抗 VEGF 薬 20 回硝子体内注射後．重度の黄斑浮腫，硬性白斑を伴い，矯正視力 0.03 まで低下している．
b：網膜血管腫（※）を通る OCT 断層像　c：中心窩を通る OCT 断層像

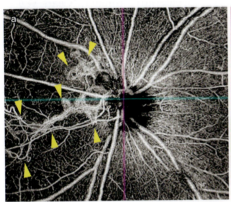
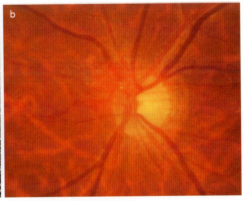

図4 非典型的な VHL 病に伴う網膜血管腫
視神経乳頭鼻側縁に，異常血管増殖として OCTA（a, 矢頭）にて明瞭に描出される．カラー眼底写真（b）では色調に乏しく，境界不明瞭で，流出入血管を伴わず，同定が困難である．

（傍視神経乳頭型）．傍視神経乳頭型では，黄斑浮腫に進展することが多く，網膜周辺部型よりも症状が比較的早期に出やすい（図3）．病勢をコントロールできない場合，増殖硝子体網膜症や血管新生緑内障に至る症例もある．非典型的な網膜血管腫として，境界不明瞭で，流出入血管を伴わない平坦な網膜血管腫の報告もあり，これらは視神経乳頭近傍や黄斑部に好発する[2]（図4）．

3.30.3 症状

　進行するまで無症状のことが多い．前述のように網膜血管腫の多くは網膜周辺部に生じ，滲出性変化が黄斑部に及ぶほど進行しないと症状は出現しない．一方で進行した場合や，傍視神経乳頭型網膜血管腫の場合は，視力低下，霧視，歪視，視野欠損などの症状が出現する．小児は，症状があっても，気づかない，または訴えないことが多く，留意する必要がある．

3.30.4 診断，検査

文献 5

「フォン・ヒッペル・リンドウ病診療の手引き（2024年版）」[2]および VHL Alliance によるSurveillance Guideline[5]では，VHL病と診断された親をもつ児は，0歳から眼底検査を行い，サーベイランスを開始することが推奨されている．眼底病変を認めない場合は，少なくとも1年ごとに経過観察を継続する．両眼散瞳下にて細隙灯顕微鏡，倒像鏡による眼底検査を行う．広角眼底撮影装置による眼底写真撮影を併用すると有効であり，特に眼底の診察が困難な小児には活用できる．蛍光眼底造影検査は，検出感度が最も高い．網膜光干渉断層（OCT）検査，網膜 OCT angiography（OCTA）検査を必要に応じて行う．病変の好発部位である網膜周辺部および視神経乳頭近傍は特に注意して観察を行う．広角眼底撮影装置でも上方と下方の網膜周辺部は眼瞼や睫毛で死角になりやすいため，上方視・下方視をさせて撮影するほうがよい（図5）．

鑑別診断としては，網膜血管増殖性腫瘍（vasoproliferative tumor），Coats病があり，これらは片眼性のことが多く，VHL病の網膜血管腫よりも境界が不明瞭，色調が不均一で，流出入血管の拡張や蛇行はみられないことが多い．また VHL 病の網膜血管腫とは異なり，毛細血管瘤，毛細血管拡張，無血管領域などを伴うことがしばしばある．

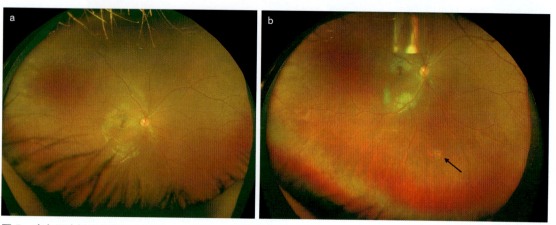

図5　広角眼底撮影装置によるサーベイランスの注意点
正面視（a）では，上方と下方は，眼瞼・睫毛により周辺部網膜が写りにくくなる．下方視（b）では，鼻下側周辺部網膜に血管腫（矢印）が写っているが，正面視（a）では写っていない．

3.30.5 治療

血管腫のタイプ，位置，大きさ，滲出性変化の合併に応じて，以下のような治療法を検討する．

1．網膜周辺部型

網膜血管腫の大きさが1乳頭径大までであれば，治療の第一選択肢はレーザー網膜光

TOPICS

VHL 病の新規治療薬 HIF-2α 阻害薬への期待

　VHL 病の新規治療薬（内服薬）である HIF（hypoxia-inducible factor：低酸素誘導因子）-2α 阻害薬 belzutifan が，2021 年 8 月米国食品医薬品局（FDA）により承認された．適応病変は，VHL 病における腎細胞癌・中枢神経系血管芽腫・膵神経内分泌腫瘍であり，網膜血管腫は対象ではないが，網膜血管腫にも効果ありと報告がされている．VHL 関連腫瘍発症の要因となっているのは HIF-2 であり，HIF-2α と HIF-1β の結合を特異的に抑制し，有効性が示された．有害事象として貧血（90％），倦怠感（66％）を認めた[6]．本邦でも 2023 年より同治療薬の治験が VHL 病患者を対象に開始されている．

　これまで多くの VHL 病関連腫瘍の治療は，可能なところまで経過観察し，必要になれば観血的治療や放射線治療を行うのが一般的であったが，今後は内服治療や早期治療が行われる可能性が示唆される．網膜血管腫においては，特に治療介入が困難な傍視神経乳頭型の網膜血管腫への有効性が期待される．

凝固術で，根治可能である[7]．滲出性変化を伴わなくても 1 乳頭径未満の段階でレーザー光凝固術を実施しておくほうがよい．周辺部であり，大きく（特に 2 mm 以上），厚みのある網膜血管腫の場合は，レーザー光凝固術では根治が難しいため，冷凍凝固術を検討する．牽引性網膜剥離をきたした症例では硝子体手術が必要な場合がある．

2. 傍視神経乳頭型

　初期は視機能障害はきたさないが，網膜血管腫が増大し，黄斑部に硬性白斑，黄斑浮腫，滲出性網膜剥離などを引き起こすと，視機能低下に直結する．その段階では既にかなり血管腫が増大していることが多く，また黄斑部に非可逆性の障害をきたした後では，治療効果や視機能回復が見込めない可能性が高い．治療介入のタイミングが非常に難しいため，注意深い経過観察と患者へ十分な説明と相談が必要である．抗 VEGF（血管内皮増殖因子）薬硝子体内注射，光線力学療法，放射線治療・陽子線治療の有効性の報告があるが，いずれも活動性の抑制，進行の予防であり，根治的な治療にはなりにくい．

3.30.6 定期検査，他科との連携，眼科医の役割

　VHL 病は遺伝子異常による疾患であり，生涯にわたり発症・進行のリスクを抱えるため，定期検査の継続，早期発見・適切な時期での治療介入による健康管理が極めて重要である．眼科で VHL 病の診断がついた場合は，必ずすべての関連診療科のサーベイランスを実施し，他科と連携をとることが，患者の眼のみならず，生命や QOL を守ることにつながる．また常染色体顕性遺伝であることを患者へ説明し，血族の健康管理も考える必要がある．

文献 6

文献 7

3.30.7 遺伝学的検査について

　VHL病の原因遺伝子は*VHL*遺伝子であり，単一遺伝子異常の常染色体顕性遺伝の疾患である．本邦においてVHL病と臨床診断がついた患者の遺伝子診断による診断率は約85％である．シークエンス解析で約65％が診断可能であり，さらに約20％でMLPA（multiplex ligation-dependent probe amplification）法などの欠失・重複検出法によりDNAの大規模なバリアントが診断可能である[8]．現在，VHL病における遺伝学的検査には保険適用はなく，保険外診療にて検査委託機関あるいは研究機関で解析をする手段しかない．発端者の病的バリアントが検出された場合に未発症の血族の遺伝学的検査をすることは，陽性の場合はサーベイランスの必要性が確定し健康管理に役立ち，陰性の場合は不必要な検査を受けなくて済むというメリットがある．遺伝学的検査を実施する際には，心理的な側面，正しい結果解釈のために，その前後の遺伝カウンセリングが必須である[2]．

文献8

（高橋綾子）

文献

1) Lonser RR et al. von Hippel-Lindau disease. *Lancet* 2003；361：2059-67.
2) フォン・ヒッペル・リンドウ病における実態調査・診療体制構築とQOL向上のための総合的研究班．フォン・ヒッペル・リンドウ病診療の手引き（2024年版）．
3) Takahashi A et al. Novel Manifestation of Retinal Hemangioblastomas Detected by OCT Angiography in von Hippel-Lindau Disease. *Ophthalmology* 2023；130：748-55.
4) Singh AD et al. von Hippel-Lindau disease. *Surv Ophthalmol* 2001；46：117-42.
5) Daniels AB et al；International VHL Surveillance Guidelines Consortium. Guidelines for surveillance of patients with von Hippel-Lindau disease：Consensus statement of the International VHL Surveillance Guidelines Consortium and VHL Alliance. *Cancer* 2023；129：2927-40.
6) Jonasch E et al. Belzutifan for Renal Cell Carcinoma in von Hippel-Lindau Disease. *N Engl J Med* 2021；385：2036-46.
7) Toy BC et al. Longitudinal Analysis of Retinal Hemangioblastomatosis and Visual Function in Ocular von Hippel-Lindau Disease. *Ophthalmology* 2012；119：2622-30.
8) Tamura K et al. Variant spectrum of von Hippel-Lindau disease and its genomic heterogeneity in Japan. *Hum Mol Genet* 2023；32：2046-54.

3.31 網膜血管増殖性腫瘍（VPRT）

網膜血管増殖性腫瘍（vasoproliferative retinal tumor：VPRT, vasoproliferative tumor of the retina）は，過去には，血管性腫瘍である網膜血管芽腫，毛細血管腫や海綿状血管腫などと誤解されてきたかもしれない．しかし近年の研究において，本腫瘍はグリア細胞（とりわけアストロサイト）の腫瘍性増殖を主体とする良性腫瘍であり，腫瘍間質に変性や硝子化を伴う血管が混在するものとされている．病理学的には VPRT は focal nodular gliosis や reactive retinal astrocytic tumor と同義である[1]．背景に眼底疾患のない de novo 発生（原発性）と，ぶどう膜炎，網膜色素変性，Coats 病，網膜静脈閉塞症（RVO）などの眼底疾患に関連して発生する続発性腫瘍に分類される[2,3]．原発性腫瘍では，腫瘍組織内に炎症細胞浸潤や壊死はないが，続発性腫瘍では炎症細胞浸潤を伴う[3]．

文献 1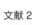

文献 2

3.31.1 診断

壮年期や中高年者の片眼に発生する．眼底周辺の腫瘍であるため，診断の際には散瞳薬を点眼した上での詳細な眼底観察が必要になる．腫瘍は赤色〜橙色のドーム状隆起を示し，渦静脈のさらに眼底周辺に形成される．腫瘍周囲には硬性白斑，網膜変性，無血管領域を伴うことがある（図 1，2a，b）．検診レベルの眼底写真では腫瘍を検出することはできないため，眼底写真を撮像するには広角の写真を撮像できる機器を用いる必要がある．

図 1a は走査型超広角眼底撮影装置 CLARUS（Carl Zeiss Meditec 社）で撮像した腫瘍で，腫瘍の形態評価や記録に有用である．超音波 B モードでは眼底周辺に充実性の等エコーを示す腫瘍が検出される．光干渉断層計（OCT）では，腫瘍の断面の撮像は困難であるが，広角 OCT angiography（OCTA）では，腫瘍部の血流シグナルを描出する[4]．フルオレセイン蛍光眼底造影検査（FA）では，腫瘍は早期より過蛍光を示し（図 1b，図 2c），後期では腫瘍部からの蛍光漏出，腫瘍周囲の網膜変性による window defect（窓陰影），網膜血管からの蛍光漏出がみられる．インドシアニングリーン蛍光眼底造影（ICGA，IA）では，腫瘍の組織染や腫瘍内新生血管がみられ（図 1c，図 2d），FA よりも詳細に腫瘍や腫瘍血管を観察することができる[5]．

FA で示すように，腫瘍へ流入する拡張，怒張した動脈や流出する静脈は通常みられず，これは周辺部型の網膜血管芽腫と大きな相違である．腫瘍は 1 cm にも満たないことが多いため，CT や MRI 検査では有用な情報は得られない．VPRT は網膜前膜（epiretinal membrane：ERM）（図 1d）や黄斑浮腫（図 2e），黄斑円孔を合併することがあり，OCT による黄斑部の評価は必須である．加えて，治療後の評価や再発の有無にも OCT が有用である（図 1e，図 2f）．

VPRT は多くは健常成人に発生し，全身疾患や基礎疾患との関連が明らかではないため，全身精査は必須ではない．一方，フォン・レックリングハウゼン（von Recklinghausen）病の若年の患者に VPRT が発生するという報告はある[6]．

文献 3

文献 4

文献 5

文献 6

Chapter 3 疾患と診断

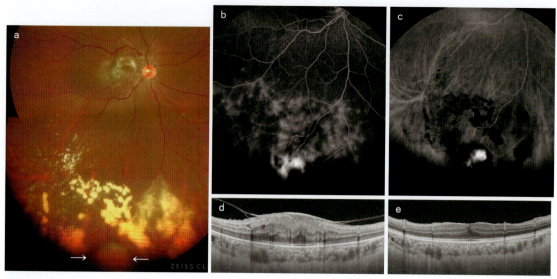

図1 VPRT症例①（40歳代，女性）
a：広角眼底撮影により下方周辺部に黄色調隆起性病変（矢印）と，周囲に著明な硬性白斑がみられる．黄斑部に網膜前膜を示唆する反射がある．
b：FAでは，腫瘍部は早期より過蛍光となる．
c：ICGAでは，腫瘍部の組織染がみられる．
d：黄斑部のOCTでは，黄斑部に網膜前膜の形成がみられ，後部硝子体剝離も未完成である．
e：硝子体手術後，黄斑部の形態は良好で，矯正視力も1.0を維持している．

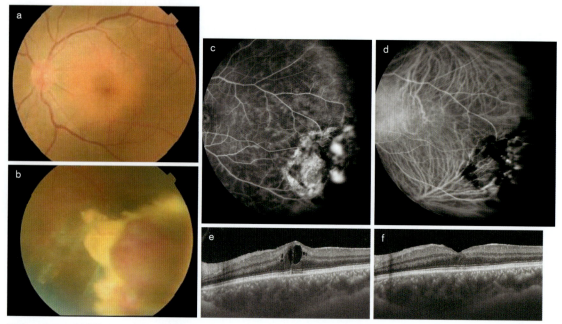

図2 VPRT症例②（50歳代，男性）
a：後極の眼底写真では，黄斑部の反射が不整となっている．
b：眼底下方に，黄色調の網膜の隆起性病変がみられ，周囲に硬性白斑を伴っている．
c：FAでは，腫瘍部は早期より過蛍光となる．
d：ICGAでは，腫瘍部の組織染がみられる．
e：黄斑部のOCTでは，黄斑浮腫がみられる．
f：患者の希望で抗VEGF治療を行い，黄斑浮腫は消失した．

3.31.2 鑑別診断

フォン・ヒッペル・リンドウ病（VHL病）や孤発性に発生する網膜血管芽腫では，両眼性に発生することがあり，周辺部と傍視神経乳頭に赤色腫瘍がみられる．VPRTは片眼性で，傍視神経乳頭に発生することはなく，周辺部の腫瘍では明瞭な拡張・蛇行する流入・流出血管を認めない[7]．またVHL病とは無関係で，続発性腫瘍ではぶどう膜炎やCoats病が多い．周辺部滲出性出血性脈絡網膜症（peripheral exudative hemorrhagic chorioretinopathy：PEHCR）は眼底周辺部に網膜色素上皮剝離（PED），出血性網膜剝離をきたす疾患で，時に周辺部の眼底の黄赤色隆起として確認され，眼内腫瘍と誤診されることがある[8]．VPRTではPEDや出血性網膜剝離を伴うことはないと考えられるため，鑑別が可能である．

文献8

3.31.3 治療

腫瘍は放置すると活動性が増し，腫瘍部の網膜硝子体界面の癒着も強くなるため，硬性白斑の増加，ERM，黄斑円孔，網膜新生血管，硝子体出血，網膜剝離，増殖硝子体網膜症（proliferative vitreoretinopathy：PVR）へと進展する．そのため，診断後に速やかに治療を検討する．診断に際しては，原発性腫瘍か続発性腫瘍であるか評価を行う．

原発性腫瘍であれば，腫瘍部へ網膜光凝固を行う．腫瘍周囲の浮腫や硬性白斑が強く，光凝固斑が出にくい場合には，経強膜的に網膜冷凍凝固を3回（triple freeze-thaw）施行する[9]．冷凍凝固を施行した場合には，一過性に網膜下液の増量がみられるが，経過観察と共に減少する．腫瘍の滲出や黄斑浮腫に対しては，過去の病理学的研究により，VPRTの眼内液中の血管内皮増殖因子（VEGF）の濃度の上昇[10]，腫瘍組織におけるVEGFの発現がみられるため[2,11]，適応外使用にはなるが，抗VEGF薬硝子体内注射も有用である[12]．ERMを伴う症例では，硝子体手術により膜剝離と腫瘍部への眼内光凝固や冷凍凝固を行う[4,9,13]．

ぶどう膜炎などによる続発性腫瘍であれば，炎症が腫瘍の活動性に関与する可能性があるため，ステロイド局所注射や全身投与を併用し，腫瘍の治療を行う．腫瘍の活動性の制御が困難で，腫瘍に伴う網膜剝離やPVRがみられる場合には，硝子体手術と共に経硝子体的な腫瘍全摘が必要になる場合がある[3]．その際には腫瘍周囲を十分に眼内ジアテルミーで凝固し，腫瘍を切除する．腫瘍と硝子体の癒着が強いため，輪状締結を併用し，一時的にシリコーンオイルによるタンポナーデを行う．術後も強い炎症が出るため，ステロイドの頻回点眼や局所注射，全身投与を併用し，炎症を制御する．術後にPVRが再発し，複数回手術が必要になることもある．腫瘍の活動性の制御が困難な場合には，結果的に眼球摘出術に至る場合もあるため[1]，重症例では長期の慎重な観察と追加治療が必要である．

文献9
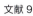

文献10

文献11

文献12

文献13

3.31.4 まとめ

VPRT の概念，診断，治療について概説した．VPRT は網膜血管芽腫よりも比較的頻度が高く遭遇する眼内腫瘍である．良性腫瘍ではあるが，腫瘍の活動性の悪化により眼内で ERM をはじめとする膜形成，網膜硝子体界面の癒着，増殖性変化をきたすため，迅速な診断・治療と長期の経過観察を要する症例が混在する．

（加瀬　諭）

文献

1）Hudson LE et al. Reactive Retinal Astrocytic Tumor（Focal Nodular Gliosis）：A Case Report. *Ocul Oncol Pathol* 2017；3：1-7.
2）Saito W et al. Expression of vascular endothelial growth factor and intravitreal anti-VEGF therapy with bevacizumab in vasoproliferative retinal tumors. *Retina* 2013；33：1959-67.
3）Hashimoto I et al. CLINICOPATHOLOGICAL ANALYSIS OF SECONDARY RETINAL VASO-PROLIFERATIVE TUMOR/REACTIVE RETINAL ASTROCYTIC TUMOR SUCCESSFULLY TREATED BY ENDORESECTION. *Retin Cases Brief Rep* 2024；18：106-11.
4）Tanimukai T et al. Noninvasive Imaging of a Vasoproliferative Retinal Tumor Treated with Cryopexy. *Case Rep Ophthalmol* 2022；13：611-6.
5）Matsuura S et al. Indocyanine green angiographic findings in seven eyes with vasoproliferative retinal tumor. *Am J Ophthalmol Case Rep* 2020；19：100831.
6）Shields JA et al. Retinal Vasoproliferative Tumors in 6 Patients With Neurofibromatosis Type 1. *JAMA Ophthalmol* 2014；132：190-6.
7）加瀬　諭. 網膜腫瘍. 辻川明孝（編）. 眼科診療エクレール2 最新眼科画像診断パワーアップ―検査の基本から最新機器の撮影法まで. 中山書店；2023. pp.354-60.
8）Sodhi GS et al. Peripheral Hemorrhagic Chorioretinopathy：Differentiating Features from Choroidal Melanoma. *Ocul Oncol Pathol* 2023；9：1-8.
9）Zhang W et al. Management of Vasoproliferative Tumors of the Retina with Macular Complications by Pars Plana Vitrectomy Combined with Episcleral Cryotherapy. *J Ophthalmol* 2021；2021：6667755.
10）Fujiya A et al. Increased vascular endothelial growth factor level in the subretinal fluid of eye with vasoproliferative retinal tumors. *Retin Cases Brief Rep* 2015；9：154-6.
11）Tagami M et al. EPIDERMAL GROWTH FACTOR RECEPTOR EXPRESSION IN A CASE OF FOCAL NODULAR GLIOSIS OF THE RETINA. *Retin Cases Brief Rep* 2022；16：375-8.
12）Diafas A et al. Macular sequelae in vasoproliferative tumors：results of surgical approach. *Int Ophthalmol* 2021；41：3515-22.
13）Mares V et al. SURGICAL OUTCOMES OF VASOPROLIFERATIVE RETINAL TUMORS' REFRACTORY TO NONINVASIVE THERAPIES. *Retina* 2022；42：1772-9.

3.32 眼外傷，網膜振盪

　鈍的眼外傷によって生じる急性期の網膜疾患には，網膜振盪（commotio retinae）・網膜打撲壊死，外傷性黄斑円孔，網膜裂孔・網膜剝離が代表的であり，稀に網膜中心動脈閉塞症（CRAO）に遭遇することがある．軽度の眼打撲でも発症するのが網膜振盪であり，鈍的眼打撲時の眼球の変形に起因する．眼球が急激に変形するとContre-Coup injuryの作用で硝子体が網膜を圧迫する．網膜の弾力性は乏しいため網膜内部組織は破綻しやすく，特にミュラー細胞が支えていない視細胞層はダメージを受けやすい．急性期の網膜振盪は後極部から周辺部にかけて連続もしくは不連続の網膜白濁部位として確認できる（図1）．これは網膜外層の浮腫によるものと考えられている．この白濁は1～2日間は進行するが徐々に消退する可逆性病変であり，その多くは1週間前後で消退

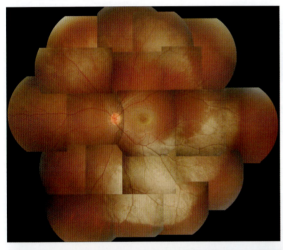

図1　典型的な網膜振盪
白色混濁した網膜病変を網膜全周に認める．

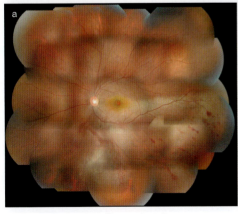
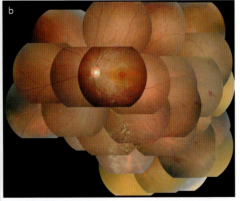

図2　網膜振盪症例①の眼底写真
a：受傷時　左眼下耳側1/4象限に網膜周辺部出血を伴う網膜振盪を認める．視神経乳頭から下方に硝子体出血も発生している．
b：受傷後6日　網膜の白濁は消失したが，網膜周辺部の出血は残存している．硝子体出血はやや下方に偏位し，硝子体混濁に変化している．

Chapter 3　疾患と診断

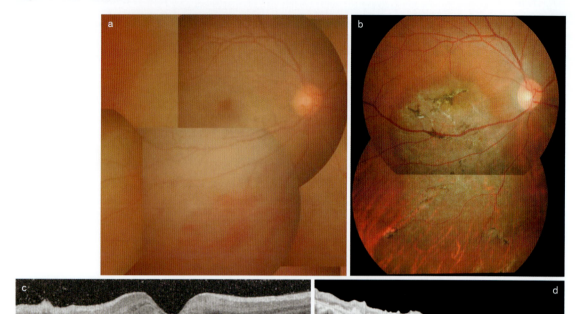

図3　網膜振盪症例②の画像所見
a：受傷直後の眼底写真　前房出血・硝子体出血により眼底の透見が不鮮明であるが，黄斑部から下方にかけて網膜の白濁と網膜出血を認める．
b：受傷後2.5年の眼底写真　aと同範囲に網膜変性（網膜打撲壊死）を認める．特に黄斑部周囲は色素上皮が露出している．視力（0.01）
c：aのOCT画像　下方（図右側）網膜から黄斑部にかけて，深層の網膜構造が不明瞭である．
d：bのOCT画像　cで不明瞭な構造であった範囲の網膜は変性し，網膜構造が崩壊している．中心窩下の色素上皮が断裂している．

する（前頁図2）．網膜出血や硝子体出血を伴っていることがある．光干渉断層計（OCT）における急性期所見は，不鮮明または高反射のellipsoid zone（EZ）として描出される．しかし，白濁消失後も網膜色調が改善されず脈絡膜が透けて見えてくる場合は，網膜外層が壊死し不可逆性病変が生じている（図3a，b）．OCTにおける急性期所見は，網膜浮腫と不明瞭〜欠損なEZが描出され（図3c，d），時間経過と共に網膜構造は崩壊して描出される．

（恩田秀寿）

3.33 インターフェロン網膜症

インターフェロンは，糖蛋白の一種で，抗ウイルス作用，免疫調節作用，細胞増殖抑制効果を有するサイトカインである．ウイルス性肝炎の治療のほか，悪性黒色腫や白血病などの悪性疾患や多発性硬化症の治療に使用されている．インターフェロン投与により，発熱やうつといった全身症状の他に，眼科的副作用としてインターフェロン網膜症（interferon-associated retinopathy）が知られている．現在は，ウイルス性肝炎に対して抗ウイルス薬治療が登場し，インターフェロン治療の頻度は減少したため，インターフェロン網膜症を日常臨床で遭遇する機会も減っている．一般的に，インターフェロン網膜症は視力障害を呈さない，軽い合併症と考えられているが，中には重篤な視力障害をきたす症例もあり，注意が必要な疾患である．

3.33.1 所見

1990年に池辺ら[1]が，最初のインターフェロン網膜症症例を報告した．39歳の男性で，C型肝炎に対するインターフェロン投与後に，視力障害を訴え，眼底には網膜出血，綿花様白斑が出現していた．インターフェロン投与中止後，自然に眼底病変は消失し，視力も回復した．その後，国内外からインターフェロン網膜症が相次いで報告されるようになった．

典型的なインターフェロン網膜症の所見は，主に視神経乳頭周囲にみられる網膜出血と綿花様白斑である[2]（図1a）[3]．網膜症は，片眼の場合も両眼の場合もあり，網膜出血は点状のものから，線状〜斑状のものまで様々である．蛍光眼底造影検査を行うと，綿花様白斑の部位に一致して，毛細血管の閉塞（無灌流領域〈NPA〉）がみられることもある（図1b）[3]．ただ，これらの所見は，糖尿病網膜症，膠原病による網膜症，高血圧網膜症などでもみられるため，インターフェロン投与開始前に，眼底に異常がないかをチェックすることは鑑別のためにも重要である．

文献2

3.33.2 予後と治療

インターフェロン投与開始後2週〜6か月にみられるが，投与開始後1か月以内にみられることが最も多い[4]．通常，インターフェロン網膜症を発症しても，自覚症状はなく，眼底検査で発見されるものがほとんどであり，投与終了後自然に消失する（図1c）[3]．しかし，中には重篤な視力障害をきたすものもある．重篤な視力障害は，黄斑浮腫，網膜動脈閉塞症（RAO），網膜静脈閉塞症（RVO）（図2）[3]などを発症した場合にみられ，必要があれば，抗VEGF（血管内皮増殖因子）薬の硝子体内注射などの治療を行う[5]．また，視力低下をきたした場合は，内科医に連絡し，インターフェロン投与の中止や投与量の減少を検討する必要がある．インターフェロン中止後に網膜症が増悪し，汎網膜光凝固や硝子体手術を施行した報告[6]もあるため，視力低下をきたした場合には，速やかに眼科を受診するよう患者教育を行うことも重要である．

文献5

Chapter 3 疾患と診断

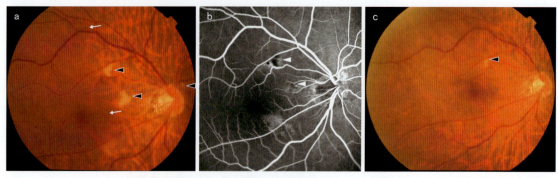

図1 インターフェロン網膜症症例①（60歳，男性）―糖尿病（＋）　高血圧（－）
a：C型肝炎に対し，ペグインターフェロン＋リバビリン投与開始後3か月目に，両眼眼底に綿花様白斑（矢頭），網膜出血（矢印）を認めた．矯正視力は両眼とも1.2と良好であった．
b：蛍光眼底造影所見．綿花様白斑に一致して，毛細血管閉塞を認める（矢頭）．
c：ペグインターフェロン＋リバビリンを継続投与していったが，綿花様白斑（矢頭），網膜出血ともに徐々に減少し，治療終了後，消失した．両眼矯正視力も1.2のままであった．
（文献3より）

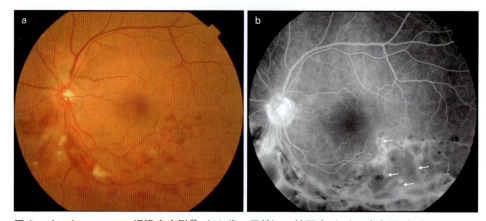

図2 インターフェロン網膜症症例②（69歳，男性）―糖尿病（－），高血圧（＋）
a：インターフェロン＋リバビリン治療開始後2週目から両眼に綿花様白斑，網膜出血を認めた．4か月目に左眼網膜静脈閉塞症を発症した．綿花様白斑の他に，多数の網膜出血を認める．左眼矯正視力1.5．インターフェロンを半量に減量し，投与は続けた．経過中，血小板減少は認めなかった．
b：左眼の蛍光眼底造影所見　網膜下半分に広範囲に毛細血管無灌流領域と血管の吻合（矢印），血管のstainingや蛍光漏出を認める．黄斑浮腫は認めず，左眼矯正視力は1.5で良好であった．
（文献3より）

3.33.3 発症頻度

文献7

文献8

文献9

　施設や，インターフェロン投与中の眼底検査の頻度により，18％から86％と様々である[7]．そのうち，視力障害をきたす重篤なインターフェロン網膜症の割合は，1％未満[8]とかなり低い．

　重症化する危険因子としては，高血圧，糖尿病などの全身合併症を伴う症例，初期投与量の多い症例，治療期間の長い症例が知られている[9]．また，インターフェロン治療開始早期から，インターフェロン網膜症がみられる場合も，重症化する可能性を示す[9]ため，慎重な経過観察が必要である．

　従来のインターフェロンは週3回投与が必要であったが，ポリエチレングリコール（polyethylene glycol：PEG）を付加させたペグインターフェロンは，血中半減期が伸

び，週1回に減り，患者への負担が減少している．また現在では，ウイルス肝炎に対するインターフェロン治療には，ペグインターフェロンと抗ウイルス薬であるリバビリンの併用療法が一般的になっている．ペグインターフェロン+リバビリン併用療法による網膜症発症頻度は，従来のインターフェロン投与と比較しても，有意な差がないようである[10]．

文献 10

3.33.4 発症機序

以前は，インターフェロン投与後に起きる血小板減少や貧血によると考えられていたが，実際には血小板減少や貧血がなくても，インターフェロン網膜症をきたす症例がみられることから，発症機序は不明であった．現在では，インターフェロンにより免疫複合体が血管内に沈着し毛細血管の閉塞をきたすためというよりは，インターフェロンにより活性化された白血球が血管内皮に接着し，毛細血管閉塞をきたすことが原因[11]と考えられている．

文献 11

3.33.5 おわりに

インターフェロン網膜症は，基本的には自覚症状もなく，軽症で終わることがほとんどである[2]．しかし，インターフェロン網膜症の中にはRVO，RAOといった重篤な視力障害を残す場合もあるため，インターフェロン投与前に眼底検査を行い，インターフェロン治療中は3～6か月の定期的な眼底検査が推奨されている[5]．定期的な眼底検査は，病変を発見できる唯一の機会であるため，内科医と眼科医の連携が重要と思われる．

（野崎実穂）

文献

1) 池辺　徹ほか．インターフェロン投与中に視力障害をきたした1例．日本眼科紀要 1990；41：2291-6.
2) Wu C-M et al. Analysis of Different Types of Interferon-Associated Retinopathy in Patients with Chronic Hepatitis C Virus Infection Treated with Pegylated Interferon Plus Ribavirin. *Viruses* 2021；13：475.
3) 野崎実穂．インターフェロン網膜症．白神史雄（責編）．専門医のための眼科診療クオリファイ8 網膜血管障害．中山書店；2011．pp.123-7.
4) 西口　文ほか．C型慢性活動性肝炎におけるインターフェロン網膜症の検討．眼科臨床医報 2005；99：883-6.
5) Rentiya ZS et al. Interferon-α-induced retinopathy in chronic hepatitis C treatment: summary, considerations, and recommendations. *Graefes Arch Clin Exp Ophthalmol* 2019；257：447-52.
6) 沼田政嗣ほか．インターフェロン治療終了後に網膜症が重症化したC型慢性肝炎の1例．日本消化器病学会雑誌 2003；100：62-5.
7) Hayasaka S et al. Interferon associated retinopathy. *Br J Ophthalmol* 1998；82：323-5.
8) d'Alteroche L et al. Ophthalmologic side effects during alpha-interferon therapy for viral hepatitis. *J Hepatol* 2006；44：56-61.
9) 宗司西美ほか．C型慢性活動性肝炎治療時にみられるインターフェロン網膜症の危険因子の検討．日本眼科学会雑誌 1996；100：69-76.
10) Ogata H et al. Pegylated interferon-associated retinopathy in chronic hepatitis C patients. *Jpn J Ophthalmol* 2006；50：293-5.
11) Nishiwaki H et al. Interferon alfa induces leukocyte capillary trapping in rat retinal microcirculation. *Arch Ophthalmol* 1996；114：726-30.

3.34 Purtscher網膜症

　頭部外傷後に眼底に特異な綿花様白斑を生じ，視力障害をきたした症例がPurtscherによって報告されて以来，プルチェル外傷性網膜症（Purtscher traumatic retinopathy）と呼ばれている．頭部外傷，胸部圧迫外傷による介達性に生じた外傷性網膜症を指す．外傷以外では急性膵炎，膠原病（全身性エリテマトーデス，強皮症，皮膚筋炎など），脂肪塞栓，羊水塞栓などが原因で同様の所見を示すことがあり，Purtscher-like retinopathyと呼ばれる．胸腔内圧の急激な上昇による静脈圧上昇で生じた血管攣縮，骨折後などの脂肪塞栓，血栓症による網膜血管の閉塞と考えられているが，原因は定かではない．眼症状として片眼または両眼に急激な視力低下を生じ，視力低下は軽度のものから手動弁まで様々である．無痛性である．発症素因となる全身疾患，または発症の原因となる頭部外傷の既往があり，眼底検査で特徴的な所見を認めればPurtscher網膜症と診断する．

　眼底所見として，発症早期には視神経乳頭周囲，綿花様白斑（cotton-wool spot），網膜出血，網膜静脈の拡張，乳頭浮腫を認める．さらに眼底後極部，特に黄斑部に疾患特有のPurtscher fleckenを認める．これは図1[1)]のような網膜の白色斑状病変であり，正常の網膜細動脈で囲まれ，病変との間に50 μmの区画線が存在するものとされている．晩期には視神経乳頭の蒼白化，網膜色素上皮の萎縮を認める．重症例では網膜中心動脈閉塞（CRAO）様所見を呈する．

（恩田秀寿）

文献1

文献
1) 笹元威宏ほか．エアーバッグ外傷によりPurtscher網膜症をきたした1例．日本職業・災害医学会会誌 2004；52：250-3．

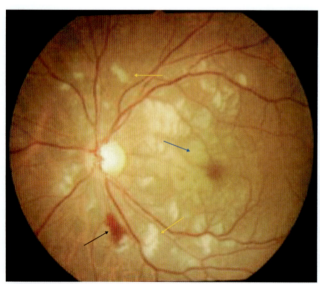

図1　Purtscher網膜症症例（49歳，男性）の急性期眼底写真
高速度で乗用車を運転中にガードレールに衝突し，受傷から6時間経過後に左眼に中心暗点を自覚したため，眼科で精密検査を受けた．視力は（0.04）と低下していた．受傷時に，胸骨圧迫骨折，腰椎圧迫骨折を発症している．
青矢印：Purtscher flecken　黒矢印：網膜出血
黄矢印：綿花様白斑
（文献1より）

3.35 緑内障

緑内障（glaucoma）における血管障害は古くて新しいテーマであり，医療者，研究者の注目を集め続けてきた．網膜循環を計測する新しい機器が登場するたびに感度や再現性が向上し，そのたびに多くの知見が生み出されてきた経緯がある．古い教科書を紐解けば，1920年代から毛細血管網や循環器疾患と緑内障の関連の報告があり，近年は光干渉断層血管撮影（OCTA）の普及によって，急速に知見が積み上げられていることはよく知られている．発症および病態進行における非眼圧因子の存在は一般的に認知されており，その中で視神経乳頭・網膜の血管障害は最も知られたものの一つであろう．とはいえ，血管障害が眼圧上昇や緑内障性視神経症の原因なのか結果なのか，という点については必ずしも断定が容易ではないという側面がある．

3.35.1 緑内障における血管障害の基礎

■ 緑内障の血管理論

血流障害を緑内障の原因とする，いわゆる「血管理論」では，血液供給不足による網膜神経節細胞の損失を仮定している．静的な要因としての血管網の脱落に加え，動的な要因としての血管けいれんと自己調節機能障害は眼の血流を減少させると仮定される．緑内障患者において認められる視神経乳頭出血，乳頭周囲脈絡網膜萎縮，片頭痛やレイノー（Raynaud）症候群などの血管けいれん現象の有病率の高さなどは，緑内障の発症とその進行における血管調節不全の関わりを示唆する．静的にせよ，動的にせよ，視神経や網膜神経節細胞に十分な血液灌流が得られないことが脆弱性の原因となり，眼圧に弱くなる，すなわち，緑内障性視神経症の発症と進行の危険因子となることには合理性がある．

■ 視神経乳頭の血流

眼動脈から網膜中心動脈と短後毛様動脈が分岐し，視神経を栄養する（図1）．網膜中心動脈は眼球の約10 mm後方で視神経鞘を貫通し，視神経乳頭へ向かって走行し，分岐した枝が軟膜血管網を形成し，篩状板後方領域を栄養する．また視神経乳頭の浅層にも，網膜中心動脈からの毛細血管網が分布している．短後毛様動脈は，複数が眼動脈から分岐して視神経乳頭と乳頭周囲脈絡膜を取り囲むように走行し，その枝が直接篩状板を栄養すると共に，吻合して血流豊かなチン・ハーラー（Zinn-Haller）動脈輪を形成し，これを介して篩状板に血流を供給する（図2）．

■ 網膜神経線維層（RNFL）の血流

網膜血管の正常構造については第1章を参照していただきたいが，放射状乳頭周囲毛細血管（radial peripapillary capillaries：RPCs）は緑内障と関係が深い．RPCsは網膜神経線維層（retinal nerve fiber layer：RNFL）の内側部に位置する毛細血管床のネットワークで，網膜神経節細胞を栄養している．RNFLと平行に走行している特徴的な毛

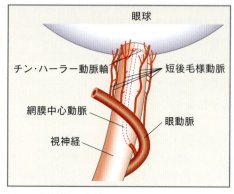

図1 視神経の血流
視神経乳頭は眼動脈の枝によって供給される．眼動脈は内頸動脈から分岐し，視神経の下外側を走行して眼窩に至る．この眼動脈より網膜中心動脈と短後毛様動脈が分岐し，視神経を栄養する．

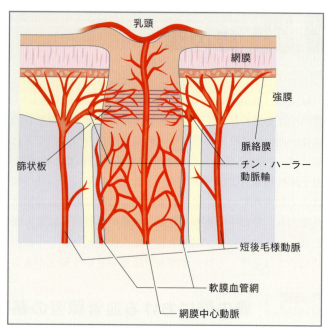

図2 視神経乳頭周辺の血流
網膜中心動脈は視神経鞘を貫通して乳頭へ走行し，ここからの枝が軟膜血管網を形成し，篩状板後方領域を栄養する．また，視神経乳頭の浅層にも，網膜中心動脈からの毛細血管網が分布している．短後毛様動脈は，複数が眼動脈から分岐し，その枝が直接篩状板を栄養すると共に，吻合して血流豊かなチン・ハーラー動脈輪を形成し，これを介して篩状板に血流を供給する．

細血管叢であり，他の網膜層の血管に比べて吻合が少ないため，緑内障に対して特に脆弱である．RPCs はフルオレセイン血管造影（FA）では描出されにくい一方で，OCTA では深層まで明瞭に描出可能である．

3.35.2 全身的な疾患と緑内障

■血圧と緑内障

いくつかの疫学研究では，緑内障性視神経症の病因と進行における血管危険因子，特に高血圧と血圧の低下の一見相反する両者の重要性が確認されている．例えば欧州の大規模疫学研究においては，高血圧が健康な個人の RNFL 減少の危険因子であることが判明した[1]．これらの結果は，血管の機能不全が緑内障の危険因子になるということにとどまらず，潜在的には緑内障性視神経症の直接的な原因になりうることを示唆している．疫学研究における高血圧と緑内障性視神経症との関連については，年齢，人種，併発疾患など，多くの因子が関与しうるが，内服薬の種類にも注意を払う必要がある．自律神経β受容体遮断薬の内服は原発開放隅角緑内障（primary open angle glaucoma：POAG）のリスクを低下させるが，カルシウムチャネル遮断薬内服は緑内障の重症度と関連しており，外科的介入を必要とする POAG のリスクを高めることが示唆されている．

眼圧の変動の大きさが緑内障進行に影響するように，血圧変動も緑内障進行に影響す

文献1

ることが疑われている．緑内障と高血圧を有する患者において，10％以上の夜間血圧の低下は，より大きな視野欠損と視神経線維変性と関連していたという報告があり[2]，夜間低血圧がもたらす血流レベルの低下は，緑内障性視神経症の病因に役割を果たす可能性がある．一方，日本の緑内障患者は健常者と比較して夜間収縮期血圧が高いという報告もある[3]．いずれにしても血圧変動の大きさは不十分な血管自己調節と関連していることが示唆され，これが緑内障の進行に影響を与えるかもしれない．

文献2

文献3

　眼圧が同じであれば低血圧は眼灌流圧を下げ，網膜の血流悪化につながりうるため，低血圧は特に正常眼圧緑内障との関連が注目されている．高血圧と低血圧が共に緑内障の危険因子となることは一見矛盾しているようだが，血圧と心血管リスクの関係は，いわゆるJカーブを呈することが知られている．すなわち，冠動脈疾患患者分布では，高血圧帯と低血圧帯で将来の心血管イベントのリスクが増加することがわかっている．血圧と緑内障進行と相関も同様のJカーブを呈し，高血圧と低血圧の両方の患者で緑内障の進行のリスクが高いことが報告されている[4]．

文献4

■ 糖尿病と緑内障

　糖尿病患者はPOAG発症のリスクが高く，眼圧やRNFL脱落に関連していることが知られているが，緑内障性視神経症とは相関しないとする報告もある．糖尿病は微小血管損傷に関連しており，網膜および視神経の血管自己調節に影響を与える可能性がある．ただし，疫学調査における糖尿病と緑内障との関連について，血管障害の観点から論じるには，高血圧との関係以上に多くの因子が関与するため，その解釈に注意が必要である．例えば，長期の高血糖と脂質調節不全はそれだけで神経ストレス損傷のリスクを高めることが示唆されている．また，糖尿病においては結合組織のリモデリングに異常があるため，線維柱帯や篩状板の結合組織にも変化が及び，機械的ストレスに対して脆弱になっている可能性がある．これらの病態は，糖尿病が血管障害を介さずに緑内障の危険因子となりうることを示している．とはいえ，糖尿病における血管内皮細胞機能不全および周皮細胞喪失はよく知られていることであり，血管の解剖学的および機能的状態が，視神経の構造と機能に影響を与える可能性も十分にある．後述するように，周皮細胞は眼圧変化に血管が応答する機構の一部であることも提唱されている．

■ 片頭痛と緑内障

　片頭痛は全身性血管調節不全または血管攣縮と関連しており，緑内障との関連が注目されている．Collaborative Normal-Tension Glaucoma Studyでは，正常眼圧緑内障における視野異常の進行の危険因子を分析し，片頭痛がより急速な悪化の独立した危険因子であることを見出した[5]．これを支持する他の研究が存在する一方，片頭痛とPOAGの有病率との間に有意な関係を示さなかったとする報告も複数ある．したがって，片頭痛と緑内障の関連は確定しているとは言えないが，念頭においておくべきことは，それぞれの研究デザインが異なることであり，特に片頭痛の定義が研究によって異なることは結果に影響を与えていると推察される．

文献5

3.35.3 乳頭出血

■乳頭出血の歴史

乳頭出血（optic disc hemorrhage）は緑内障進行の危険因子として認識されており，網膜血管障害との関連を示唆する所見としてよく知られている．緑内障との関連については，古くは19世紀に記載がある．1970年代，Dranceらは，乳頭出血がある患者では，ない患者よりも有意に視野障害が進行していることを示した[6]．その後，緑内障性視神経症の前兆としての乳頭出血が報告され，多くの報告により乳頭出血と緑内障の発症および進行との密接な関連が示唆されてきた．このように，POAGの予後における乳頭出血の臨床的重要性は明確に示されており，各国のガイドラインにも記載されるに至っている．近年では，そのメカニズムと視神経症との因果関係に関するエビデンスも報告されている．

文献6

■乳頭出血の特徴

緑内障眼に認められる乳頭出血は，乳頭縁から神経線維の走行方向に線状や火炎状を呈するのが典型的であるが（図3），乳頭上や篩状板内に出現することもある．RNFL欠損の辺縁に沿って認められるパターンが特徴的であり，乳頭出血が緑内障性視神経症の進行と関係が深いことがうかがえる．一般的には緑内障病期の初期から中期に観察されやすく，4〜12週持続して自然消退するが，しばしば再発する．通常の眼底検査では見逃されやすく，特に軽微なものは眼底カメラがその確認に有用である．

■乳頭出血のメカニズム

緑内障において乳頭出血が発生するメカニズムについて，虚血理論と機械理論がある．虚血理論は，微小梗塞や虚血性変化が毛細血管を脆弱にするため，血管が破裂するというロジックである．虚血がRNFL欠損に寄与すると考えると同部位に一致して乳頭出血が発生し，視野異常進行の危険因子となることは説明がつく．実際に，蛍光眼底造影検査において，乳頭出血の部位は充填欠損や充填遅延をきたすことがわかってお

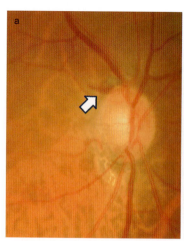
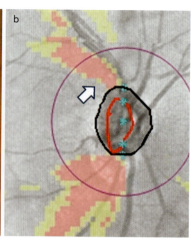

図3 緑内障眼における乳頭出血（a，矢印）と傍乳頭RNFL欠損（b，矢印）

TOPICS

網膜における神経血管ユニットの機能と障害

　緑内障における網膜神経節細胞障害メカニズムにおいて，神経血管ユニットに着目した最新の基礎研究を紹介する．網膜の周皮細胞は微小循環血流を調節し，互いに離れた周皮細胞同士をつなぐアクチンベースの導管であるトンネリングナノチューブ（interpericyte tunneling nanotubes：IP-TNTs）を介して神経血管結合を調整していることが提唱されている．Alarcon-Martinezらは，二光子顕微鏡を用いてマウスの網膜ライブイメージングを行い，IP-TNTsが光刺激によって網膜の毛細血管を拡張させる機能を持つことを示した．さらに，高眼圧モデルマウスを用いて，周皮細胞の存在する部位における毛細血管径の低下と血流障害を見出した．そのメカニズムとして，高眼圧がこのIP-TNTsを構造的および機能的に損傷させていることが示された（図4）[7]．周皮細胞特異的に過剰なCa^{2+}の流入を阻害することで，このIP-TNTs障害は抑制され，血液力学的応答が維持されることで網膜神経節細胞を保護することができた．この研究は，緑内障における神経血管ユニットの障害の可能性を示すと共に，周皮細胞とIP-TNTsが潜在的な治療ターゲットであることを示している．

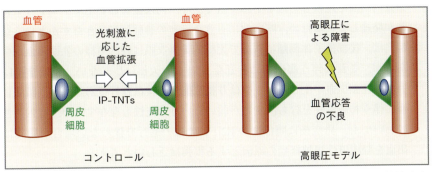

図4　網膜においてトンネリングナノチューブ（IP-TNTs）を介して神経血管結合をコントロールするメカニズムの模式図
高眼圧モデルでは周皮細胞へのCa^{2+}流入を伴ってIP-TNTsが障害され，血管応答が不良となる．

り，近年では，OCTAでも同様の報告がある．一方，機械理論は，篩状板の後方移動による血管の伸展や，陥凹拡大など視神経乳頭構造の機械的変化が崩壊による血管損傷の原因と考える．この場合も，乳頭出血部位がRNFL欠損部と一致することの説明がつく．近年，神経と血管の相互作用に着目した神経血管ユニットの機能解明が進んだことから，乳頭出血においてもアストロサイトなどのグリア細胞の変性が機械的牽引力を誘発していることが提唱されている．中枢神経系では，毛細血管はグリアと分けて考えることはできず，グリア，ニューロン，および毛細血管が神経血管結合を介して関係性の深いユニットを形成する．このユニットは刺激に対する血流調節にも役割を果たしていると考えられている（**TOPICS** 参照）．グリア細胞は機能的にも空間的にも毛細血管と近いため，毛細血管破壊の原因となりうる．特に緑内障においてはグリア細胞が活性化されることが報告されているため，重要な役割を果たす可能性が高い．機械理論では，神

文献7

経障害が血管障害に先行するイメージである．当然，虚血効果と機械的効果は並行して作用する可能性があり，相互に影響を与え合い，複合的に毛細血管の破裂を引き起こしていることも考えられる．

他の視神経疾患，例えば前部虚血性視神経症やレーベル（Leber）遺伝性視神経症でも乳頭出血はみられることがある．これらの疾患とのメカニズム上の整合性を考えたとき，いずれの理論も，なぜ緑内障に乳頭出血が特徴的で，かつ病態進行時に繰り返し発生するのかを十分に説明できているとは言えず，さらなる検証やアイデアが必要と考える．

■乳頭出血は神経障害の原因か

乳頭出血において，出血そのものが神経毒性を有し神経障害をきたすという理論がある．溶解した赤血球とそこから発生する生成物は有毒であり，脳出血後の二次脳損傷のメカニズムとして知られている．ヘモグロビンはフリーラジカルを生成し，酸化的損傷を引き起こすことに加え，トロンビンも神経細胞の生存に負の効果を及ぼす．実際に，溶解した赤血球やヘモグロビンを実験的に頭蓋内に注入すると，顕著な脳浮腫と重篤な神経障害をきたすことがわかっている．しかしながら，緑内障でみられる乳頭出血は，頭蓋内出血と比較してはるかに少量であり，同部位においてミクログリアによる貪食機能が発達しているため，臨床的に有意なほどの神経障害をきたすかという疑問がある．例えば，後部硝子体剥離によって比較的健康な眼に緑内障様の乳頭出血が生じることがあるが，これに伴う臨床的に有意なRNFLの欠損は生じない．乳頭浮腫においても火炎状の乳頭出血が生じるが，やはり視機能の予後は良好である．緑内障眼においては出血に伴う神経毒性を打ち消す力が弱いという可能性も存在するが，緑内障性の乳頭出血においても，発症後に同部位のRNFL欠損の進行を伴わない場合が稀ではなく，乳頭出血を緑内障性視神経症の原因とする根拠は乏しいと考える．

■乳頭出血はRNFL欠損に先行するか

乳頭出血が同部位のRNFL欠損に先行するかどうかは，臨床的に重要な課題である．両者の因果関係の検証には，乳頭出血を見逃さない方法，RNFL欠損を検出するのに十分な感度，間隔が長すぎない定期的な検査が必要になる．ただし，緑内障の進行は年単位であり，統計的に十分な症例数をもって上記条件を満たすような研究をデザインし，実行することは容易ではない．Nittaらは，1〜2か月間で3年以上経過観察された93人93眼の正常眼圧緑内障症例を後ろ向きに調べ，55眼で乳頭出血を見出した．その中で，RNFL拡大群では非拡大群と比較して有意に高率に乳頭出血が認められた（64％ vs 16％）．さらにRNFL拡大群の中で，RNFL欠損に近接した乳頭出血25例のうち21例（84％）においては，RNFL欠損の拡大は乳頭出血方向に拡大していた[8]．この報告は，少なくとも一部の症例では，乳頭出血がRNFL欠損に先行することを示唆するかもしれない．一方で，乳頭出血とその後の神経線維欠損拡大には関係性が低いとする報告もあり，検出感度の問題や研究デザインの違いもあって，議論が続いてきた．

本邦で，POAGを対象に緑内障性視神経症の進行と危険因子の関係を探る多施設前向き研究が行われた[9]．この研究は前向きでバイアスが比較的少ないこと，3か月ごとに視野検査と眼底写真撮影とOCT検査という密な経過観察を行っていることから，乳

文献8

文献9

頭出血と神経障害の関係を探るには精度の高い研究デザインとなっていることが特徴である（図5）[9]．115人195眼のうち，乳頭出血は65眼（33.3％）85か所に出現し，鼻側を3時としたとき（左眼も右眼として計算）に7時の位置で最も頻度が高かった（図6）[9]．構造変化はほとんどの場合RNFLの拡大として検出され，52眼（26.7％）63か所で認められた．乳頭出血を有する群で進行したのは41か所であり，うち28か所（68.3％）は乳頭出血を伴って進行していた．下方象限および耳側象限と比較して，上方象限では乳頭出血を伴う進行は一般的ではなく，わずか17.9％であった．この研究でも，やはり乳頭出血のある眼は進行のリスクが有意に高かった（図7）[9]が，乳頭出血と進行の共存は進行速度とは有意に関係していなかった．また，乳頭出血後に構造変化が起こった症例に限って調べた場合，乳頭出血から構造変化までの時間も一定ではなかった．以上の結果から考えた場合には，乳頭出血がRNFLの欠損に先行するということは一般的ではなく，RNFLの欠損が生じるときに伴いやすい現象と解釈できるであろう．「乳頭出血のメカニズム」の項で述べた機械理論の通り，乳頭出血がグリア応答を通じて緑内障性軸索変性の副産物として発症する可能性があることを示している可能性がある．すなわち，この視点では，乳頭出血がRNFL損傷の先行イベントではなく

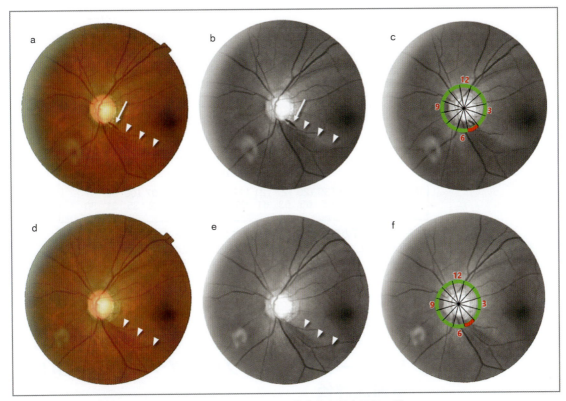

図5 乳頭出血（DH）と構造的進行の検出に使用された代表的な眼底写真の例
a・bでは，RNFL欠損（RNFLD）の耳側境界に隣接するDH（矢印）を伴う左眼の眼底写真を表示している．cの乳頭周囲OCTスキャンにおけるガイドは，DHが5時（右眼の場合は7時）にあることを示している．ベースラインおよび36か月目に撮影された同じ眼の2対（a・bとd・e）の眼底写真を，時間的順序をマスクしたフリッカークロノスコピーの方法でスクリーン上に交互に表示することで判定した．矢頭がRNFLDの耳側境界を示し，d・eと比較してa・bのほうが耳側に拡大しているように見える．評価者は，RNFLDが耳側に広がっていることを根拠に構造変化が進行しており，a・bがd・eより古い眼底写真であると判断した．また進行は，fに示すように5時（右眼の場合は7時）にあり，DHと共局在していると判断した．
（文献9より）

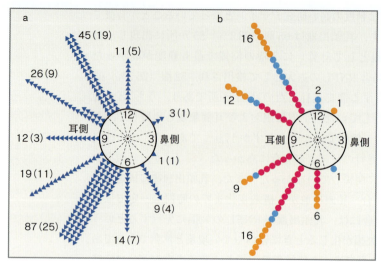

図6 乳頭出血（DH）と各時刻の乳頭位置における構造的進行の右眼での例
a：調査期間中に検出されたDHの数を，位置ごとに表示したもの　括弧内は再発を考慮した場所の数
b：期間中の構造的進行を示したもの
● ：DH部位における構造の進行
● ：別の場所にDHがある進行
● ：DHなしの眼の進行
（文献9より）

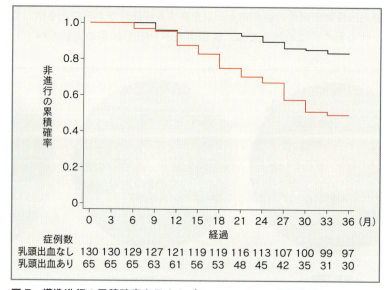

図7 構造進行の累積確率を示すカプラン・マイヤー生存曲線
比例ハザードモデルにおいて，研究期間中に乳頭出血のある眼（赤線）は，乳頭出血のない眼（黒線）と比較して，進行リスクが3.72倍増加した（$p<0.0001$）．
（文献9より）

結果であることを示唆している．

3.35.4 レーザースペックルフログラフィ（LSFG）による血流評価

■ LSFGと緑内障診断

緑内障眼におけるLSFGを用いた血流評価は2000年代から報告がみられるが，当初は用いられる指標に個体差や，同一眼でも計測間の差が大きく，その評価にコンセンサスが得られているとは言えなかった．その後，mean blur rate（MBR）が有用な指標となりうることが提唱されるようになり，その有用性はメタ解析で評価されている[10]．

文献10

この解析では 2020 年までの関連研究が検索され，緑内障 692 眼と正常 386 眼を含む 15 件の研究が対象となった．緑内障の眼では MA（mean of all area；全体の MBR）と MT（mean of tissue area；組織の MBR）が有意に減少することが示されると共に，MV（mean of vascular area；血管の MBR）にも両群の間に有意な差があった．サブグループ分析では，緑内障の病型によって MBR に差があることも明らかになった．結論として，LSFG は実用性のある緑内障の診断ツールであることを示唆するとしている．ただし，さらなる長期的な前向き研究が必要であることも記されている．

■ LSFG の変化は構造変化や視野変化に先行するか

Kiyota らは開放隅角緑内障患者 225 人 350 眼を少なくとも 2 年間追跡調査し，少なくとも 5 回の LSFG と OCT の検査を行った症例からのデータを解析している[11]．MT を指標とした多変量モデルを用いた解析の結果から，脈拍数が高い高齢患者では，上側象限および耳側象限における視神経乳頭組織の血流減少が乳頭周囲 RNFL 厚の減少に先行することが示唆された．これを支持する報告として，Higgins らの報告がある[12]．この研究では RNFL の変化が以前の MV や MT の変化から予測可能としている．一方で，視野 MD 値の変化は MBR 変化よりさらに先行するとしており，様々な機器の複数の指標の中から，どのように緑内障進行予測モデルを組み立てていくかについては今後の課題と言える．OCTA と比較すると相対的に測定機器が普及していないこともあって，報告数もまだ多いとは言えず，さらなる知見の蓄積が必要かもしれない．

文献 11

文献 12

3.35.5 OCTA の応用による進歩

比較的新しい技術である OCTA は，2010 年代から緑内障眼において研究内容が発表されるようになり，現在進行形で緑内障における血管障害に関する理解を深めているところである．緑内障眼においては，一般的に視神経乳頭周囲や黄斑部の表層毛細血管密度が低下しており，視神経乳頭周囲の深層毛細血管では血流が完全に脱落した所見（microvasculature dropout）が認められることが知られている（図 8）．ただし原理上，OCTA によって得られるデータには限界があることにも留意する必要がある．まず，深層の撮像には表層の構造が影響を与えるため，反射性の高い組織があるとアーチファクトとなる．また，眼球運動やまばたきも撮影像に影響がある．セグメンテーションエラーにも注意が必要となる．

■ 緑内障眼における乳頭周囲の OCTA 像

Wang らは，OCTA を用いて開放隅角緑内障 62 眼の disc flow と血管密度を評価し，正常 20 眼と比較した．この研究において，緑内障眼では disc flow index と血管密度が低下し，それらが緑内障の重症度と相関していることが報告された．さらに，disc flow index と血管密度の変化は，視野の MD 値，RNFL 厚，および神経節細胞層（GCL）の厚さとも相関していることがわかった[13]．さらに Suh らは，82 人の POAG 患者で OCTA を用いて血管密度を測定し，篩状板欠損の有無で 2 群に分けて比較した．視野損傷の重症度で調整したところ，OCTA で測定された血管密度は，篩状板欠損のある眼で有意に低く，特に欠損部で減少していることが判明した[14]．本邦からの報告として

文献 13

文献 14

Chapter 3 疾患と診断

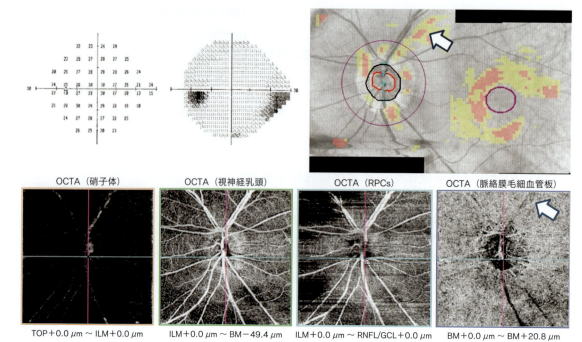

図8 緑内障眼における視野欠損に一致した，傍視神経乳頭の神経線維層菲薄化と微小血管欠落（矢印）
ILM：内境界膜　BM：ブルッフ膜　GCL：神経節細胞層

は，AkagiらがPOAGの60眼を正常21眼と比較し，乳頭周囲の微小血管の減少と視野欠損が関連していることを報告している[15]．これらの結果は，POAGにおける乳頭周囲の血管密度低下は，神経細胞の構造変化や機能変化と一致していることを示している．実際，緑内障眼の乳頭周囲における微小血管脱落は，耳上側および耳下側で観察され，視野欠損やRNFL欠損と一致していることが，近年ではよく知られている．この乳頭周囲の微小血管脱落は，大きな血管を除外して解析すると，視野欠損と共に進行する症例があることが，前向き研究で示されている[16]．

■ 緑内障眼における黄斑部のOCTA像

　黄斑部の神経節細胞は表層の血管網によって血流が供給され，その血管密度はOCTAによって測定することができる．Chenらは，緑内障26眼と正常27眼を比較し，緑内障眼では黄斑部表層の微小血管が疎であることを示した[17]．また，黄斑部表層血管密度の測定は，乳頭周囲RNFL厚や黄斑部の神経節細胞複合体（ganglion cell complex）厚を計測するのと同様に緑内障診断に有用であるとした．Yarmohammadiらは前視野緑内障33眼を正常33眼と比較し，傍中心窩の血管密度が低下していることを示し，血管密度の測定がRNFL厚や神経節細胞複合体厚の測定より診断に有用であることを報告した[18]．また，Raoらは黄斑部のOCTAとハンフリー10-2視野検査を同日に行い，黄斑部をセクターに分けてセクターごとに関連を調べた．線形回帰モデルを用いた解析を行うと，下方の黄斑部の微小血管構造は網膜内層の厚みおよび視野感度と強く相関していることがわかった[19]．これらの研究から，黄斑部の微小血管は緑内障における神経の構造変化と機能に深く関わっており，神経節細胞複合体の厚みと同等に緑内障の検出において有用である

ことが示された．ただし Richter らは，緑内障の診断力においては傍乳頭 flow のパラメータが黄斑部 flow のパラメータよりも優れていることを報告し，緑内障における表層の網膜血管の変化は乳頭領域でより顕著であるという結果を示しており[20]，黄斑部の血管・灌流パラメータがどの程度緑内障診断に有用かについては議論が残るところである．軽度〜中等度の緑内障において，傍乳頭および黄斑部の両者で血管密度が視野進行速度と関連することも報告されている[21]．

文献 20

文献 21

■ 緑内障診療における OCTA 活用の今後

　これまでの研究により，OCTA における微小血管脱落は緑内障の障害部位と一致し，重症度とも相関していることから，緑内障の診療に有用であるという潜在能力は十分に示されていたと考えられる．ただし，OCTA によって取得された画像の評価・定量化については必ずしも統一されておらず，今のところは個人の解釈に委ねられている．近年，OCTA によって取得された画像を自動で定量化し，他の OCT パラメータと組み合わせて機械学習モデルに導入して，緑内障を診断するソフトウェアの開発が進められている．異なるアルゴリズムを利用した複数の OCTA デバイスも臨床に投入されつつあり，より精細な微小血管像が得られることも期待される．これらの技術が成熟すれば，視野検査ができない，あるいは信頼性がどうしても低くなる症例でも，OCT・OCTA の結果から視野検査結果を高精度で推測できる将来が来るかもしれない．また，検査ごとの変動が視野検査より小さいことが確定すれば，より早期の進行判定が可能になると共に，現時点では莫大な費用が必要な神経保護治療の治験において，経済的に貢献できるという潜在能力がある．このことは，より小規模な予算で神経保護治療の治験が可能になることを意味するため，参入のハードルが下がり，より多くの薬剤が試されることで，その中からエビデンスを有する薬剤が発見されることにつながる．ただ，現時点でエビデンスに基づいた唯一確実な緑内障治療法は眼圧下降のみであり，血流改善治療は将来，革新的な治療法となる可能性があるものの，治療効果についての十分なエビデンスは得られておらず，近未来における道筋もいまだついていないのが現実である．

3.35.6 おわりに

　古くて新しいテーマである緑内障における血管障害について，全身疾患との関連，乳頭出血，LSFG，OCTA に分けて，これまでの知見を述べた．緑内障眼において網膜血管障害が存在することには疑いはなく，OCTA の項の最後に述べたように，診断や進行判定への血管障害測定の有用性は，今後ますます高まると思われる．一方，血管障害が緑内障性視神経症の原因なのか結果なのかを判断することの難しさは，技術が発展した現在でも変わらない．理由として，分子レベルでの神経障害と血管障害を臨床レベルで捉えることが現時点で不可能であることに加え，数十年にわたって慢性的に進行する緑内障を真に表現する動物モデルがないという根本的問題があるからである．網膜血管障害は，緑内障性視神経症の原因の一部であり，かつ結果でもある，というのが現時点での筆者の個人的かつ感覚的見解である．血管保護，血管の調節能改善，循環改善などの薬理作用をもつ薬剤が，眼圧と独立して治療効果を証明したとき，その答えが出たと言えるかもしれない．

（井上俊洋）

Chapter 3 疾患と診断

文献

1) Mauschitz MM et al. Systemic and Ocular Determinants of Peripapillary Retinal Nerve Fiber Layer Thickness Measurements in the European Eye Epidemiology (E3) Population. *Ophthalmology* 2018；125：1526-36.

2) Krasińska B et al. A marked fall in nocturnal blood pressure is associated with the stage of primary open-angle glaucoma in patients with arterial hypertension. *Blood Press* 2011；20：171-81.

3) Yoshikawa T et al. Increased Nighttime Blood Pressure in Patients with Glaucoma：Cross-sectional Analysis of the LIGHT Study. *Ophthalmology* 2019；126：1366-71.

4) Chung HJ et al. The Association between Primary Open-Angle Glaucoma and Blood Pressure：Two Aspects of Hypertension and Hypotension. *Biomed Res Int* 2015；2015：827516.

5) Drance S et al；Collaborative Normal-Tension Glaucoma Study Group. Risk factors for progression of visual field abnormalities in normal-tension glaucoma. *Am J Ophthalmol* 2001；131：699-708.

6) Drance SM et al. The importance of disc hemorrhage in the prognosis of chronic open angle glaucoma. *Arch Ophthalmol* 1977；95：226-8.

7) Alarcon-Martinez L et al. Pericyte dysfunction and loss of interpericyte tunneling nanotubes promote neurovascular deficits in glaucoma. *Proc Natl Acad Sci U S A* 2022；119：e2110329119.

8) Nitta K et al. Does the enlargement of retinal nerve fiber layer defects relate to disc hemorrhage or progressive visual field loss in normal-tension glaucoma? *J Glaucoma* 2011；20：189-95.

9) Higashide T et al. Spatial and Temporal Relationship between Structural Progression and Disc Hemorrhage in Glaucoma in a 3-Year Prospective Study. *Ophthalmol Glaucoma* 2020 Aug 21：S2589-4196(20)30220-9. Online ahead of print.

10) Gu C et al. Diagnostic performance of laser speckle flowgraphy in glaucoma：a systematic review and meta-analysis. *Int Ophthalmol* 2021；41：3877-88.

11) Kiyota N et al. Time-Course Changes in Optic Nerve Head Blood Flow and Retinal Nerve Fiber Layer Thickness in Eyes with Open-angle Glaucoma. *Ophthalmology* 2021；128：663-71.

12) Higgins BE et al. Assessment of Time Lag Between Blood Flow, Retinal Nerve Fiber Layer Thickness and Visual Field Sensitivity Changes in Glaucoma. *Invest Ophthalmol Vis Sci* 2024；65：7.

13) Wang X et al. Correlation between optic disc perfusion and glaucomatous severity in patients with open-angle glaucoma：an optical coherence tomography angiography study. *Graefes Arch Clin Exp Ophthalmol* 2015；253：1557-64.

14) Suh MH et al. Optical Coherence Tomography Angiography Vessel Density in Glaucomatous Eyes with Focal Lamina Cribrosa Defects. *Ophthalmology* 2016；123：2309-17.

15) Akagi T et al. Microvascular Density in Glaucomatous Eyes With Hemifield Visual Field Defects：An Optical Coherence Tomography Angiography Study. *Am J Ophthalmol* 2016；168：237-49.

16) Holló G. Influence of Removing the Large Retinal Vessels-related Effect on Peripapillary Vessel Density Progression Analysis in Glaucoma. *J Glaucoma* 2018；27：e137-9.

17) Chen HS et al. Optical Coherence Tomography Angiography of the Superficial Microvasculature in the Macular and Peripapillary Areas in Glaucomatous and Healthy Eyes. *Invest Ophthalmol Vis Sci* 2017；58：3637-45.

18) Yarmohammadi A et al. Peripapillary and Macular Vessel Density in Primary Open Angle Glaucoma Patients with Unilateral Visual Field Loss. *Ophthalmology* 2018；125：578-87.

19) Rao HL et al. Relationship of Macular Thickness and Function to Optical Microangiography Measurements in Glaucoma. *J Glaucoma* 2018；27：210-8.

20) Richter GM et al. Diagnostic Performance of Macular Versus Peripapillary Vessel Parameters by Optical Coherence Tomography Angiography for Glaucoma. *Transl Vis Sci Technol* 2018；7：21.

21) Moghimi S et al. Macular and Optic Nerve Head Vessel Density and Progressive Retinal Nerve Fiber Layer Loss in Glaucoma. *Ophthalmology* 2018；125：1720-8.

Chapter 4
治療

Chapter 4 治療

4.1 汎網膜光凝固と黄斑浮腫の予防

増殖前糖尿病網膜症（重症非増殖糖尿病網膜症）における汎網膜光凝固（panretinal photocoagulation）による病的な網膜血管新生の予防方法の確立が，糖尿病網膜症を失明原因の首位から3位まで低下させた最大の理由と考えられている．網膜血管新生を予防できれば，糖尿病網膜症による直接的な失明原因である，増殖網膜症による牽引性網膜剝離および血管新生緑内障の発症を回避できるからである．さらに汎網膜光凝固には予防だけでなく，既に形成された網膜血管新生の退縮を誘導する効果もある[1]．

文献 1

4.1.1 汎網膜光凝固が血管新生を予防，そして退縮させるメカニズム

糖尿病網膜で，網膜血管新生の原因となる血管内皮増殖因子（vascular endothelial growth factor：VEGF）は，無灌流領域に存在する虚血細胞が産生する．汎網膜光凝固は，主に杆体が分布して中心視野・視力に影響を与えないアーケード血管外の無灌流領域に分布する虚血細胞を間引くことで，VEGFの産生を永続的に低下させる．

4.1.2 本邦で行われる2種類の汎網膜光凝固

（1）増殖期への進行を予防する汎網膜光凝固

1つ目は，増殖前糖尿病網膜症の間に，まずフルオレセイン蛍光眼底造影（fluorescein angiography：FA）で無灌流領域を検出し（図 1a），無灌流領域が3象限に観察されれば，汎網膜光凝固を施行して，増殖糖尿病網膜症への進行を予防する[2]ものである．牽引性網膜剝離や血管新生緑内障が予防できるので，失明の予防に直結する．無灌流領域の検出には，光干渉断層血管撮影（OCT angiography：OCTA）も有用である（図 1b）．

1. 糖尿病網膜症でFAを施行すべき眼底所見

FAは時間を要する検査であり，造影剤によるアレルギーのリスクもあるので，頻回に行える検査ではない．しかし，以下に示すような眼底所見から，網膜の虚血，血管閉塞が疑われたら，無灌流領域の有無の確認は必須の検査である．

①軟性白斑：網膜の小梗塞巣を示す眼底所見であり，無灌流領域の形成を示唆する（図 1c）

②網膜内細小血管異常（intraretinal microvascular abnormalities：IRMA）：網膜内での網膜血管閉塞に伴う既存の網膜血管の再構築である．硝子体に伸展せずに，網膜内に伸びた血管新生を含む．

③網膜血管新生：厳密には既に増殖糖尿病網膜症に進行している段階ではあるが，眼底所見では判別困難な血管新生も，FAでは著明な漏出で判定可能である．当然無灌流領域がその周囲に存在する．

280

2. 増殖期への進行を予防する汎網膜光凝固の凝固条件

① Early Treatment Diabetic Retinopathy Study（ETDRS）が提唱した凝固条件：凝固径200μm，凝固時間200msecで，凝固パワー200mWから凝固斑が出る最少のパワーまで上げていく．凝固斑同士の間隔を1ないし2凝固斑分あけて，将来的な凝固斑の拡大に備える．可能なら黄斑浮腫の発症確立を下げるために，1回に1象限に凝固範囲を限り，4回に分けて汎網膜光凝固を完成させる（図1d）．

② short pulse laserによる汎網膜光凝固：凝固径200μm，凝固時間0.03秒，250mWから凝固斑が出る最少のパワーまで上げていく．2～4回に分けて汎網膜光凝固を完成させる．その特徴として，200μm，200msec，200mWのレーザーよりも，患者の感じる疼痛が軽い．さらに，short pulse laserは4回ではなく，1回目が下半分に，2回目が上半分のように，2回の通院で汎網膜光凝固を完成することも可能なので，仕事が休めない勤労世代の汎網膜光凝固に適している．治療負担からの治療脱落のリスクの低減が期待できる．凝固直後は炎症性に周囲の網膜も白濁するが，経時的に50μmの凝固部位だけが褐色化してくる．凝固斑の経時的拡大がないので，atrophic creepによる暗点の出現のリスクが低い

（2）初診時に既に増殖糖尿病網膜症の症例の汎網膜光凝固

2つ目は，網膜血管新生の退縮を期待する汎網膜光凝固（欧米式）である．網膜血管新生を退縮させるという目的で，欧米のETDRSの凝固条件，200μm，200msec，200mW～の凝固を選択するべきである．short pulse laserは，凝固面積が少なくなり，新生血管の退縮効果が弱い．さらに，血管新生退縮に合わせて牽引性網膜剥離をレー

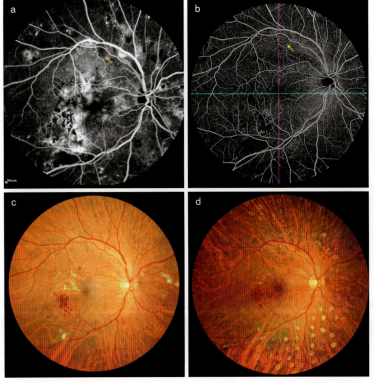

図1 「視力をおびやかす黄斑浮腫」に汎網膜光凝固を施行して，黄斑浮腫が中心窩に広がり，視力が低下した症例
a：FA　中心窩耳側に漏出があり，capillary drop（矢印）も形成されている．
b：同じ眼のOCTA　造影剤を使用しないので漏出は検出できないが，capillary dropout（矢印）は明瞭に描出されている．
c：眼底写真では，視神経乳頭の鼻側には無灌流領域の形成を示唆する軟性白斑が，黄斑部には漏出した血漿から沈殿して白く見えている硬性白斑と集簇した毛細血管瘤がみられる．
d：汎網膜光凝固施行後の眼底写真

Chapter 4 治療

ザーの凝固斑の接着力で予防する目的の場合も，200 μm，200 msec，200 mW～の凝固を選択するべきである．

欧米では眼底所見を基準として，増殖糖尿病網膜症への進行が確認されると，汎網膜光凝固を行うことが多い．汎網膜光凝固により VEGF レベルを低下させて，網膜血管新生の退縮による増殖網膜症の沈静化を期待する治療となる．

本邦では，無灌流領域が形成されると汎網膜光凝固を施行する予防的な汎網膜光凝固が広く普及している．この汎網膜光凝固治療の施行基準の違いが多くの混乱を招いてきた．文献を読む場合，どちらの立場で記載されているかを，常に意識していただきたい．

4.1.3 汎網膜光凝固に伴う黄斑浮腫

一定の割合で出現して，従来は発症予測不可能であると考えられてきた．近年，OCT マップにより黄斑部の厚み，つまり黄斑浮腫の分布が正確にモニターできるようになり，clinically significant macular edema（CSME）すなわち「視力をおびやかす黄斑浮腫」という概念を導入することが容易になった．OCT マップで CSME を検出すれば，汎網膜光凝固に伴う黄斑浮腫による視力低下は予測可能である．

■ 汎網膜光凝固に伴う黄斑浮腫の発症予測

†中心窩網膜厚：中心窩 1 mm の直径の円の平均の網膜の厚さで，OCT で自動計測可能である．

中心窩網膜厚[†]が 300 μm を超えると黄斑浮腫による視力低下のリスクがある．

この症例の眼底写真（図 1c）撮影時の黄斑マップを（図 2a）に示す．400 μm を超える浮腫（中心窩耳側に赤い色で描出されている）が中心窩に迫っていても，矯正視力は（1.2）と良好である．OCT 断層像では中心窩陥凹が確認できる（図 2b）．この OCT マップは，CSME が，中心窩ギリギリまで迫っていても，中心窩網膜厚が 300 μm 以下であり，中心窩陥凹が保たれていれば，良好な視力が維持されることを示す．しかし，ここで汎網膜光凝固を施行すると（図 1d），中心窩に黄斑浮腫が広がり視力が低下するリスクがある．実際に，この症例では中心窩に白色で描出される 500 μm を超える網膜肥厚が広がっていて（図 2c），断層像では網膜肥厚と嚢胞様黄斑浮腫が中心窩にかかっている（図 2d）．矯正視力は（0.6）に低下した．OCT マップで CSME が検出されたら，以下の 2 つの方法で中心窩へ広がるのを予防して，視力低下を防ぐ．

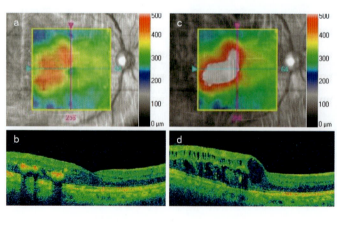

図 2 「視力をおびやかす黄斑浮腫」を示す黄斑マップ（図 1 と同一症例）
a：中心窩耳側に赤色で描出される，400 μm を超える網膜肥厚（黄斑浮腫）
b：OCT 断層像では，中心窩陥凹が保たれている．
c：汎網膜光凝固後の黄斑マップ　500 μm を超える黄斑浮腫が中心窩に広がっている．
d：OCT 断層像では，中心窩に網膜肥厚と嚢胞様黄斑浮腫が及び，中心窩陥凹が消失している．

■汎網膜光凝固に伴う黄斑浮腫の発症予防

1. 抗VEGF薬の併用

抗VEGF薬を硝子体内注射して，この効果が続く約2か月の間に汎網膜光凝固を完成させると，黄斑浮腫の発症を予防することが可能である．少しでもレーザーに伴う炎症による黄斑浮腫を予防するためには，short pulse laser による汎網膜光凝固，すなわち凝固径200μm，凝固時間0.03秒，250 mW から凝固斑が出るまで上げていくという条件で，4回（2回でも可）に分けて汎網膜光凝固を完成させるのが望ましい．

2. focal laser[†] による黄斑浮腫が中心窩に広がるのを防ぐ方法

経済的理由などで，抗VEGF薬を使用できない症例でも行える．まず，視力良好例でも中心窩近くに，漏出した血漿中の脂質の沈殿が主成分である硬性白斑の集簇がある場合（図3a）はCSMEの存在の有無をOCTマップで確認すべきである．この症例では赤色で表せる400μm以上の網膜肥厚が，硬性白斑の集簇する中心窩外方から上方に存在することが確認される（図3b）．OCT断層像では中心窩に沈着すると永続的な視力低下の原因となる硬性白斑が，既に中心窩に迫っていることも確認される（図3c）．漏出の原因となっている毛細血管瘤が，中心窩から1乳頭径程度以上離れている場合，

[†]focal laser：黄斑浮腫がある部位の，毛細血管瘤の凝固のこと．毛細血管瘤の周囲に存在する capillary dropout を格子状に凝固して VEGF 産生を低下させるものは grid laser と呼ばれる．欧米では両者は併用されることが多く，focal/grid laser と記載される．

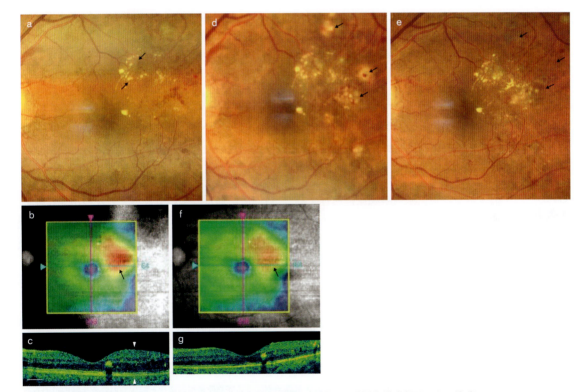

図3 汎網膜光凝固前に行う「視力をおびやかす黄斑浮腫」に対する毛細血管瘤凝固による治療
a：中心窩耳側上方の集簇する硬性白斑（輪状硬性白斑）と毛細血管瘤（矢印の間）
b：黄斑マップでは，中心窩耳側上方に赤色で示される網膜肥厚（黄斑浮腫）がある（矢印）
c：OCT断層像 耳側網膜（図の右半分）の網膜肥厚がみられる（矢頭の間）
d：毛細血管瘤に対する0.03秒凝固 赤色の毛細血管瘤を白色になることを目標に凝固する（矢印）
e：毛細血管瘤凝固後2週間の眼底写真 赤色の毛細血管瘤が白色化している（矢印）
f：毛細血管瘤凝固後2週間のOCTマップ 赤色の網膜肥厚（b）が吸収傾向である（矢印）
g：OCT断層像 耳側網膜の肥厚が軽減している．

直接凝固を試みるべきである．CSME の範囲内に存在する毛細血管瘤を 50 μm，0.03 秒，200 mW～で，毛細血管瘤が赤色から白色に変化することを目標に，パワーを少しずつ上げながら凝固する（図 3d）．この際，すべての毛細血管瘤を正確に凝固することはできないが，主だった毛細血管瘤を凝固することで十分に浮腫吸収効果は得られる．

2 週間後，多くの毛細血管瘤は赤色が目立たず，凝固できていることが確認される（図 3e）．OCT マップでは毛細血管瘤凝固前に赤色で示されていた 400 μm 以上の肥厚（浮腫）が吸収傾向で（図 3f），OCT 断層像でも図の右半分に相当する中心窩耳側の網膜肥厚が，減少しているのが確認される（図 3g）．

この際，毛細血管瘤を外して近傍の網膜を凝固しても，0.03 秒凝固であれば凝固斑が拡大しないので，atrophic creep による暗点の形成のリスクは低い．さらに，毛細血管瘤の周囲には capillary dropout があり，虚血細胞が VEGF を産生しているので，局所での VEGF 産生も永続的に低下させられる．

4.1.4 無灌流領域検出における OCTA の有用性

近年 OCTA の画像が FA を代替できるまでに進歩している．造影剤を用いず網膜血管の描出が可能なので，予防的光凝固を続ける上で極めて有用な検査である．

OCTA で無灌流領域は検出できるが（図 1b），FA のように（図 1a）無灌流領域を縁取る血管からの漏出がないので，無灌流領域の輝度の低さが，FA ほどには強調されない．血管が閉塞していることをきちんと観察する必要がある．

4.1.5 欧米式の増殖糖尿病網膜症に進行してからの汎網膜光凝固と，無灌流領域への光凝固による予防的な汎網膜光凝固との選択

文献 3

国際重症度分類における重症非増殖糖尿病網膜症（増殖前期に相当）は，1 年以内に半数が増殖糖尿病網膜症に進行する[3]．白内障が進行している症例や通院の困難な症例では特に，この時期に FA を行い，適応がある場合は早めに汎網膜光凝固を施行することが望ましい．治療成績は予防的な汎網膜光凝固のほうが優れていることは明らかであるので，OCTA も駆使して，日本はこの予防的な汎網膜光凝固を今後も堅持すべきである．

（村田敏規）

文献

1) 日本糖尿病眼学会診療ガイドライン委員会．糖尿病網膜症診療ガイドライン（第 1 版）．日本眼科学会雑誌 2020；124：955-81．
2) 清水弘一．分担研究報告書 汎網膜光凝固治療による脈絡膜循環の変化と糖尿病血管新生緑内障のレーザー治療ならびに糖尿病網膜症の光凝固適応および実施基準．平成 6 年度糖尿病調査研究報告書．1995．pp.346-9．
3) Early photocoagulation for diabetic retinopathy. ETDRS report number 9. Early Treatment Diabetic Retinopathy Study Research Group. *Ophthalmology* 1991；98：766-85．

4.2 毛細血管瘤に対するレーザー光凝固

　毛細血管瘤（capillary microaneurysm：MA）は，一般に毛細血管壁の突出である．眼底では小さく丸い赤い斑点として認められる．サイズは，注意深く観察しないと見過ごされるような，ごく小さな点状のものから，はっきりと血管瘤とわかる100 μm程度のものまで，様々である．糖尿病網膜症におけるMAの平均サイズは40 μm前後である[1]．網膜毛細血管に影響を及ぼす損傷，虚血，ペリサイト脱落，炎症，血管の異常増殖など，様々な病的過程を反映している．

文献1

4.2.1 毛細血管瘤（MA）の分類

　フルオレセイン蛍光眼底造影（FA）や光干渉断層計（optical coherence tomography：OCT），補償光学付き走査型レーザー検眼鏡（adaptive optics scanning laser ophthalmoscopy：AO-SLO）などの画像診断技術によって観察される外観や特徴に基づいて形態学的に分類することができる（図1）[2]．

①**囊状**：最も一般的なタイプ．毛細血管壁から小さく丸い隆起として出現する．有茎のポリープ様のものもある．一般に糖尿病網膜症にみられる（図1b, e）．

②**紡錘形**：細長い紡錘形をしている．毛細血管の長さに沿った局所的な拡張によって生じることがある（局所膨隆型）．網膜静脈閉塞症でみられることが多い（図1c）．

③**不整形**：不規則または小葉状を呈する．より進行した網膜病変や血管壁のより重篤な

文献2

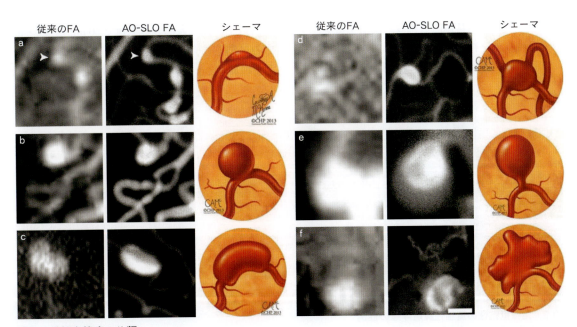

図1 毛細血管瘤の分類
(a) 局所膨隆型，(b) 囊状，(c) 紡錘形，(d) 混合型，(e) 有茎ポリープ型，(f) 不整形に分類される．
（文献2より）

損傷を伴うことがある（図 1f）．

④混合型：囊状，房状および/または不規則な形状の組み合わせ（図 1d）．

漏出をきたすものと，きたさないものがある．治療の対象となるのは，漏出をきたすものである．本節の治療法である光凝固（photocoagulation：PC）が容易なのは，①の囊状のものである．

4.2.2 毛細血管瘤（MA）に対する治療

1．治療方法

抗 VEGF（血管内皮増殖因子）薬の頻回もしくは持続的眼内投与で，MA が減少・消失する症例があることは報告されているが，本節では PC による治療の解説を行う．

2．治療適応

漏出を認める MA が治療対象となる．しかも，黄斑部への漏出成分[†]の貯留を認める場合に限る．黄斑部に貯留していなくても，経時的にみて，黄斑部に迫るような進行が確認される場合も適応となる．

[†]水分＝浮腫，および，脂質蛋白質複合体＝硬性白斑

3．診断

漏出の有無は FA が基本となる．インドシアニングリーン蛍光眼底造影（indocyanine green angiography：ICGA）で漏出旺盛な MA を特定する方法も報告されている[3]．OCTA でも MA は検出可能であるが，漏出の有無，過少は評価できない．一方，黄斑部での浮腫の有無，程度は OCT で評価する．B スキャンに加えて，マップ表示することで，浮腫の広がり，および原因となる MA の位置の同定が容易になる（図 6 参照）．

文献 3

4．レーザーの設定

周囲組織への侵襲，すなわち網膜細胞，神経線維に及ぶ凝固熱を最小限にするため，筆者は小口径・短時間・低出力照射を推奨する（図 2）．小口径・短時間・低出力照射の具体的数値は，使用するレーザー装置の最小口径（大部分の機種で 50 μm 前後）・最短時間（0.01 秒＝10 ms）を選択し，出力に関しては 100〜150 mW を選択するが，MA の大きさと中心窩からの距離に応じて増減する．すなわち，中心窩無血管領域（fo-

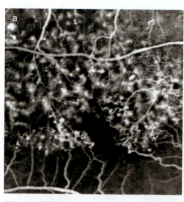 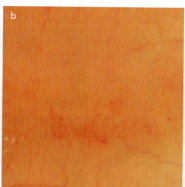 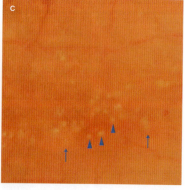

図 2　治療抵抗性の遷延性黄斑浮腫の症例
a：蛍光眼底造影　b：PC 前　c：PC 後
FA で漏出を認める部位に，yellow の波長で 50 μm・0.01 秒・130 mW の条件で凝固した．RPE の凝固（矢印）が淡く不鮮明な白色点に対し，MA の凝固部位（矢頭）は濃く，鮮明な白点となる．

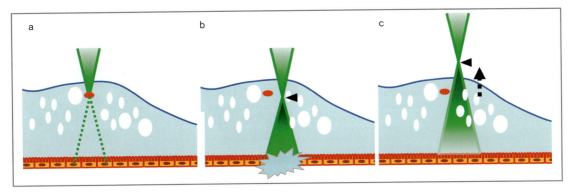

図3 レーザー光凝固のコツ
a：MAに当たるとレーザーエネルギーはそこで吸収され，RPEに到達しないので，RPEが凝固されることはない．
b：MAに当たらないと，RPEでレーザーエネルギーが吸収され，その周囲の細胞である視細胞，RPEおよび脈絡膜毛細血管板が凝固されてしまう．
c：できるだけ浮腫の丈が高い時期に行い，エーミングのピント（矢頭）は網膜表面からやや硝子体腔側に引いた状態で照射するとよい．

veal avascular zone：FAZ）縁に存在するMAを凝固する場合は50〜90 mWを選択し，アーケード近傍なら200 mWまで出力を上げることが可能である．黄斑浮腫をきたす多くのMAは中心窩から1乳頭径付近に存在するので，120 mW程度で照射開始し，うまくヒットするようであれば150 mWぐらいまで上げる．

5. レーザー光凝固のコツ

1. MAに当たらず網膜色素上皮（retinal pigment epithelium：RPE）にレーザー光が達することがしばしばあるが，その際RPEでレーザーエネルギーが吸収され，その周囲の細胞である視細胞，RPEおよび脈絡膜毛細血管板が凝固されるのを最小限に抑える必要がある．まず，MA内の赤血球に吸収率の高い黄色波長を選択する．そして，できるだけ浮腫の丈が高い時期に行う[†]．加えて，エーミングのピントは網膜表面〜やや硝子体腔側に引いた状態で照射するとよい（図3）．上記の小口径・短時間・低出力照射設定ならばRPEの凝固はほぼ生じない．

2. 固視微動などでうまく照射できない場合は，100 mW前後に下げて，一旦MAの淡い白濁が得られたら，出力を上げて凝固を完遂するのが安全と考える．少しでも白濁が得られると，2度目はエーミングが楽になる．大きめのMAは一旦白濁しても，数分後にはまた赤色に戻っていることが多いので，2度3度重ね打ちを行うことがある．その際は照射時間を20 msなどに延長することもある．

3. 高出力（150 mW以上）で大きめのMAを凝固すると，破裂し，出血してくることがあるが，直ぐに止まるので大丈夫である．気になるなら，レンズで眼球を圧迫し，1分間ほど眼圧を上げる．

4. レーザー用のコンタクトレンズは，黄斑部治療用の拡大率の高いものがよい．具体的には，Centralis Direct®（Volk社製），Area Centralis®（Volk社製），Three Mirror Universal Lens後極部分（Ocular社製）が適している（図4）．

5. 固視微動や頭部微動が照準の妨げになるので，固視灯で反対眼を誘導することや，ヘッドバンドでしっかりと頭部固定をすると，格段に照射が容易になる．

6. エーミングの明るさを視認できるギリギリまで下げておくのがコツである[†]．一方，観察光は最大光量にしておく．

[†] 抗VEGF治療と併用する場合は，薬効が切れてきた時期に行う．

[†] 暗くてもMAにエーミングが当たれば明るく光って見えるので，照準が合ったサインとなる．

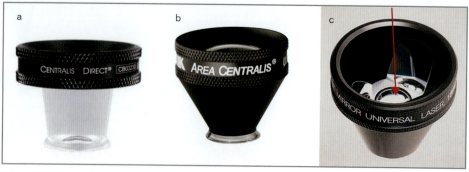

図4　後極部の光凝固に適したコンタクトレンズ
a：Centralis Direct® (Volk社製)　b：Area Centralis® (Volk社製)　c：Three Mirror Universal Lens (Ocular社製)　cはミラーを使用せず後極部レンズ (矢印) 部分を使用する.

4.2.3 まとめ

　PCすることにより懸念される点がいくつか考えられる.

①**血管閉塞を生じ，かえって虚血が悪化する**：集簇している領域を凝固斑で覆いつくすなど，凝固が強すぎて，周囲組織まで破壊してしまうと無灌流領域が拡大する可能性があるが，孤立しているMAであれば，視機能への影響を懸念するような無灌流を生じることはない．血管はある程度は再灌流し，そのため後述する再燃を繰り返す原因にもなる．また，網膜静脈分枝閉塞症に限って言えば，虚血は必ずしも浮腫や視力に悪影響を及ぼすとは限らない[4]．

②**凝固により暗点が生じる**：凝固が過剰で，範囲が広いか，RPEや視細胞を一定数以上破壊してしまうと，暗点や感度低下を知覚すると考えられる．上記の小口径・短時間・低出力照射設定ならば感度低下はほぼ生じない[5] (図5)．

③**再疎通し，効果がなくなる**：しばしばみられる．その都度，追加凝固が必要となる．その旨，初回治療の前に患者に説明しておくとよい．

④**効果が不十分**：照射後2〜3か月で，少しでも浮腫が減少するようならば追加凝固を考える．複数回の照射で浮腫の消退が得られる症例もある (図6)．びまん性の漏出による黄斑浮腫は，漏出点が特定できず，効果が得られないことが多い．接触型コンタクトレンズを使用しての詳細な眼底観察でMAが検出されない症例は，適応外として，抗VEGF治療など他の治療法を選択すべきである．

⑤**技術的に難しい**：上記のコツを参照して行えば，難易度は下がる．紡錘形・不整形のものは，小さいものが多く，照準を合わせにくいので，凝固が難しい．初心者は円形の明らかなMAの凝固から始め，徐々に向上させるのがよいと思われる．固視微動が最も厄介であるので，治療開始時は黄斑から離れたMA凝固から始め，徐々にFAZ近傍に移る．その際，徐々にパワーを下げる．

（瓶井資弘）

文献4

文献5

文献

1) An D et al. Differentiating Microaneurysm Pathophysiology in Diabetic Retinopathy Through Ob-

4.2 毛細血管瘤に対するレーザー光凝固

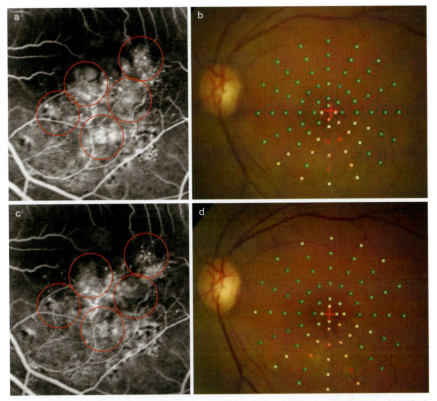

図5 小口径・短時間・低出力照射の例―68歳，女性　左眼下方の網膜静脈分枝閉塞症
a：治療前FA　b：治療前マイクロペリメトリ　c：治療後FA 2分　d：治療後マイクロペリメトリ
治療前（a）に比較し，光凝固後，蛍光眼底造影（2分）での漏出は減少している（c）．マイクロペリメトリでも治療前（b）に比較し明らかな感度低下は認めない（d）．

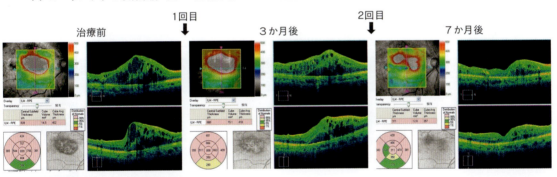

図6　複数回の照射（追加凝固）の例
漏出点への直接光凝固により黄斑浮腫は減少傾向にあったが，残存していたため，2回目の追加凝固を施行．追加凝固4か月後には黄斑浮腫の減少を得た．

jective Analysis of Capillary Nonperfusion, Inflammation, and Pericytes. *Diabetes* 2022；71：733-46.
2) Dubow M et al. Classification of Human Retinal Microaneurysms Using Adaptive Optics Scanning Light Ophthalmoscope Fluorescein Angiography. *Invest Ophthalmol Vis Sci* 2014；55：1299-309.
3) Nozaki M et al. Indocyanine green angiography-guided focal navigated laser photocoagulation for diabetic macular edema. *Jpn J Ophthalmol* 2019；63：243-54.
4) Hasegawa T et al. Correlation between reduction in macular vessel density and frequency of intravitreal ranibizumab for macular oedema in eyes with branch retinal vein occlusion. *Br J Ophthalmol* 2019；103：72-7.
5) Sakimoto S et al. Direct photocoagulation to leakage points to treat chronic macular edema associated with branch retinal vein occlusion：a pilot study. *Clin Ophthalmol* 2014；8：2055-60.

Chapter 4 治療

4.3 抗 VEGF（血管内皮増殖因子）治療

4.3.1 抗 VEGF 薬の特性

　現在，抗血管内皮増殖因子（vascular endothelial growth factor：VEGF）治療の対象として承認されている疾患は，加齢黄斑変性（age-related macular degeneration：AMD），糖尿病黄斑浮腫（diabetic macular edema：DME），網膜静脈閉塞症（retinal vein occlusion：RVO），近視性黄斑症，未熟児網膜症，血管新生緑内障である．これらの網脈絡膜疾患において，抗 VEGF 薬の作用として，血管新生もしくは血管透過性の亢進を強力に抑制する点で共通している．抗 VEGF 薬の出現が，網脈絡膜虚血性疾患の治療を一変させ，浮腫や視力における形態的・機能的改善に与えた恩恵は計り知れない．これまで複数の抗 VEGF 薬が次々と承認され，日常臨床で第一選択薬として用いられるようになった（**表 1**）．AMD を例に，これまでの抗 VEGF 薬の変遷を示す．

　まずベバシズマブが抗 VEGF 中和抗体として保険適用外で使用され，これまでにない劇的な治療効果を発揮することが知られるようになった．最初にわが国で保険適用となった抗 VEGF 薬は，ペガプタニブであり，AMD に対して 2008 年に承認された．ペガプタニブは生物製剤ではないため免疫反応を心配する必要がないものの，VEGF121 を阻害する効果はなく，大規模臨床試験の結果は，6 週間ごとの連続投与プロトコールで 1 年後，無治療群での視力低下（−15 文字）を抑制（−8.0 文字）させたというもの

表 1　本邦で承認されている抗 VEGF 薬の一覧（後発品を除く）

成分名		ラニビズマブ	アフリベルセプト	ブロルシズマブ	ファリシマブ
商品名		ルセンティス®	アイリーア®	ベオビュ®	バビースモ®
構造		ヒト化モノクローナル抗体 Fab 断片	組換え融合糖蛋白質	ヒト化モノクローナル抗体一本鎖 Fab 断片	ヒト化バイスペシフィック IgG1 抗体
作用機序		VEGF-A と結合	VEGF-A, -B, PlGF と結合	VEGF-A と結合	VEGF-A, Ang-2 と結合
分子量（kDa）		48.0	115	26.3	149
包装		バイアル・キット	バイアル・キット	キット	バイアル
推奨される投与回数（添付文書記載）	導入期	4 週ごとに 1 回連続 3 回	4 週ごとに 1 回連続 3 回	6 週ごとに 1 回 AMD（連続 3 回）DME（連続〜 5 回）	4 週ごとに 1 回連続 4 回
	維持期	4 週以上あける	4 週以上あける	12 週ごと（8 週以上あける）	16 週ごと（8 週以上あける）

で，改善させるまでには至らなかった．したがって，安全性は高いものの臨床的な効果は十分とはいえず，AMD以外の疾患への適用は広がらなかった．

2009年3月にはラニビズマブ（ルセンティス®）がAMDに対して保険適用となった．ラニビズマブはVEGF-Aに対する親和性を高められており，ベバシズマブに対して分子量が1/3であることから網膜への移行性も高いと考えられている．VEGF121とVEGF165を標的とした中和抗体である．抗VEGF薬は高額であり，患者や医療経済面での負担が大きいことが問題であるが，2021年以降，ラニビズマブのバイオシミラーが承認されて比較的安価となり，選択肢の幅が広がっている．

2012年9月にはアフリベルセプト（アイリーア®）がAMDに対して保険適用となった．アフリベルセプトは眼内のVEGF121，VEGF165，PlGF（placental growth factor；胎盤増殖因子）-1をすべて統合させることで，その生理作用を中和させると考えられている．通常は2 mgが1回の投与量であったが，2024年に8 mgの高用量タイプが承認され，さらに強力かつ長期にわたる薬理効果が期待されている．

2020年5月にはブロルシズマブ（ベオビュ®）が保険適用となった．ブロルシズマブは組織透過性の向上を目的とした一本鎖抗体フラグメントをフォーマットとし，26.3 kDaという分子量の小ささと120 mg/mLの溶解性により，モル換算でラニビズマブの22倍の投与量を実現した．

2022年3月にはファリシマブ（バビースモ®）が保険適用となった．ファリシマブはVEGFとアンジオポエチン2（angiopoietin：Ang-2）に対する結合能力を有するバイスペシフィック抗体である．Ang-2はAMDにおいて，その発現が亢進することが知られている．Ang-2は周皮細胞を介する血管安定作用を阻害する因子である．ファリシマブによる抗Ang-2作用は，周皮細胞を介する血管の安定化を促進し，脈絡膜毛細血管板の灌流を維持する効果や，コラーゲンの発現，フィブロネクチンの発現を抑制し，新生血管周囲の線維化抑制効果が期待されている．

4.3.2 抗VEGF薬の投与方法

抗VEGF治療は，初発の視力低下を改善させるための導入期と，改善した視力を維持するための維持期に分けられる．導入期は4週ごと1回，連続3ないし4回の硝子体内投与を行うのが一般的である．維持期の投与については，AMDに対してラニビズマブとアフリベルセプトは4週以上の間隔をあければよいが，ブロルシズマブとファリシマブは8週以上の間隔をあける必要がある．ただし疾患活動性が高い症例に対しては投与間隔より早く滲出性変化の再燃を認めることもあり，注意が必要である．さらに，維持期の投与法は，固定投与，必要時投与（*pro re nata*：PRN），treat and extend（TAE）の3つに大別される（**表2**）．現在，TAEを選択することが多いが，proactive治療にこだわる必要がない場合はまずPRNで開始することもある．

■ 固定投与

滲出性変化の有無にかかわらず，定期的に投与を行う方法である．ラニビズマブを用いた臨床試験であるMARINA and ANCHOR試験で，4週ごとの固定投与で2年間視力を維持できることが証明されている[1]．また，アフリベルセプトを用いた臨床試験で

文献1

表2 維持期における投与レジメン

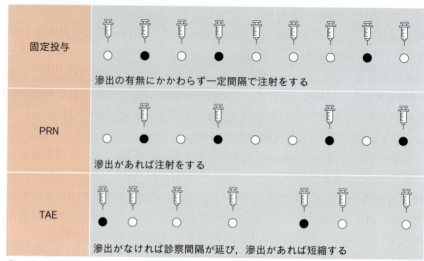

○:診察（滲出なし） ●:診察（滲出あり） ▼:注射

ある VIEW1・2 試験で8週ごとの固定投与は，ラニビズマブによる4週ごとの固定投与に対する非劣性が証明されている[2]．また，ブロルシズマブの臨床試験である HAWK and HARRIER 試験[3]やファリシマブの臨床試験である TENAYA and LUCERNE 試験[4]で比較対象とされたアフリベルセプト8週ごとの固定投与群でも視力の改善，維持が確認されている．このような固定投与は，投与スケジュールが明確で把握しやすく，また治療成績が良好であるが，一方で過剰な治療になりやすく，患者，医療者ともに負担が大きくなる可能性がある．特に患者にとっては経済的負担が大きくなり，病状によっては前述したように黄斑萎縮のリスクが高くなるというデメリットがある．

■ 必要時投与（PRN）

病態の悪化時に治療を行う reactive 治療である．定期的に診察し（おおむね1か月ごと），滲出性変化がみられる場合はなるべく早めに追加投与を行い，滲出性変化がない場合には経過観察をする方法である．ラニビズマブを用いた PrONTO 試験で，改善した視力の維持に PRN が有効であることが証明されている[5]．この投与法のメリットは，必要時のみ抗 VEGF 薬を投与するため，過剰な治療を避けられ，投与回数を最小限に抑えられることである．しかし，滲出性変化が出現してから投与を行うため事後対応的な要素（reactive component）を含んだ治療と位置づけられる．短期間であっても滲出性変化を放置すると網膜に不可逆的なダメージが加わり視力低下につながる．MARINA and ANCHOR 試験に参加した患者が，その後，実臨床に戻って投与回数が減った結果，undertreatment（不十分な治療）となり視力は維持できずベースラインよりも低下したと報告されている[6]．このため，PRN では厳密な経過観察が必要であると同時に，滲出性変化が出現した場合には速やかな投与が必要である．ただし，実臨床ではすぐに投与を行えない場合がある．また，再燃を認めても自覚症状がなければ投与を躊躇してしまうことがあり，大きな問題点である．さらに PRN では他の投与方法に比べ注射回数は抑えられるが，診察回数は格段に増えるため，患者，医療者ともに負担

が大きい．また，診察のたびに抗VEGF薬を投与するかもしれないという不安もあり，患者の精神的な負担も考慮しなければならない．

■ treat and extend（TAE）

滲出性変化の有無によって投与間隔を調整しながら計画的に治療していく方法である．受診時には必ず投与を行うが，滲出性変化がみられなければ受診間隔を2〜4週ずつ延長していき，最長12〜16週間隔まで投与間隔を延長していく．滲出性変化がみられる場合には，次回の受診間隔を2〜4週短縮することによって投与間隔を調整する．この方法では，症例ごとに間隔を調整していくことで滲出が再燃しない適切な投与間隔を設定できるので，滲出による網膜へのダメージを最小限にし，残存視力を維持しやすい．また，滲出の再燃がなければ受診間隔を延長できるため，患者，医療者ともに負担を軽減することができる．これらのことから，近年ではTAEが世界的に主流となっている．TAEは予防的治療（proactive treatment）を行い，病状が悪化する前に投与し，再燃を避けることを目標としている．受診時に必ず抗VEGF薬を投与するため，患者にとっても精神的負担が少ないと言われている．一方で，滲出がない状態でも投与を行うため，PRNに比べovertreatmentになりやすいというデメリットがある．この問題を解決するために設定された投与法がmodified TAEである[7]．導入期治療によって滲出性変化がみられなくなった後，PRNのように毎月診察し，滲出が再燃するまでの期間を確認する．再燃がみられたら，それよりも少し短い間隔でTAEを開始するという方法である．この投与法によってovertreatmentは避けられるが，1回目の再燃までは毎月受診することになるため受診回数が増えてしまうというデメリットは残される．また，病態が再燃する間隔は症例ごとにある程度一定しているため，投与間隔の短縮後の再延長は慎重にしなければならない．

文献7

4.3.3 抗VEGF薬の変更，休薬

AMDに対する抗VEGF薬はどの薬剤も比較的良好な治療成績を有するが，残念ながら投与しても滲出性変化が消失しない治療抵抗例が存在する．もしくは，治療開始時は滲出抑制などの効果が十分みられていたにもかかわらず，反復投与によって効果が減弱するタキフィラキシーという現象が起こる場合がある．これらの場合は，薬剤の変更を検討すべきだろう．

近年，TAEで12または16週間隔で再燃がみられない経過良好例に対して，治療を中止して経過観察を行うというプロトコールやガイドラインが報告されている[8]．しかし，抗VEGF治療を行っても新生血管が完全に消退することは非常に稀であり，いずれかのタイミングで滲出が再燃することがままある．休薬後にPRNのように頻回に経過観察をすれば患者，医療者の負担が増えることになる．逆に，疎な経過観察になると，再燃時の対応の遅れによってこれまで維持してきた視力が低下してしまう危険性がある．このことをふまえ，現在では12または16週にはとらわれず，投与間隔をさらに延長して可能な限り治療を継続していく施設もあるが，TAE中止のタイミングや中止後の経過観察の間隔についてはプロトコールが確立しておらず，今後の課題として残されている．

文献8

4.3.4 抗VEGF治療に抗菌薬の点眼は必要か？

　抗VEGF治療で最も重篤な合併症が細菌による感染性眼内炎である（図1）．その発生頻度はおおむね0.01％から0.26％程度と報告されており，比較的稀な合併症と言えるものの，一度発症してしまうと重篤な視力障害を残すことも多い．眼内炎の発生予防として，抗菌点眼薬を注射前後に使用するように添付文書に記載されている．しかし，抗菌薬の使用で耐性菌が生じる可能性があり，注射をするたびに抗菌薬点眼による予防をルーチンで行うと眼表面に耐性菌を生じる危険性が増していくと考えられる．「黄斑疾患に対する硝子体内注射ガイドライン」においては，患者への抗菌薬の術前点眼の必要性について，施設または施術者が個別に判断すべきである，とされている．2015～2019年までの5年間に全国で行われた約14万件の抗VEGF薬の硝子体内注射を集計し，抗菌薬点眼投与の有無と眼内炎の発生率に有意な関係は認められなかった[9]．また，眼内炎を発症した10症例のうち原因菌を検出できたのが8症例あったが，そのうち5症例で薬剤耐性菌が検出されていた．欧米のガイドラインにおいても，抗菌点眼薬は眼内炎リスクを低下させるエビデンスに乏しいため不要であるとされており，予防において最も重要なのはヨウ素系消毒薬の使用であると明記されている[10]．ヨウ素系消毒薬にて結膜囊をしっかりと消毒するだけでなく，術者のマスクや滅菌手袋の着用，眼瞼・睫毛・眼周囲皮膚の消毒，さらに滅菌開瞼器の使用を遵守し，清潔な手技で行うことが重要である．

　日本網膜硝子体学会において，VEGF阻害薬の硝子体内注射前後における抗菌薬点眼処方について，以下のように推奨されている．

1. 注射前の適切な消毒および推奨されている注射手順を守る（「黄斑疾患に対する硝子体注射ガイドライン」[11]を参照）
2. 通常の患者（感染症のリスクが高くない患者）には注射前後の抗菌薬点眼を使用しなくてもよい（1を遵守していれば抗菌薬点眼は原則不要であり，耐性菌の問題から抗菌薬は使用しないことが推奨される）

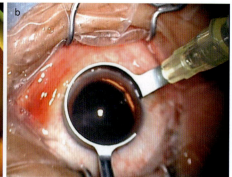

図1　抗VEGF薬注射後の感染性眼内炎
a：網膜血管の白線化と網膜出血の散在を認める．硝子体混濁のため，後極部は透見不能となっている．
b：注射ガイドを用いた硝子体内注射　ドレープなどを施し，睫毛に針が触れないようにする．ヨード製剤での消毒が重要である．

4.3.5 抗VEGF薬と眼内炎症

　その他の合併症としては，眼内炎症（intraocular inflammation：IOI）や高眼圧症などが考えられる．ブロルシズマブを用いたHAWK and HARRIER試験では4.6％（1,088眼中50眼）でIOIが発生し，こうしたIOI症例では高率に網膜血管炎（72％）や血管閉塞（46％）を伴うことが報告された[12]．日本国内でのIOI発生頻度も9.4〜22.1％と高率であり，注意が必要である[13]．注射から副作用の診断までの期間の中央値は約3週間程度と報告されているが，投与翌日にIOIを発症する例もあるため感染性眼内炎との鑑別に注意が必要である．ただしブロルシズマブ投与後，前房炎症の指標であるフレア値は有水晶体眼では有意に低下するので，ブロルシズマブ自体が炎症を誘発する訳ではない[14]．むしろ黄斑浮腫の改善が大きいほどフレア値も低下する傾向がある．ブロルシズマブ注射後のフレア値の上昇には高年齢のほか，薬剤に対する抗体価の関与も報告されているが，IOIの予測因子はまだ確立されていない．

文献12

文献13

文献14

　ブロルシズマブによるIOIを疑った場合，散瞳検査にて周辺網膜を注意深く観察し網膜血管炎の所見を探す．また可能な限り蛍光眼底造影検査を行い，炎症の程度に応じてステロイド治療にて消炎を図る．虹彩炎のみと判断した場合は点眼治療（0.1％ベタメタゾン点眼4回/日）を開始するが，網膜血管炎への進行がありうることを常に念頭におき，注意深く経過観察を行う必要がある．硝子体および網膜に炎症が生じている場合は，トリアムシノロンアセトニド20 mg/0.5 mLのテノン（Tenon）囊下注射もしくはステロイド内服（プレドニゾロン0.5 mg/kg/日）を行う．

4.3.6 糖尿病黄斑浮腫（DME）に対する抗VEGF治療にみる基本的姿勢

　DMEに対する抗VEGF治療に関する眼科医に対するアンケート調査では，浮腫の再発時に注射を行うPRNを選択するケースが多いとの報告がある[15]．しかし再投与のタイミングが遅くなり，それが繰り返されると視力予後が悪くなるので要注意である[16]．実臨床においては，浮腫の再燃に対して即日注射を行わずに，予約制で後日行っている施設も多い．1日で対応できる症例数に限りがあり，その症例数が増えてくると，再発から投与までの期間が延長されてしまうケースも珍しくない．しかしその待機期間が3週間以上になると，再発から1週間以内に注射を行った場合と比較して中心網膜厚と視力の予後が不良になるので注意が必要である．再発から注射までの期間が長くなると，それだけ神経は浮腫の障害にさらされる期間が増えることを意味する．注射の遅延が繰り返されることで，半年以上の観察期間後期になってくると，遅延群では即注射群と比較して有意に視力が悪くなってくる．浮腫の再燃に対しては，速やかに注射を行う体制づくりが重要である．この知見を突き詰めれば，浮腫が再燃してから注射を行うreactiveな治療よりも，薬剤の持続期間を見越して再発する前に注射を計画的に行うTAEのようなproactiveな治療が理想的と考えられる．近年承認されたファリシマブやブロルシズマブ，高用量アフリベルセプトといった新しい抗VEGF薬は，強力な浮腫改善効果だけでなく，投与期間の延長を可能とすることで，より少ない注射回数で，最大限

文献15

文献16

の効果を出すことが期待されている．こうしたレジメンが確立すれば，高額な医療負担を強いられる患者にとっても福音となるだろう．

　またさらに重要な点は，定期的な外来受診から患者を脱落させずに，治療を中断しないようにすることである．必要とされる注射本数は，年々減少していくとされているが，長期的なフォローを継続しなければならない[17]．プロトコールTにおいて，2年間しっかりと注射を行ったとしても，その後3年間の追跡調査で特定のレジメンを設定しなくなり，注射本数が減少したことで一旦回復した視力が再び低下することが示されている[17]．診察の中断の期間が長いほど視力予後が悪くなる[18]．抗VEGF治療だけを受けていた糖尿病患者は，汎網膜光凝固の既往があった患者と比較して，治療から脱落した場合により高度の視力低下に陥りやすい．おそらく虚血領域に対する光凝固が眼内のVEGF量の抑制に永続的に寄与したのに対し，抗VEGF治療では一時的な抑制効果にとどまる点で異なることが原因と考えられる．

　抗VEGF薬を注射することで，DMEだけでなく，出血や白斑の減少などの所見から，糖尿病網膜症の進行度が改善することも珍しくない（図2）．ただし，2024年の時点において本邦では網膜症に対する適応はない．また，抗VEGF治療により新生血管は退縮し，造影検査の所見において無灌流領域とその周囲の虚血の乏しい領域とのコントラストは小さくなるものの，虚血領域の広さ自体はさほど縮小しない．高度の黄斑浮腫と周辺網膜の虚血が合併した症例に対しては，まず抗VEGF治療を優先して行い，

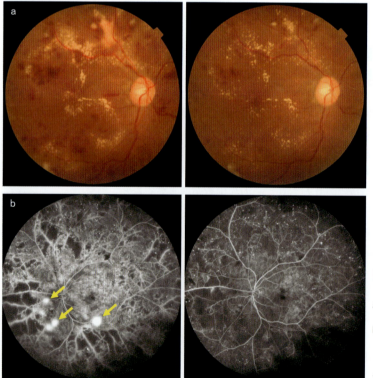

図2　抗VEGF治療後の糖尿病網膜症の改善
a：ブロルシズマブ投与後，硬性白斑や斑状出血が減少している．
b：ファリシマブ投与後，新生血管（矢印）は退縮し，虚血領域のコントラストは低下するが，その広さに明らかな変化はない．
左：治療前　右：治療後

DMEの改善と網膜症の活動性の低下を図ってから，虚血領域に低侵襲レーザーを行っておくことがよいと考える．

病状の悪化に対して速やかに注射を行うこと，定期的な検査と治療を継続することが重要であることは，DMEに限らずAMDやその他の抗VEGF治療のすべての適応疾患に当てはまるであろう，基本的なスタンスである．

4.3.7 抗VEGF治療は難治性DMEの症例を克服できるか？

抗VEGF治療を継続すれば，すべての症例で浮腫が鎮静化するわけではない．頻回投与を実施したとしても，DMEでは実に4割において浮腫が遷延したとも言われる[19]．注射後に浮腫の残存が観察されることがあるが，浮腫の改善幅は部位ごとに均一ではなく，網膜厚の改善率が高い所もあれば，低い所もある（図3)[20]．残存浮腫の領域においては，網膜厚の改善率が低いことが多い．こうした抗VEGF治療に反応性の低い領域には，注射前後それぞれにおいて毛細血管瘤（microaneurysm：MA）が高密度に存在していることが多い[21]（図4）．Leeらの報告においても，抗VEGF治療に難治

文献19

文献20

文献21

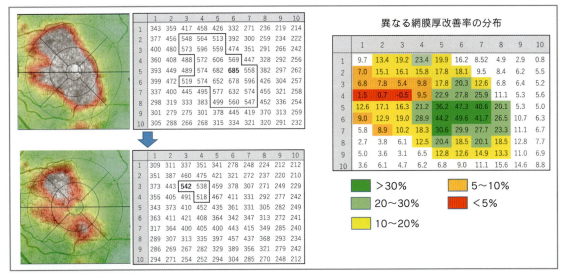

図3 抗VEGF治療には不応性の領域が存在する
黄斑部領域において網膜厚の改善率は部位ごとに異なり，抗VEGF治療に対して不応性の領域があることが示唆される．（文献20より改変）

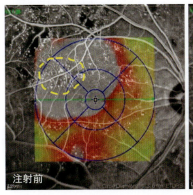
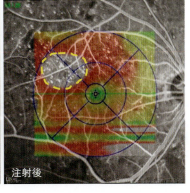

図4 抗VEGF治療後の残存浮腫における毛細血管瘤（MA）
抗VEGF治療後に残存した局所浮腫内においては，MAが高密度に存在していることが多い（黄点線内）．

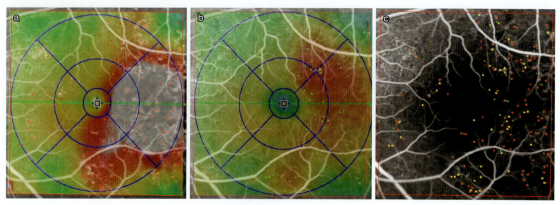

図5　抗VEGF治療前後の毛細血管瘤（MA）数の変化
ファリシマブ3回投与前（a）と後（b）において蛍光眼底造影（FA）で検出されたMAをそれぞれ赤，緑で標識．治療前後のFA写真を合成させた像（c）において赤，緑のMAはそれぞれ治療後に消失，発生したMAを意味し，黄色は維持されたMAを意味する．治療後，消失したMA（赤）が多い．
（文献25より改変）

性のDMEの症例の特徴として，網膜深層での血管密度が小さく，foveal avascular zoneが大きく，つまり虚血の程度が高度で，その虚血領域に隣接するMAが多いこと，と示されている[22]．中心窩付近にMAが多い症例においては，鎮静化を得るためにより多くの抗VEGF薬の注射本数が必要となる[23]．現時点のDMEに対する抗VEGF治療において，MAが克服すべきリスクファクターの一つと考えられる．

ただし一方で，ラニビズマブやアフリベルセプトといった抗VEGF治療によりDMEにおけるMAの数が減少することも知られている[24]．さらに，第二世代の抗VEGF薬とも言われるファリシマブは，VEGFだけでなくAng-2を同時阻害することで血管安定性に寄与すると考えられるが，本剤の3回連続投与によりMAが高度に減少することが示されている（図5）[25]．MAは新しく発生するものもあれば，消失するものもあり，両者の合計はturnoverと言われ，活動性の指標となる．ファリシマブの投与により，多くのMAが消失し，新たに発生するMAは少なくなる．消失するMAが多いため，turnoverの値も大きくなる．数だけでなくサイズも小さくなる．消失したMAの多くは，注射前において中型〜小型のサイズ（直径約70μm未満）であった．小さなサイズのMAは漏出が旺盛であることが知られており，こうした小さいMAが優先的に消失することには意義がある[26]．注射を繰り返すことでMAは減少し浮腫も改善することが多いが，それでも局所浮腫が残存することも少なくない．こうした残存浮腫内に存在するMAに対しては，レーザーによる光凝固も選択肢の一つとすべきである．ただし，過剰凝固になって不可逆的な暗点を生じさせないように配慮しなければならない．

4.3.8 抗VEGF治療がもたらす全身への影響

脳梗塞や心筋梗塞の発生が懸念される患者に対しては，抗VEGF薬の投与に関するリスクとベネフィットのバランスを見極め，患者に十分説明した上で治療を選択する．AMDに対する抗VEGF治療は，治療を行わない場合と比較して脳卒中，心筋梗塞，

または死亡のリスクの増加とは関連していないことが示された[27]．また2021年に報告されたメタアナリシスでは，抗VEGF薬はコントロール群と比較して，薬剤の種類（ラニビズマブ，アフリベルセプト）や投与の原因となる眼疾患（AMD，DME，RVO），経過観察期間にかかわらず血管塞栓イベントの増加には関連がなかったが，糖尿病患者での死亡リスク，AMD患者での眼疾患以外の出血イベントリスクはやや高かったと報告されている[28]．ただし糖尿病患者はもともとハイリスクであることや，抗凝固薬使用の有無は項目にはないことの影響も考えられる．

抗VEGF治療を開始する際には，急な視力の低下や高額な医療負担などから，患者は強い不安を抱いていることが推察できる．しかし，こうした不安や抑うつは抗VEGF薬注射の継続によって視力が改善することで軽減することが報告されている[29]．また，DMEに対する抗VEGF治療の開始を契機として，食事療法や運動療法に積極的に取り組むようになった患者が過半数おり，そうした患者では有意にHbA1cが低下することも多施設調査によって示されている[30]．このように，抗VEGF治療は，患者の心理面や行動面に対しても影響する．眼科医は，網膜厚や視力の変化だけに目をとらわれずに，患者の治療への取り組みにも気を配りつつ，総合的に診療を行っていくべきである．

（高村佳弘）

文献27

文献28

文献29

文献30

文献

1）Bressler NM et al. Vision-related function after ranibizumab treatment by better- or worse-seeing eye：clinical trial results from MARINA and ANCHOR. *Ophthalmology* 2010；117：747-56. e4.
2）Schmidt-Erfurth U et al. Intravitreal aflibercept injection for neovascular age-related macular degeneration：ninety-six-week results of the VIEW studies. *Ophthalmology* 2014；121：193-201.
3）Dugel PU et al. HAWK and HARRIER：Phase 3, Multicenter, Randomized, Double-Masked Trials of Brolucizumab for Neovascular Age-Related Macular Degeneration. *Ophthalmology* 2020；127：72-84.
4）Heier JS et al. Efficacy, durability, and safety of intravitreal faricimab up to every 16 weeks for neovascular age-related macular degeneration（TENAYA and LUCERNE）：two randomised, double-masked, phase 3, non-inferiority trials. *Lancet* 2022；399：729-40.
5）Lalwani GA et al. A variable-dosing regimen with intravitreal ranibizumab for neovascular age-related macular degeneration：year 2 of the PrONTO Study. *Am J Ophthalmol* 2009；148：43-58.e1.
6）Rofagha S et al. Seven-year outcomes in ranibizumab-treated patients in ANCHOR, MARINA, and HORIZON：a multicenter cohort study（SEVEN-UP）. *Ophthalmology* 2013；120：2292-9.
7）Ohnaka M et al. A modified treat-and-extend regimen of aflibercept for treatment-naïve patients with neovascular age-related macular degeneration. *Graefes Arch Clin Exp Ophthalmol* 2017；255：657-64.
8）Munk MR et al. The Impact of the Vitreomacular Interface in Neovascular Age-Related Macular Degeneration in a Treat-and-Extend Regimen with Exit Strategy. *Ophthalmol Retina* 2018；2：288-94.
9）Morioka M et al. Incidence of endophthalmitis after intravitreal injection of an anti-VEGF agent with or without topical antibiotics. *Sci Rep* 2020；10：22122.
10）Avery RL et al. Intravitreal injection technique and monitoring：updated guidelines of an expert panel. *Retina* 2014；34 Suppl 12：S1-18.
11）小椋祐一郎ほか；日本網膜硝子体学会硝子体注射ガイドライン作成委員会：黄斑疾患に対する硝子体内注射ガイドライン．日本眼科学会雑誌 2016；120：87-90.
12）Monés J et al. Risk of Inflammation, Retinal Vasculitis, and Retinal Occlusion-Related Events with Brolucizumab：Post Hoc Review of HAWK and HARRIER. *Ophthalmology* 2021；128：1050-9.
13）Maruko I et al. Brolucizumab-related intraocular inflammation in Japanese patients with age-related macular degeneration：a short-term multicenter study. *Graefes Arch Clin Exp Ophthalmol* 2021；259：2857-9.
14）Ichihashi Y et al. Flare levels after intravitreal injection of brolucizumab for diabetic macular edema. *Graefes Arch Clin Exp Ophthalmol* 2024；262：1745-53.

Chapter 4 治療

15) Sugimoto M et al. Clinical preferences and trends of anti-vascular endothelial growth factor treatments for diabetic macular edema in Japan. *J Diabetes Investig* 2019；10：475-83.

16) Takamura Y et al. The Impact of Interval between Recurrence and Reinjection in Anti-VEGF Therapy for Diabetic Macular Edema in Pro Re Nata Regimen. *J Clin Med* 2021；10：5738.

17) Glassman AR et al. Five-Year Outcomes after Initial Aflibercept, Bevacizumab, or Ranibizumab Treatment for Diabetic Macular Edema (Protocol T Extension Study). *Ophthalmology* 2020；127：1201-10.

18) Weiss M et al. COMPLIANCE AND ADHERENCE OF PATIENTS WITH DIABETIC MACULAR EDEMA TO INTRAVITREAL ANTI-VASCULAR ENDOTHELIAL GROWTH FACTOR THERAPY IN DAILY PRACTICE. *Retina* 2018；38：2293-300.

19) Bressler NM et al. Persistent Macular Thickening Following Intravitreous Aflibercept, Bevacizumab, or Ranibizumab for Central-Involved Diabetic Macular Edema With Vision Impairment：A Secondary Analysis of a Randomized Clinical Trial. *JAMA Ophthalmol* 2018；136：257-69.

20) Yamada Y et al. Regional Variety of Reduction in Retinal Thickness of Diabetic Macular Edema after Anti-VEGF Treatment. *Medicina (Kaunas)* 2022；58：933.

21) Yamada Y et al. Microaneurysm density in residual oedema after anti-vascular endothelial growth factor therapy for diabetic macular oedema. *Acta Ophthalmol* 2021；99：e876-83.

22) Lee J et al. Optical Coherence Tomography Angiography of DME and Its Association with Anti-VEGF Treatment Response. *Ophthalmology* 2016；123：2368-75.

23) Hirano T et al. Effect of leaking perifoveal microaneurysms on resolution of diabetic macular edema treated by combination therapy using anti-vascular endothelial growth factor and short pulse focal/grid laser photocoagulation. *Jpn J Ophthalmol* 2017；61：51-60.

24) Sugimoto M et al. Multiple Effects of Intravitreal Aflibercept on Microvascular Regression in Eyes with Diabetic Macular Edema. *Ophthalmol Retina* 2019；3：1067-75.

25) Takamura Y et al. Turnover of Microaneurysms After Intravitreal Injections of Faricimab for Diabetic Macular Edema. *Invest Ophthalmol Vis Sci* 2023；64：31.

26) An D et al. Differentiating Microaneurysm Pathophysiology in Diabetic Retinopathy Through Objective Analysis of Capillary Nonperfusion, Inflammation, and Pericytes. *Diabetes* 2022；71：733-46.

27) Dalvin LA et al. Association of Intravitreal Anti-Vascular Endothelial Growth Factor Therapy With Risk of Stroke, Myocardial Infarction, and Death in Patients With Exudative Age-Related Macular Degeneration. *JAMA Ophthalmol* 2019；137：483-90.

28) Ngo Ntjam N et al. Cardiovascular Adverse Events With Intravitreal Anti-Vascular Endothelial Growth Factor Drugs：A Systematic Review and Meta-analysis of Randomized Clinical Trials. *JAMA Ophthalmol* 2021；139：1-11.

29) Sakamoto T et al. Impact on visual acuity and psychological outcomes of ranibizumab and subsequent treatment for diabetic macular oedema in Japan (MERCURY). *Graefes Arch Clin Exp Ophthalmol* 2022；260：477-87.

30) Oshima H et al. Glycemic Control after Initiation of Anti-VEGF Treatment for Diabetic Macular Edema. *J Clin Med* 2022；11：4659.

4.4 ステロイド療法

4.4.1 糖尿病黄斑浮腫（DME）の発症機序と炎症

　高血糖により誘発される虚血は血管内皮増殖因子（VEGF）の増加を促し，血管新生や網膜血管透過性の亢進を誘発する．これが糖尿病黄斑浮腫（DME）の本態であるが，単一の機序でのみDMEは生じるわけではない．血管透過性の亢進を誘発する血液網膜関門の破綻には細胞間接着分子1（intercellular adhesion molecule-1），腫瘍壊死因子α（tumor necrosis factor-α），インターロイキン6（interleukin-6），MCP-1（monocyte chemotactic protein-1；単球走化性蛋白1）など炎症系メディエータが関与することも知られており，単独作用のみならずVEGFを増強させる．炎症制御という観点からステロイドによるDME治療は理にかなっている．

4.4.2 DMEに対するステロイド療法の歴史

　DMEに対する治療は永らく，網膜光凝固による治療が第一選択とされてきた[1]．その後，硝子体手術の有効性も報告されたが，2000年代になりステロイド製剤であるトリアムシノロンアセトニド（triamcinolone acetonide：TA）の硝子体内注射（intravitreal triamcinolone acetonide injection：IVTA）が有効である可能性があることが報告された[2]．The Diabetic Retinopathy Clinical Research Network（DRCR.net）による多施設臨床研究protocol Iは抗VEGF薬であるラニビズマブの有効性を報告している．この研究ではラニビズマブに対してIVTAと光凝固を対象とした検討を行った[3]．この研究でIVTAは抗VEGF薬と同等に良好な網膜厚ならびに視機能改善を示すものの，長期視力成績が不良であった．しかし偽水晶体眼に限ってはラニビズマブと遜色ない効果を示し，この結果は後述する併発白内障が原因と推察されている．

　抗VEGF薬は，すべてのDME症例に対して有効なわけではなく（不応例），また全身への影響が生じうることや高額であることなど課題は残っている．このため，抗VEGF薬が使用困難な症例はいまだ存在する．TA製剤はこのような症例に対するレスキュー治療として用いられ，その有効性が知られている．しかしIVTAは，合併症が多彩であるため本邦では敬遠される傾向があり，TAのテノン囊下注射（sub-Tenon's capsule triamcinolone acetonide injection：STTA）が選択されることが多い．従来は適用外使用であるケナコルト-A®筋注用関節腔内用水懸注（以下，ケナコルト，Bristol Myers Squibb，東京）が用いられていたが，従来硝子体可視化に用いられていたTA製剤であるマキュエイド®（わかもと製薬，東京）が適応追加承認され，本治療に関する世界初の承認製剤となった．しかしながら欧米ではその有効性が否定され，広がるに至っていない[4]．

文献1

文献2

文献3

文献4

4.4.3 ステロイド投与の実際

前述のように国内ではマキュエイド®とケナコルトの2つの製剤が入手可能であるが，黄斑浮腫に対して認可されているのは前者のみである．2024年現在は諸般の事情から本剤の供給停止が生じ，現在はSTTA/IVTAの使用が実施しにくくなっている．硝子体可視化については日本眼科学会もアナウンス[5]を出しており，やむを得ずケナコルトによる代用を行っているのが現状である．

文献5

IVTAの手技そのものは抗VEGF薬の硝子体内注射と同様であるが，大きな違いは①懸濁操作が必要であること，②懸濁液を投与するため注射針のゲージが26～27Gと異なること，③投与量が1mLと抗VEGF薬に比べ多いため，投与直後の眼圧上昇が必発であり前房穿刺を要すること，などである．また，近年有水晶体眼で行われることは少なくなったが，穿刺時には市販されている注射ガイドを用いるなど，水晶体損傷に注意する必要がある．投与後に薬剤が奏効し浮腫が軽快しても，粒子による飛蚊症を訴えることが多く，事前の説明が重要である．

STTAは外眼部処置となるため，安全性が高いことが優位点である．ケナコルトは懸濁液であるため改めての懸濁操作が不要であるが，マキュエイド®ではIVTA同様，懸濁液を作製する手間が必要である．丁寧に結膜・テノン囊をさばき，24Gのテノン囊下注射用の鈍針などを用いて適切にテノン囊下投与することが重要であり，結膜下など他の部位への投与は眼圧上昇の原因となりうるため注意を要する[6]．稀ではあるが，強膜穿孔による網膜裂孔の形成や眼内散布が生じうるため，慎重に操作する．

文献6

4.4.4 ステロイドの合併症

ステロイド療法，特にIVTAは本邦では積極的に行われているとは言い難いのが現状である．その理由は本剤による多彩な合併症によるものである．IVTAを中心とした欧米での調査では白内障の発症頻度は21.2～83％と高く[7,8]，STTAも含めた本邦の全国調査では2.04％とされている[9]．特に眼圧上昇の頻度は欧米では18～33％と高く，本邦では0.56％で濾過手術を要した．

文献7
文献8
文献9
文献10
文献12

IVTAで生じる眼内炎は無菌性眼内炎であることが多く，その頻度は0～1.6％程度である[10]．マキュエイド®は剤形が粒子であるため溶剤による懸濁が必要だが，ケナコルトとは異なり防腐剤が添加されていない．かつてケナコルトをIVTAや硝子体可視化に用いていた際には様々な手技で防腐剤除去を行い，最大の合併症である無菌性眼内炎の防止に努めていた．防腐剤が無添加であるため，マキュエイド®ではこの合併症が生じにくいとされているが，それでも発症は生じうる[11]．この原因としてTA粒子による機械的傷害が関与する可能性も報告されている[12]．無菌性眼内炎であるか，感染性眼内炎であるかの判断はとても難しい．無菌性眼内炎では自然消退が期待できるが，感染性眼内炎では網膜に不可逆的なダメージを与えるため，眼内炎を発症した時点で手術がすぐ実施可能，もしくは手術可能な施設への紹介体制を整えておくことが重要である．

4.4.5 徐放性ステロイド製剤

DME に対する抗 VEGF 治療の問題点は，①頻回注射を必要とすること，②価格，③血管梗塞性疾患に対する投与に注意が必要であること，などである．この点でステロイドは優れており，抗 VEGF 薬不応例や使用困難な症例で用いられてきた．ステロイドの問題点を克服するため，徐放性ステロイド製剤が海外において使用されている．本邦では未認可だが，異なった徐放様式と TA と異なる挙動がその特徴である．

① **Ozurdex**（0.7 mg，Allergan 社，Irvine，CA，USA）：デキサメタゾン製剤であり，TA に比べ 5 倍の力価があるが毒性が少ないとされている．徐放期間は 6 か月程度とされている[13]．

② **Iluvien**（Alimera Science，Alpharetta，GA，USA）：フルオシノロンアセトニド製剤であり，最大 36 か月の効果があるとされている[14]．

ともに眼圧上昇と白内障の発症はつきまとうが，徐放期間が長く投与回数の減少，すなわち長期費用面で安価となる可能性がある．欧米では既に抗 VEGF 薬などの既存療法に対する反応不良症例への第二選択としての有効性も報告されている[15]．しかし近年はファリシマブやブロルシズマブなどの第二世代の抗 VEGF 薬が登場しており，抗 VEGF 薬からステロイドへのスイッチ頻度も減少する傾向がある．

徐放性製剤や新規薬剤が本邦で使用可能となるまで，引き続き TA 製剤は DME 治療の第二選択肢として有用であり，良いパートナーである．

文献 13

文献 14

文献 15

4.4.6 まとめ

抗 VEGF 薬は DME の第一選択治療である．ステロイドは抗 VEGF 薬と別の経路で働く薬剤であり，抗 VEGF 薬不応例や使用困難な症例に対し，その有効性が知られている．本邦では TA 製剤のテノン嚢下・硝子体内投与が行われている．抗 VEGF 薬に比べ，併発する合併症が多彩であるため，適切な投与と投与後の管理が必要である．欧米では徐放性ステロイド製剤がその役割を担っているが，徐放性製剤や新規薬剤が本邦で使用可能となるまでは，引き続き抗 VEGF 薬の良いパートナーである．

（杦本昌彦）

文献

1) Photocoagulation for diabetic macular edema. Early Treatment Diabetic Retinopathy Study report number 1. Early Treatment Diabetic Retinopathy Study research group. *Arch Ophthalmol* 1985；103：1796-806.
2) Jonas JB et al. Intraocular injection of crystalline cortisone as adjunctive treatment of diabetic macular edema. *Am J Ophthalmol* 2001；132：425-7.
3) Diabetic Retinopathy Clinical Research Network, Elman MJ et al. Randomized Trial Evaluating Ranibizumab Plus Prompt or Deferred Laser or Triamcinolone Plus Prompt Laser for Diabetic Macular Edema. *Ophthalmology* 2010；117：1064-77.
4) Chew EY et al；Diabetic Retinopathy Clinical Research Network. Ocular Side Effects Associated with Peribulbar Injections of Triamcinolone Acetonide for Diabetic Macular Edema. *Retina* 2011；31：284-9.
5) 日本眼科学会．マキュエイド®眼注用 40 mg（トリアムシノロンアセトニド）の代替として，ケナコルト-A®筋注用関節腔内用水懸注 40 mg/1 mL を硝子体手術の硝子体可視化を目的とした手術補助剤として

Chapter 4 治療

ご使用いただくにあたっての用法・用量，調整方法および会員各位へのご協力依頼．2023/07/18．（Accessed on 30 Apr, 2024)

6) Shimura M et al. Drug reflux during posterior subtenon infusion of triamcinolone acetonide in diffuse diabetic macular edema not only brings insufficient reduction but also causes elevation of intraocular pressure. *Graefes Arch Clin Exp Ophthalmol* 2009；247：907-12.

7) Gillies MC et al. Safety of an intravitreal injection of triamcinolone：results from a randomized clinical trial. *Arch Ophthalmol* 2004；122：336-40.

8) Diabetic Retinopathy Clinical Research Network. Three-year Follow Up of a Randomized Trial Comparing Focal/Grid Photocoagulation and Intravitreal Triamcinolone for Diabetic Macular Edema. *Arch Ophthalmol* 2009；127：245-51.

9) 坂本泰二ほか．眼科領域におけるトリアムシノロン使用状況全国調査結果．日本眼科学会雑誌 2007；111：936-45.

10) 坂本泰二ほか；日本網膜硝子体学会トリアムシノロン調査グループ．トリアムシノロンによる無菌性眼内炎調査．日本眼科学会雑誌 2011；115：523-8.

11) 布目貴康ほか．糖尿病黄斑浮腫に対する防腐剤無添加トリアムシノロンアセトニド硝子体内注射による無菌性眼内炎．あたらしい眼科 2015；32：909-12.

12) Otsuka H et al. Particle-Induced Endophthalmitis：Possible Mechanisms of Sterile Endophthalmitis after Intravitreal Triamcinolone. *Invest Ophthalmol Vis Sci* 2013；54：1758-66.

13) Boyer DS et al；Ozurdex MEAD Study Group. Three-Year, Randomized, Sham-Controlled Trial of Dexamethasone Intravitreal Implant in Patients with Diabetic Macular Edema. *Ophthalmology* 2014；121：1904-14.

14) Campochiaro PA et al；FAME Study Group. Long-term benefit of sustained-delivery fluocinolone acetonide vitreous inserts for diabetic macular edema. *Ophthalmology* 2011；118：626-35. e2.

15) Augustin AJ et al；Ozurdex MEAD Study Group. Dexamethasone intravitreal implant in previously treated patients with diabetic macular edema：subgroup analysis of the MEAD study. *BMC Ophthalmol* 2015；15：150.

4.5 硝子体手術

硝子体手術（vitreous surgery）は増殖糖尿病網膜症（proliferative diabetic retinopathy：PDR）に代表される網膜血管障害において，牽引性網膜剥離や硝子体出血などの合併症を治療するために必須の外科手術である．近代的な硝子体手術が1960年に行われてから60年あまりが経過し，技術的な進歩により多くの疾患に対して適応が拡大されている．しかし，硝子体手術は重度の視力障害などの合併症を引き起こす可能性がある．そのため，個々の病態の理解と手術適応，それに合わせた治療戦略についての理解が必要となる．本節では，網膜血管障害に対する硝子体手術の治療戦略について述べる．

4.5.1 糖尿病黄斑浮腫（DME）

黄斑浮腫の原因は硝子体黄斑牽引による外因性のもの，毛細血管瘤や新生血管からの漏出，網膜血管の透過性の亢進などの内因性のものまで多岐にわたる．硝子体黄斑牽引症候群や後部硝子体膜の肥厚，黄斑上膜（epiretinal membrane：ERM）がみられる症例は硝子体方向の牽引により黄斑浮腫をきたしている可能性があり，硝子体手術の適応となる．内因性の黄斑浮腫においては，びまん性の黄斑浮腫で抗VEGF（血管内皮増殖因子）薬の月1回投与を3〜5か月行っても黄斑浮腫の改善がみられない場合は，硝子体手術が検討される．

硝子体手術が有効である機序については3つの機序が考えられている．1つ目は硝子体を切除することで酸素分圧の高い房水が硝子体腔を満たすこととなる．これにより網膜表面の酸素分圧が上昇して，網膜虚血を改善させる．それにより血管透過性亢進が改善し，黄斑浮腫が軽減する．2つ目は後部硝子体膜の牽引による黄斑浮腫の解除である．3つ目は網膜の血管透過性亢進によって漏出してきたVEGFや炎症性サイトカインなどが硝子体切除時に洗浄される，またその後も網膜から硝子体腔に拡散しやすくなるという機序である．

硝子体手術の際には内境界膜剥離（internal limiting membrane peeling：ILM peeling）を併用することが多い．その利点としてはILM peelingにより後部硝子体膜とILMによる硝子体方向の牽引力を完全に解除できる点，そして血管透過性亢進によって漏出してきたVEGFや炎症性サイトカインがより硝子体腔に拡散しやすくなる点，また細胞増殖によるERMの再発を予防できる点，があげられる．

4.5.2 増殖糖尿病網膜症（PDR）

糖尿病網膜症では毛細血管障害による血管透過性の亢進から始まり，血管閉塞を起こす．やがて無灌流領域が拡大し，虚血網膜からVEGFが産生され，網膜新生血管が硝子体腔に立ち上がり，引き続いて増殖膜が形成される．新生血管の破綻による硝子体出血，増殖膜による牽引性網膜剥離など，PDRは眼科疾患の中でも非常に多様な病態を

Chapter 4 治療

持っており，以下に病態の分類と手術適応について示す．

■ PDR の病態の分類

1．硝子体出血（VH）

硝子体出血（vitreous hemorrhage：VH）の原因は網膜虚血によって生じた新生血管由来が多い．網膜の透見可能な部位があれば光凝固を行い，VH の発症から 3 ～ 4 か月以内で改善がなければ硝子体手術の適応となる．一方で眼底がまったく透見できないほど密な VH や B スキャンのエコーで網膜剥離が疑われるもの，虹彩や隅角に新生血管がみられるものは早期の手術が推奨される．既報では VH により視力が少数視力で 0.025 に低下した VH において，1 年後に自然吸収されるのは 20 ％であった[1]．最近の硝子体手術による治療成績では多くの症例で視力の改善がみられ，また術後の合併症が少なくなっているため，経過観察期間は短縮傾向にある[2]．しかし，血糖や血圧などの全身管理が可能になってから手術を行うことを忘れてはならない．

2．牽引性網膜剥離

網膜硝子体界面の増殖膜の収縮による牽引性網膜剥離は硝子体手術の適応である．特に牽引が黄斑にかかる場合には早期の手術適応になる．40 歳以下の PDR 患者では 7 割が牽引性網膜剥離をきたすので注意が必要である[3]．汎網膜光凝固や抗 VEGF 治療の後に牽引が悪化する場合にも，硝子体手術が必要になる．

3．牽引性網膜剥離による裂孔原性網膜剥離

PDR の患者では薄くなった網膜に牽引がかかることで網膜裂孔が生じやすくなる．増殖膜やレーザー瘢痕の近傍に起こりやすい．迅速な手術が必要である．

4．黄斑円孔や黄斑上膜（ERM）などの黄斑疾患

PDR 患者における黄斑円孔は，単独で存在するか，または ERM の肥厚が黄斑に牽引を生じることによる裂孔として起こる．他にも硝子体黄斑牽引症候群や黄斑円孔網膜剥離など視力に影響を与える場合は手術適応となる．糖尿病網膜症では硝子体手術後に ERM が 50 ％に起こるため，術前に ERM がみられない場合でも，ERM の除去と ILM peeling を行う[4]．また硝子体手術と ILM peeling は大量の硬性白斑を減少させる方法としても有用である[5]．

文献 1

文献 2

文献 3

文献 4

文献 5

文献 6

TOPICS

術前の抗 VEGF 薬投与の意義と注射時期

抗 VEGF 薬を術前に投与することで，中等度～重度の活動性増殖組織を持つ PDR 患者の術中・術後網膜出血を減少させることができる[6]．注射のタイミングは手術予定の 1 週間前か，より活動性の高い増殖膜を持つ PDR では 2 ～ 3 日前が望ましいという意見もある．注射時期は抗 VEGF 薬による新生血管の退縮に伴う術中の出血抑制のメリットと，新生血管の退縮による増殖膜の線維収縮による牽引の悪化（クランチ症候群〈crunch syndrome〉）のデメリットを鑑みて決められている．

4.5 硝子体手術

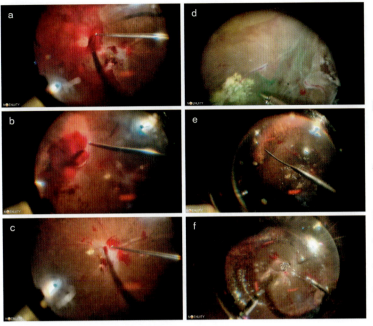

図1 増殖糖尿病網膜症の硝子体手術—網膜前出血，硝子体出血，増殖膜の黄斑への牽引がみられる症例
a：core vitrectomyを行った後に，耳側の網膜前出血を除去しながら円周状に硝子体を切除した．耳側は後部硝子体剝離（PVD）が起きている．
b：周辺部までPVDを起こしながら網膜前出血を除去した．
c：視神経乳頭から増殖膜を除去し，PVDを鼻側にかけて起こす．
d：後極のILMをインドシアニングリーンで染色して剝離する．
e：網膜光凝固を追加する．
f：シリコーンオイルタンポナーデを行う．

■PDRに対する硝子体手術の一般的な手順

図1のように網膜前出血，硝子体出血，増殖膜の黄斑への牽引がみられる症例では，まずcore vitrectomyを行い，視認性を確保する．後部硝子体剝離（posterior vitreous detachment：PVD）が起きている箇所から必要に応じて周辺部と後極の牽引を円周状に解放する（図1a，b）．PVDが起きておらず，後極に増殖膜がある場合は，まず後極の増殖膜の切除を開始し，PVDを徐々に周辺部へと進める（図1c）．続いて後極のERM，ILMの処理を行う（図1d）．続いて網膜裂孔周囲と，鋸状縁までの汎網膜光凝固（PRP）を行う．特に網膜最周辺部の光凝固（photocoagulation：PC）の追加は，術後施行が困難ということや，術後の血管新生緑内障のリスクを下げるために，密に行う（図1e）．特に最周辺部に光凝固をおくことは，有効である．大きな網膜裂孔がある場合や，複数の網膜裂孔がある場合，重度の増殖があった場合にはシリコーンオイルタンポナーデが適応となる（図1f）．シリコーンオイルを使用した場合，強膜創は縫合する．

4.5.3 網膜静脈閉塞症

■網膜静脈分枝閉塞症（BRVO）

網膜静脈分枝閉塞症（branch retinal vein occlusion：BRVO）は網膜動静脈交叉部での静脈に循環障害が起こる疾患である．静脈の血管内圧の上昇により血漿成分が組織内に漏出することで，黄斑浮腫や漿液性網膜剝離を生じる．また虚血が広範囲な症例では網膜新生血管が形成され，それが破れることで硝子体出血をきたす．黄斑浮腫に対しては抗VEGF薬やトリアムシノロンの適応が一般的であるが，長期にわたって再発を繰り返す症例や，無効例に対しては硝子体手術が検討される．術式としては硝子体手術と血管鞘切開術（sheathotomy），ILM peelingを組み合わせたものが報告されている[7]．黄斑浮腫に対して硝子体手術を行うメリットとしては，DMEと同様である．硝子体切

文献7

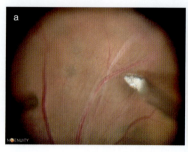
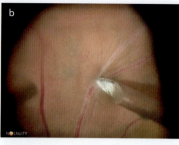

図2 BRVOの黄斑浮腫に対する硝子体手術と血管鞘切開術（sheathotomy）
25ゲージの先端を曲げた鋭針を使って（a）動脈と静脈の間の共通鞘を切断した（b）．

除による網膜表面の酸素分圧が上昇して，網膜虚血が改善することによる血管透過性亢進の改善，後部硝子体膜の肥厚による牽引の解除，そして網膜の血管透過性亢進によって漏出してきたVEGFなどのサイトカインが洗浄されることによる黄斑浮腫の増悪の抑制である．

　sheathotomyはBRVOに対してのみ行われる手術である．BRVO病理学的研究では，静脈は動静脈共通鞘部で動脈に圧迫されていることが示されている．sheathotomyは交叉部における動静脈共通鞘を切開することで静脈の圧迫を解除し血流の改善を試みるものである（図2）．術式の適応として，蛍光眼底検査で病変静脈に蛍光色素の流入があること，側副血行路がないことがあげられる．交叉部の静脈の血流を改善させることが目的であり，可塑性がある罹患期間が短いほうが手術効果を期待できると考えられている．現状では抗VEGF薬を初回治療に選択することが多いため，最適なタイミングで手術を行うことは難しい．sheathotomyによって血流の改善があることは蛍光眼底造影検査によって示されているが，その効果の永続性については不明である．

　黄斑浮腫に対するILM peelingは黄斑部網膜へ硝子体方向の牽引を解除できること，網膜内層に貯留するVEGFやサイトカインが硝子体腔に放出されやすくなることで効果がある．また交叉部において静脈が動脈の上に位置する場合に静脈がILMと動脈の間で圧迫されているケースも報告されている．交叉部におけるILM peelingを行うことで静脈の圧迫を解除できる可能性がある[8]．

文献8

　遷延するVHは硝子体手術の適応となる．VHは新生血管由来のものや，新生血管に増殖膜が付着し，網膜に形成された裂孔由来のものがある．Bモード検査は網膜剝離や増殖膜の鑑別に有用である．また無灌流領域の網膜に対して術中の網膜光凝固が行われる．VHの治療のため硝子体手術を受けたBRVO，網膜中心静脈閉塞症（central retinal vein occlusion：CRVO）を対象とした報告では，硝子体手術により有意に視力が改善し，VHの罹患期間は術後視力に関係はなく，年齢，正常眼圧緑内障，CRVO，術前視力が術後の低視力と関係していた[9]．

文献9

■網膜中心静脈閉塞症（CRVO）

　網膜中心静脈が循環障害を起こすことで，眼底出血，黄斑浮腫を起こす病態である．網膜中心静脈の閉塞は視神経乳頭内の篩状板部で外膜を共有する網膜中心動脈が圧迫されることによって生じる．無血管野が10乳頭径以上の虚血型では視力予後は不良で，2割に血管新生緑内障をきたす．黄斑浮腫に対しては抗VEGF薬が選択されるが，長期にわたって再発を繰り返す症例や無効例に対して硝子体手術，ILM peelingが検討される．その有効性の機序はBRVOに対する硝子体手術と同様である．視神経篩状板部の

中心静脈の灌流障害を軽減する目的で視神経を篩状板まで放射状に切開するものが行われたが，有効性はなく現在は行われていない．網膜中心静脈へ47Gマイクロニードルを用いてカニュレーションを行い，血栓溶解薬を局所投与する治療も報告されているが，さらなるエビデンスの蓄積が期待される[10]．

VHをきたした際には硝子体手術の適応となる．前述したようにBRVOと比較すると硝子体手術後の視力は悪いことに留意する．VHの吸収を待っている間に，新生血管緑内障を起こすこともあり，虹彩・隅角の新生血管に注意する．

4.5.4 網膜中心動脈閉塞症（CRAO）

網膜動脈分枝閉塞症に関しては現状，硝子体手術の適応はない．網膜中心動脈閉塞症（central retinal artery occlusion：CRAO）は現在有効性の確立した治療法はないが，その視力予後の悪さから多くの治療が試みられている．硝子体手術に付随するものとして，中心動脈の閉塞の解除を目的とした治療がある．Kadonosonoらは彼らのグループが開発した47Gマイクロニードル（外径50μm/内径20μm，栃木精工）を用いて，網膜中心動脈へのカニュレーションを行っている[11]．viscous fluid control system（Alcon社）に接続された1ccシリンジの先端にマイクロニードルを取り付け，30psi程度の圧力で約3分間組織プラスミノーゲン活性化因子（tissue plasminogen activator：t-PA，8,000 IU/0.1 mL）を網膜中心動脈に注入する（図3）．手術中の出血を防ぐために，収縮期血圧が150 mmHgを超えないように維持し，左手で吸引管を持ち中心動脈からの出血を吸引する．中心動脈の止血の状態をみて，術後は空気置換を行い，1日間うつ伏せとする．カニュレーション後1か月では92％の眼で0.3 LogMAR以上の視力改善がみられた．動脈カニュレーション治療後の患者は標準治療と比較して光干渉断層血管撮影（OCTA）で計測した血管密度が有意に高いという報告がある[12]．

文献10

文献11

文献12

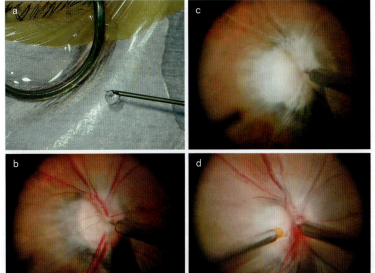

図3 CRAOにおける網膜血管内治療
a：マイクロニードルの先端からt-PAが圧出されることを確認した．
b：網膜中心動脈にカニュレーションを行う．
c：t-PAが網膜動脈に注入され，網膜静脈にも灌流され，網膜血管が透明になっている．
d：出血が起きた際には左手の吸引管で吸引しながら3分間注入する．

Chapter 4 治療

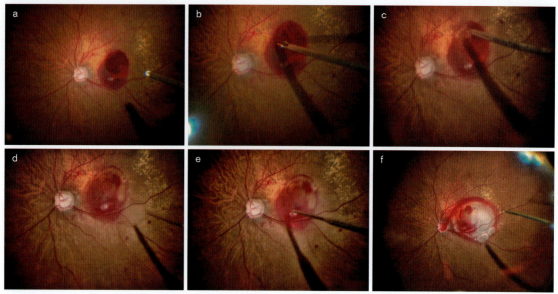

図4 網膜細動脈瘤破裂の黄斑下出血に対する血腫移動術
a：上方アーケードの網膜細動脈瘤破裂により網膜下出血と，ILM下出血がみられた．
b：一部 ILM peeling を行い，ILM下出血を除去した．
c：ILM下出血を洗浄した．
d：血腫の耳側にマイクロニードルを用いて硝子体灌流液を注入した．
e：t-PA を網膜下に注入した．
f：フィルターで濾過された air を網膜下に注入すると，より効率よく血腫を移動させることができる．

4.5.5 網膜細動脈瘤（RAM）

　網膜細動脈瘤破裂（retinal arteriolar macroaneurysms〈RAM〉rupture）で黄斑下出血（submacular hemorrhage：SMH）を伴う場合，硝子体手術が考慮される．手術適応は，SMH が広範で丈が網膜厚の２倍以上，脈絡膜紋理が透見できない程度の出血，硝子体出血を合併する場合，また発症後２週間以内で器質化していないこと，があげられる．RAM による SMH の患者は血腫移動術後の視力改善が良いことが示されている[13]．

文献13

　硝子体手術による血腫移動術は，硝子体切除を行った後 viscous fluid control system に接続されたシリンジの先端にマイクロニードルを取り付け，硝子体灌流液を網膜下に注入し剝離を作製する（図4）．続いてマイクロニードルを用いて網膜下に t-PA（8,000 IU/0.1 mL）を 0.4 mL ほど注入し，その後に air を 0.4 mL ほどゆっくり注入する．術後は出血が下に行くように座位もしくは半座位を１日キープする[14]．網膜下に air の注入を行わず，網膜下に BSS（オキシグルタチオン眼灌流・洗浄液ビーエスエスプラス™）を注入して洗浄する方法や，パーフルオロカーボン液（パーフルオロン™）で圧出する方法もある．

文献14

4.5.6 未熟児網膜症（ROP），家族性滲出性硝子体網膜症

　未熟児網膜症（retinopathy of prematurity：ROP）の stage 4A 以降では硝子体手術

が検討される．予後は黄斑の剝離を伴わない stage 4A が最も良い[15]．硝子体手術の目的は線維性血管増殖組織と硝子体の牽引の解除である．また aggressive ROP においてレーザー治療や抗 VEGF 治療で病勢を抑えられない場合は，牽引性網膜剝離の発生前に早期の硝子体切除術を施行する報告があり，良好な手術結果が得られている[16]．

家族性滲出性硝子体網膜症においては，乳児期に牽引性・滲出性網膜剝離が進行する例では硝子体手術の適応になる．学童期以降の裂孔原性網膜剝離に対してはバックリング手術が適応になる．網膜下増殖組織を形成するなど，増殖硝子体網膜症の状態であれば硝子体手術も必要である．

（田中　慎，門之園一明）

文献 15
文献 16

文献

1) Early vitrectomy for severe vitreous hemorrhage in diabetic retinopathy. Two-year results of a randomized trial. Diabetic Retinopathy Vitrectomy Study report 2. The Diabetic Retinopathy Vitrectomy Study Research Group. *Arch Ophthalmol* 1985；103：1644-52.
2) El Annan J et al. Current Management of Vitreous Hemorrhage due to Proliferative Diabetic Retinopathy. *Int Ophthalmol Clin* 2014；54：141-53.
3) Huang CH et al. Vitrectomy for complications of proliferative diabetic retinopathy in young adults：clinical features and surgical outcomes. *Graefes Arch Clin Exp Ophthalmol* 2017；255：863-71.
4) Yang CM et al. Macular appearance after diabetic vitrectomy for fibrovascular proliferation：an optical coherence tomography study. *Acta Ophthalmol* 2010；88：193-8.
5) Lin HC et al. Vitrectomy with internal limiting membrane peeling versus nonsurgical treatment for diabetic macular edema with massive hard exudates. *PLoS One* 2020；15：e0236867.
6) Smith JM et al. Anti-vascular endothelial growth factor for prevention of postoperative vitreous cavity haemorrhage after vitrectomy for proliferative diabetic retinopathy. *Cochrane Database Syst Rev* 2015；2015：CD008214.
7) Osterloh MD et al. Surgical decompression of branch retinal vein occlusions. *Arch Ophthalmol* 1988；106：1469-71.
8) Muraoka Y et al. Arteriovenous crossing associated with branch retinal vein occlusion. *Jpn J Ophthalmol* 2019；63：353-64.
9) Wakabayashi T et al. VITRECTOMY FOR VITREOUS HEMORRHAGE ASSOCIATED WITH RETINAL VEIN OCCLUSION：Visual Outcomes, Prognostic Factors, and Sequelae. *Retina* 2023；43：1506-13.
10) Kadonosono K et al. Endovascular cannulation with a microneedle for central retinal vein occlusion. *JAMA ophthalmol* 2013；131：783-6.
11) Kadonosono K et al. Intra-retinal Arterial Cannulation using a Microneedle for Central Retinal Artery Occlusion. *Sci Rep* 2018；8：1360.
12) Soga N et al. Macular vessel density in central retinal artery occlusion with retinal arterial cannulation. *Sci Rep* 2023；13：19369.
13) Kimura T et al. Differences in clinical characteristics and treatment outcomes of submacular hemorrhage caused by age-related macular degeneration and retinal macroaneurysms：A multicenter survey from the Japan Clinical Retina Study（J-CREST）group. *PLoS One* 2022；17：e0274508.
14) Kadonosono K et al. Displacement of submacular hemorrhages in age-related macular degeneration with subretinal tissue plasminogen activator and air. *Ophthalmology* 2015；122：123-8.
15) Kusaka S. Current concepts and techniques of vitrectomy for retinopathy of prematurity. *Taiwan J Ophthalmol* 2018；8：216-21.
16) Azuma N et al. Visual outcomes after early vitreous surgery for aggressive posterior retinopathy of prematurity. *JAMA Ophthalmol* 2013；131：1309-13.

索　引

あ行

アーケード血管閉塞	20
アーチファクト	61, 75, 81, 122, 275
アイトラッキング	63
アイリーア®	162, 291
悪性高血圧	212, 226
悪性リンパ腫	35, 36
アシクロビル	249
アストロサイト	257
アセタゾラミド静注	137
アテローム硬化性プラーク	135
アテローム性動脈硬化症	145
アナフィラキシーショック	54
アフリベルセプト	129, 161, 163, 165, 291, 298
アンジオポエチン2	162, 291
イールズ病	204
異常血管新生	125
異常血管網	53
位相変化検出（OCTAの）	67
一過性黒内障	233
一過性非動脈炎性CRAO	138, 142, 145, 146
遺伝カウンセリング	185, 256
遺伝学的検査	256
遺伝子異常	255
インターフェロン網膜症	28, 263
インドシアニングリーン蛍光眼底造影	31, 53, 121, 196
インフォームドコンセント	54
うっ血	157, 158
腕-網膜循環時間	46, 142
エイズ	239
エーミング	287
壊死性浮腫	31, 33
エルシュニッヒ斑	212, 213, 226
円盤状黄色病変	241
桜実紅斑	31
黄斑	30
——円孔	175, 176, 257, 306
——下出血	310
——下出血移動術	174
——疾患に対する硝子体内注射ガイドライン	294
——循環	140
——上膜	305, 306
——新生血管	53, 196
——低形成	177
——低形成グレード	179
——低形成のOCT所見	180
——部MBR	89
——浮腫	30, 149, 204, 206, 257
——浮腫予防	280
——部毛細血管拡張	187, 188
——部網膜の構造	30
——部網膜肥厚	115
——マップ	282
——レンズ	116

か行

外顆粒層	3, 59
外境界膜	33, 59, 150
——破綻	119
外傷	11
外傷性黄斑円孔	261
外傷性網膜症	266
解像度	96
改変Davis分類	102
外膜	2
外網状層	3, 33, 59, 167
火炎状出血	9, 10, 157
画角	74, 98
花冠状吻合	223
喀痰検査	240
角膜混濁	177
過蛍光	50, 54
——点	196
加算平均法	5, 7
下耳側網膜静脈	156
画質改善	63
渦静脈	3
画像解像度	59
画像加算平均	63
家族性血栓症	140
家族性滲出性硝子体網膜症	177, 181, 202, 310
カットエッジアーチファクト	63
過粘稠度症候群	217
下鼻側網膜静脈	156
花弁状蛍光貯留	31, 32
鎌状赤血球症	140, 205
鎌状赤血球網膜症	169
鎌状網膜ひだ	182, 183
カラードップラー超音波検査	231
顆粒状黄白色病変	247, 248
加齢黄斑変性	11
加齢性黄斑病変	199
加齢性動脈硬化	86
眼圧下降薬	145
眼窩悪性リンパ腫	208
眼外傷	261
眼灌流圧	92
眼球中心	81
眼球マッサージ	137, 145
眼局所治療	225, 246
眼虚血症候群	169, 214, 231
——様所見	225
眼血流測定法	86
眼瞼炎	209
ガンシクロビル	245
眼振	202

眼心臓反射	126
感染性眼内炎	294
感染性ぶどう膜炎	250
眼底観察	16
眼底血流評価	90
眼循環の解剖	2
眼静脈	156
眼底検査	31
眼底自発蛍光	122
眼底写真	16, 102
眼動脈狭窄	135
冠動脈疾患	214, 269
眼動脈閉塞症	47, 48
眼動脈閉塞を伴うCRAO	143
眼トキソプラズマ症	249
眼内炎症	295
眼内ジアテルミー	259
眼内腫瘍	207, 209, 260
眼内新生血管関連合併症	152
眼内中心	80
眼皮膚白皮症	177, 178
眼ベーチェット病	140
灌流/充盈遅延	73
灌流障害	167
灌流領域	86
喫煙歴	86
基底膜	2
急性悪性高血圧症	213
急性エルシュニッヒ斑	212, 214
急性黄斑神経網膜症	220
急性期網膜中心動脈閉塞症	35
急性虹彩毛様体炎	247
急性後部多発性斑状色素上皮症	214
急性骨髄性白血病患者	217
急性膵炎	266
急性網膜壊死	247
共焦点走査型レーザー検眼鏡	191
強度変化検出（OCTAの）	67
強皮症	266
胸部CT	240
胸部X線撮影	240
強膜	49
——バックリング手術	185
——輪状締結術	185
局所性浮腫	118
局所光凝固	56
虚血型BRVO	154
虚血型CRVO	158, 159, 160
虚血型RVO	16, 20
虚血性視神経症	228
虚血性浮腫	31
虚血領域	86
巨細胞性動脈炎	145, 231
巨大血管瘤	201
近視眼に生じる血管関連病態	234
近赤外光画像	27
銀線動脈	38, 211

隅角形成異常	177	ケナコルト	301	固定投与	291
空間的コヒーレンス	57	牽引性網膜剝離	16, 110, 125, 185,	個別治療プロトコール	164
空間分解能	96		204, 305, 306	孤立性黄斑低形成	177, 179
駆梅療法	241	原発開放隅角緑内障	268	棍棒状出血	248
クランチ症候群	306	原発性腫瘍	257		
グリア細胞	257, 271	原発性マクログロブリン血症	218		
グリオーシス	28	抗VEGF（血管内皮増殖因子）治療		**さ行**	
クリスタリン様物質	189, 192	20, 29, 40, 149, 161, 290, 298		サーベイランス	254, 255
蛍光眼底造影	17, 31, 66, 73	——の全身への影響	298	細菌性心内膜炎	217
——検査とOCTA画像の違い	73	——後の再燃	130	細小血管障害	102
蛍光色素	46	——に抵抗性を示す黄斑浮腫	151	再生不良性貧血	9, 216
——貯留	73, 121	抗VEGF薬	19, 21, 128, 131, 160,	細動脈狭細化・口径不同	211
——漏出	73, 121		173, 203, 286	細動脈血柱反射亢進	38
蛍光遮断	49, 54	——硝子体内注射	198, 200	サイトカインストーム	219
経口避妊薬	140	——と眼内炎症	295	サイトメガロウイルス網膜炎	244, 249
蛍光ブロック	13	——の投与方法	291	再燃	130, 132
経食道エコー	145	——の特性	290	再発しやすい・遷延しやすい黄斑浮腫	
頸動脈エコー	135, 145	——の併用	283		150
頸動脈狭窄	135	——の変更，休薬	293	最良矯正視力	162
頸動脈ステント留置術	232	高圧酸素療法	137	撮影画角（撮像画角）	80
頸動脈内膜剝離術	232	抗ウイルス薬治療	249	サルコイドーシス	204, 249
頸部MRI	135	高解像度OCTA	5	三次元画像	64
頸部エコー	107	広画角デジタル眼撮影装置	126	時間的コヒーレンス	57
血圧	268	広角OCT	59	色素貯留	54
血液疾患に伴う網膜変化	215	広角OCTA	75, 104, 113, 257	色素沈着	190, 192
血液透析	140	高額医療負担	299	色素漏出	49, 50
血液網膜関門	3, 46, 50, 115, 157	広角眼底撮影	53, 258	視細胞障害	151
結核	205	光学的分解能	69	視細胞層	3, 59
結核菌	204, 239	高眼圧	247	視細胞内節外節接合部	60
結核性ぶどう膜炎	51, 52, 205, 239	高輝度ライン	60	視細胞の健常性	33
血管外漏出	23, 24	後極部血管炎型	244	脂質	22
血管拡張治療	137	後極網膜血管走行異常	177	脂質異常症	24
血管奇形	237	抗菌薬点眼	294	視神経血流	268
血管鞘切開術	307, 308	高血圧	157	視神経乳頭	267
血管新生	16, 111, 280	——性眼底所見と生存率	38	——炎	134, 242
血管新生緑内障	20, 21, 110, 142, 202,	——変化	37	——周辺血流	268
	204, 207	——脈絡膜症	211	失明原因	102
血管性過誤腫	237	——網膜症	28, 37, 158, 159,	自発蛍光	50
血管抵抗の解析パラメータ	94		169, 211	脂肪塞栓	266
血管抵抗の評価	94	抗血小板薬	225	死亡リスク	38, 146, 299
血管透過性亢進	40, 41, 105	膠原病	28, 145, 266	視野欠損	253
血管透過性抑制効果	24	虹彩新生血管	20	視野検査	134
血管内皮細胞	2	交叉現象	39	蛇咬傷	140
血管内皮増殖因子	16, 40, 105, 111,	高酸素療法	145	斜視	202
	125, 160, 280	格子状光凝固	24	視野障害	143
血管の形態異常	51	合成カラー	81	シャドウイング	62
血管の形態学的異常	56	硬性白斑	22, 105, 173, 199	充盈欠損	50, 54
血管のリモデリング	97	——蓄積	24, 202	充盈遅延	46, 50
血管壁の変化	97	——の超微細構造	26	収差	96
血管壁肥厚	38	光線力学的療法	198	重症非増殖糖尿病網膜症	280, 284
血管瘤型（MacTel type 1）	187	後天性血栓症	140	充填遅延	54
血腫移動術	310	後天性免疫不全症候群	140, 205, 239	周皮細胞	2
血漿成分漏出	120	高度近視	131	——脱落	104
結節性多発動脈炎	140	光波反射像測定装置	57	周辺部顆粒型	244
血栓	157	抗ヒトVEGFモノクローナル抗体	161	周辺部滲出性出血性脈絡網膜症	259
——溶解療法	145	後部硝子体剝離	307	数珠状静脈	19
血柱反射亢進	230	抗リン脂質抗体症候群	140, 145	——拡張	105
血糖管理	102	コーツ病	24, 187, 202	出血	8, 199, 223
血流速度測定	97	コカイン	140	——イベントリスク	299
血流速度評価	91	国際重症度分類	102	——性網膜色素上皮剝離	10
血流停滞	157	骨粗鬆症偽網膜膠腫症候群	183	術前抗VEGF薬投与	306

樹氷状血管炎型	244
循環器イベント	38
瞬目アーチファクト	63
漿液性網膜剝離	32, 92, 118, 148, 213, 230
上耳側網膜静脈	156
硝子体手術	130, 174, 206, 305
硝子体出血	8, 16, 21, 109, 204, 205, 207, 262, 305, 306, 308
硝子体内ガス注入	174
硝子体内注射	301
常染色体顕性遺伝	182
消退相	54
小児	202
小児眼科学会	127
上鼻側網膜静脈	156
静脈異常	50, 103, 105
静脈ループ形成	105
除外診断	205
初期脈絡膜蛍光	46
徐放性ステロイド製剤	303
シリコーンオイルタンポナーデ	259, 307
視力低下	21, 40, 202, 204, 253
視力予後不良因子	120
視力をおびやかす黄斑浮腫	117, 281, 282, 283
心エコー	145
腎機能	86
──障害	54
心筋梗塞	146
神経血管ユニット	40, 271
神経細胞消失	42
神経細胞配列の乱れ	40
神経障害	40, 272
神経節細胞層	3, 59
神経節細胞複合体	276
神経線維層	3, 59, 167
──非薄化	276
進行性網膜外層壊死	249
診察間隔	127
滲出性網膜剝離	202, 203
新生血管	109, 113, 204
──型加齢黄斑変性	53, 196
──増殖	109
新生児臨床研究ネットワークデータベース	125
腎性網膜症	28, 226
深層網膜毛細血管網	3, 5, 67
新福田分類	102, 117
深部血管複合体	167
深部血流評価	94
深部静脈血栓症	219
深部毛細血管叢	167
水晶体血管膜	129
錐体外節先端部	61
錐体細胞	30
水痘・帯状疱疹ウイルス	247
スキャン速度	59
スティックラー症候群	177, 179
ステロイドテノン囊下注射	230
ステロイド内服	295

ステロイドの合併症	302
ステロイドパルス	92
ステロイド療法	301
スペクトラルドメイン OCT	23, 40, 57, 72
スペックルノイズ	7, 63
スペックルパターン	90
スポンジ状浮腫	32
スポンジ様膨化	118
スマートフォン撮影法	126
スラブ	14, 18
正常眼	53, 83
正常眼圧緑内障	88, 269
正常眼底の色調	34
正常の FA	47
正常網膜・脈絡膜の OCT 所見	59
正常網膜血管	2
──網の OCTA	68
生存率	38
生命予後	37
赤外分光画像	167
セグメンテーション	66
──エラー	15, 62, 76, 78, 275
──ライン	14
接触型コンタクトレンズ	288
切迫型 CRVO	158
線維血管増殖組織	110, 112
線維血管増殖膜	16
線維柱帯切除術	232
遷延する硝子体出血	308
遷延性黄斑浮腫	286
全身合併症	169
全身疾患	29
全身所見	144
全身性エリテマトーデス	28, 140, 266
全身性動脈硬化性疾患	88
全身性非ホジキンリンパ腫	140
全身治療	225, 245
全層円孔・裂孔	234
前増殖期	107
前増殖糖尿病網膜症	50
前房出血	262
全層スラブ	18
前房穿刺	137, 145
前毛様体動脈	4
先天網膜血管異常	236
線溶療法	145
造影後期相	49
造影剤	13
──流入遅延	133
臓器移植	249
早期発見	21, 33
層構造の乱れ	41
走査型超広角眼底撮影装置	257
走査レーザー検眼鏡	63, 81
早産児	125
増殖硝子体網膜症	110, 253, 259, 311
増殖性網膜症	207
増殖前期	102, 105
増殖前糖尿病網膜症	280

増殖糖尿病網膜症	16, 19, 109, 282, 305
層流	48
続発性血管新生緑内障	223
続発性腫瘍	257
組織染	49, 50, 51, 54
組織浮腫	157
組織プラスミノーゲン活性化因子	309

た 行

第一次硝子体過形成遺残	202
大動脈炎症候群	223, 231
タイムドメイン OCT	57
高安動脈炎（高安病）	140, 223
縦分解能	69, 72
多発性後極部網膜色素上皮症	214
多発性骨髄腫	217
タモキシフェン網膜症	193
短後毛様動脈	3
単純期	102, 104, 107
単純糖尿病網膜症	102
単純ヘルペスウイルス	247
チャーグ・ストラウス症候群	140
中間層毛細血管叢	168
中心暗点	143
中心窩	30, 33
──無血管領域	15, 30, 34
──網膜厚	150, 162
──を含まない DME	117
──を含む DME	117
中心性漿液性脈絡網膜症	56, 89
中心網膜厚	115
中層網膜毛細血管網	3, 5, 12, 66
中膜	2
超音波カラードップラー法	232
長期後遺症	131
超広角 SLO	74
超広角眼底撮影装置	80
長後毛様動脈	4
直接光凝固	24
貯留	50
治療時期	128
チン・ハーラー動脈輪	3, 267
ツベルクリン反応	240
ディープラーニング	40, 64
低蛍光	28, 49, 54
適応外使用	188
テノン囊下注射	301
点状脈絡膜内層症	91
動画記録	47
動画撮影	97
瞳孔中心	80
動静脈交叉現象	38, 211
動静脈交叉部パターン	152
動静脈吻合	225
透析眼底	228
銅線動脈	38, 211
動的視野検査	144
糖尿病	269
糖尿病黄斑虚血	42

索 引

糖尿病黄斑浮腫　40, 51, 107, 115, 295, 301, 305
　　——の治療必要性評価　106
　　——病期分類　107
糖尿病患者における DME の有病率　115
糖尿病網膜症　9, 13, 28, 33, 40, 84, 115, 169
　　——国際重症度分類　109
　　——病期分類　102
頭部外傷　140
動脈炎性 CRAO　138, 142, 146
動脈炎性前部虚血性視神経症　139
動脈カニュレーション治療　309
動脈血柱反射亢進　211
動脈硬化　37, 157
　　——性変化　211
動脈性低血圧　145
特発性傍中心窩網膜毛細血管拡張症　187
ドップラー OCT　87
ドライアイ　209
トラベクレクトミー　232
トリアムシノロンアセトニド　301
　　——硝子体内注射　200
　　——テノン嚢下注射　295
ドルーゼン　22, 55, 199
トンネリングナノチューブ　271

な行

内顆粒層　3, 5, 59, 167
内境界膜　59
　　——下出血　8, 174
　　——再設置　176
　　——剝離　305
内頸静脈　156
内頸動脈閉塞　107, 232
内液液網膜関門　50
内膜　2
内網状層　3, 59, 167
軟性ドルーゼン　196, 197
軟性白斑　27, 35, 105, 226, 280
難治性 DME　297
二次性高血圧　211, 214
二重特異性抗体　162
ニボー　9
日本人間ドック・予防医療学会　39
乳頭出血　270
乳頭浮腫　266
妊娠高血圧症候群　229
妊娠中毒網膜症　229
妊娠中の糖尿病網膜症　230
妊娠網膜症　229
ネフローゼ症候群　140
ノイズ混入　69
脳血管造影　231
脳卒中　146, 214
脳内精査　237
囊胞様黄斑浮腫　118, 121, 196
囊胞様浮腫　32
囊胞様変化　32
ノリエ　183, 202

は行

バイオシミラー　291
バイスペシフィック抗体　162, 291
梅毒　205
梅毒スピロヘータ　241
梅毒性ぶどう膜炎　241
パキコロイド関連疾患　56
パキコロイド色素上皮症　56
白色瞳孔　202
白内障　177, 209
播種性血管内凝固症候群　229
波長掃引型 OCT　57, 72, 172
波長掃引光源　58
発芽的血管新生　16
バックリング手術　311
白血病　28, 140
　　——網膜症　216
パノラマ OCTA　75
パノラマ合成　81, 84
バビースモ®　162, 291
原田病　56
バルガンシクロビル　245
半側網膜中心静脈閉塞　27, 157
斑状出血　10
汎網膜光凝固　20, 107, 112, 225, 232, 280
　　——後の網膜血流低下　88
　　——に伴う黄斑浮腫　282
光干渉断層計　17, 31, 40, 103, 112
光干渉断層血管撮影　5, 66
光干渉断層法　57
光凝固　131, 286, 307
　　——後の再燃　130
ピクセル分解能　73
微小血管欠落　276, 277
微小時間　66
微小視野検査　172
非増殖糖尿病網膜症　19, 83, 109
必要時投与　149, 163, 291, 292
非典型例（ROP の）　127
非動脈炎性 CRAO　138
皮膚筋炎　266
飛蚊症　204
びまん性細動脈狭細　38
びまん性浮腫　118
表層網膜毛細血管網　3, 5, 12
病的バリアント　256
貧血　28, 214
　　——網膜症　215
ファブリー病　140
ファリシマブ　162, 165, 291, 298
フーリエドメイン OCT　57
フーリエ変換　58
フェンタニル　129
フォークト-小柳-原田病　89
フォン・ヒッペル・リンドウ病　202, 236, 251, 259
フォン・レックリングハウゼン病　257
深さ分解能　69, 72

副腎皮質ステロイド

副腎皮質ステロイド　205, 225
浮腫の形態　118
浮腫の分布による分類　118
ぶどう膜炎　31, 42, 259
プラーク　144
フルオレセイン蛍光眼底造影　13, 17, 46, 103, 111, 121
プルチェル外傷性網膜症　28, 266
ブルッフ膜　10, 49, 55, 60
プレドニゾロン　295
プロジェクションアーチファクト　76, 78
ブロルシズマブ　291, 295
分光器　58
分層円孔・裂孔　234
平滑筋変性　38
閉塞型（MacTel type 3）　193
ベーチェット病　204
ベオビュ®　291
ペガプタニブ　290
壁細胞　97
ペグインターフェロン　264
ベバシズマブ　290
ペリサイト　3, 97
ヘルペス性虹彩毛様体炎　249
偏光 OCT　64
偏心固視　146
片頭痛　140, 269
ヘンレ神経線維　60
ヘンレ神経線維層　30, 33
　　——出血　171, 172
傍視神経乳頭型網膜血管腫　253, 255
放射状視神経切開術　160
放射状乳頭周囲毛細血管　3, 5, 12, 66, 267
放射線網膜症　207, 214
傍中心暗点　143
傍中心窩型（McTel type 2）　189
傍中心窩毛細血管　32
傍乳頭 RNFL 欠損　270
ボクセルデータ　67
保険適用外使用　246
補償光学　96
補償光学付き走査型レーザー検眼鏡　26, 96, 191
ホスカルネット　245
ポスナー・シュロスマン症候群　249
ホモシステイン血症　140
ポリープ状血管巣　53
ポリープ状脈絡膜血管症　11, 56, 197
本態性高血圧　211, 214

ま行

マイクロニードル　309, 310
マイクロパルス閾値下凝固　200
マイクロペリメトリ　289
マイケルソン干渉計　58
マキュエイド®　301
マクログロブリン血症　218
マクロファージ　23
末梢血管拡張薬　137

315

（左段）

末梢血管疾患　214
窓陰影　50, 242
窓構造　3, 4
マルファン症候群　140
慢性糸球体腎炎　226
慢性的高血圧変化　39
慢性網膜壊死　249
未熟児鉤　126
未熟児網膜症　16, 125, 177, 178, 310
　　──に対する抗VEGF療法の手引き　128
　　──病期分類　126
ミスレジストレーションアーチファクト　63
ミタゾラム　129
未治療増殖糖尿病網膜症　83
密着結合　3
脈なし病　223
脈絡膜　49, 61
　　──悪性黒色腫　208, 209
　　──外腔出血　11
　　──血管透過性亢進　54
　　──厚　89
　　──充盈遅延　213
　　──腫瘍　53
　　──循環　4
　　──静脈相　54
　　──新生血管　11, 234
　　──造影相　46
　　──動静脈相　54
　　──動脈相　54
　　──の血流　3
　　──毛細血管板　4, 7, 61
ミュラー細胞　30, 191, 193, 261
ミラーアーチファクト　63
無灌流領域　12, 28, 40, 103, 106, 158, 282
　　──検出　284
無血管領域　180, 223
無虹彩症　177, 178
無呼吸発作　126
霧視　253
メッシュワーク構造　7
免疫染色　22
綿花様白斑　27, 105, 133, 134, 135, 223, 266
面分解能　69
毛細血管脱落　150
毛細血管閉塞　265
毛細血管密度　134
毛細血管網　3
毛細血管瘤　86, 97, 104, 118, 149, 201, 284, 285, 297
　　──凝固　283, 285
　　──分類　285
網膜・脈絡膜の血流　4
網膜萎縮　28
　　──性変化　191
網膜下t-PA注入　175
網膜外層　4, 262
網膜海綿状血管腫　237

（中段）

網膜下液　202
網膜下出血　10
網膜虚血　12, 16, 41, 109
網膜血管炎　31, 239, 242
網膜血管芽腫　259, 260
網膜血管腫　202, 251, 252
　　──状増殖　193, 196
網膜血管新生　280
　　──退縮　281
網膜血管増殖性腫瘍　51, 52, 254, 257
網膜血管白線化　204, 205
網膜血管病変分類　39
網膜血流測定　87
網膜血流低下　88
網膜血流評価　13
網膜厚減少　191
網膜細動脈　37
　　──狭細化　223, 226
　　──口径不同　226
　　──硬化症　37, 38
網膜撮影　80
網膜色素上皮　55, 122, 196, 197, 287
網膜色素上皮層　59
網膜色素上皮剝離　196, 197
網膜色素線条　56
網膜色素変性　31
網膜細動脈瘤　10, 49, 53, 171, 201, 310
　　──破裂　172, 310
網膜周辺部型網膜血管腫　252, 254
網膜出血　9, 22, 105, 266
網膜循環　4, 34
　　──動態　134
網膜硝子体界面スラブ　18, 19
網膜硝子体界面病変　120
網膜症病期判定　106
網膜上膜　204
網膜静脈拡張　266
網膜静脈周囲炎　204
網膜静脈相　48
網膜静脈分枝閉塞症　10, 13, 49, 148, 156, 307
網膜静脈閉塞症　20, 28, 33, 214, 219, 307
網膜静脈閉塞の眼底写真と黄斑部OCT　157
網膜神経節細胞層　5
網膜神経線維層　5, 267
網膜新生血管　16, 49, 51, 52, 205, 223
　　──の形態変化　19
　　──破綻　109
　　──発生リスク　20
網膜深層滲出斑　226
網膜振盪　261
網膜前出血　8, 109
網膜前膜　257
網膜層別解析　60
網膜打撲壊死　261
網膜中心静脈　2, 156
　　──閉塞症　20, 156, 169, 308
網膜中心動脈　2, 140
　　──閉塞症　3, 138, 169, 309

（右段）

網膜蔦状血管腫　236
網膜電図　144, 158, 231
網膜動脈相　46
網膜動脈白鞘化　222
網膜動脈分枝閉塞症　133
網膜動脈閉塞症　34, 219
網膜毒性　175
網膜内細小血管異常　17, 103, 106, 280
網膜内出血　157
網膜内循環時間　142
網膜内層　4, 30
　　──欠損　234
　　──菲薄化　133
網膜囊胞　234
網膜の栄養　4
網膜の血流　2
網膜白色混濁　133, 134
網膜剝離　182, 185, 261
網膜肥厚　116
網膜光凝固　15, 128, 152, 153, 206, 209, 307
網膜微細血管障害　220
網膜ひだ　234
網膜菲薄化　135
網膜表層血管複合体　168
網膜膨化　32
網膜-脈絡膜吻合　196
網膜無灌流領域　152
網膜毛細血管　2, 5, 201
網膜毛細血管腫　236
網膜毛細血管の立体構造　3
網膜毛細血管網　12
網膜毛細血管瘤　98
網膜-網膜吻合　196
網膜裂孔　110, 261
網脈絡膜循環　2
毛様網膜動脈　3, 47
　　──開存を伴う非動脈炎性CRAO　138, 143, 146
　　──閉塞症　48
モーションアーチファクト　61

や行

薬剤耐性菌　294
ヤグレーザー　173, 173
羊水塞栓　266
ヨードアレルギー　54
予後不良因子　40
横分解能　69, 72
予防的治療　293
予防的汎網膜光凝固　282, 284
予防的網膜光凝固術　20

ら行

ラニビズマブ　129, 161, 163, 291, 298
ラバーバンド　91
リアルタイムPCR法　248
リバビリン　265
リポ蛋白　22

索引

緑内障	267
——の血管理論	267
輪状網膜症	105
涙道閉塞	209
ループ形成	50, 51, 236
ルセンティス®	162, 291
冷凍凝固	203, 237
レーザースペックルフローグラフィ	89, 232, 274
レーザー治療	200
レーザードップラー流速計	86
レーザー光凝固	237, 287
レーザー用コンタクトレンズ	287
レーベル粟粒血管腫症	187, 202
裂孔原性網膜剥離	83, 84, 110, 182, 306, 311
ロート斑	35, 36, 216, 217
ロービジョンケア	180

わ行

歪視	253
ワルデンシュトレームマクログロブリン血症	217

数字

1+PRN レジメン	149
1 型 MNV	196
2 型糖尿病	86, 109
3 型 MNV	53, 193, 196, 200

A

acquired immunodeficiency syndrome	140, 239
acute posterior mutifocal placoid pigment epitheliopathy	214
acute retinal necrosis	247
acute syphilitic posterior placoid chorioretinitis	241
adaptive optics	96
adaptive optics-scanning laser ophthalmoscopy	96
adaptive optics-SLO	191
aggressive ROP	127, 311
AIDS	140, 239, 249
AI 眼底カメラ	85
AI によるノイズリダクション	64
AMD	197
AMN	220
anemic retinopathy	215
aneurysmal telangiectasia	187
Ang-2	162, 291, 298
angiogenesis	16
angiopoietin	291
angiopoietin-2	162
AO-OCT	64, 98
aortitis syndrome	223
AO-SLO	26, 96, 191
——と OCTA の比較	73, 97

AO 眼底カメラ	96
APMPPE	214
A-ROP	127, 132
ARN	247
arterial overcrossing パターン	152
arterial wall opacification	38
ASPPC	241
autosomal dominant isolated foveal hypoplasia	177
A-V crossing phenomenon	38

B

BCVA	162
Behçet 病	140
best corrected visual acuity	162
block	49, 54
blood-retinal barrier	3, 115
Blue Mountains Eye Study	201
box-carring	138, 142
branch retinal artery occlusion	133
branch retinal vein occlusion	148, 307
BRAO	133
BRB	3, 4, 115, 157
Bruch 膜	10, 49, 55
BRVO	148, 156, 307
BVO Study	153, 154
B スキャン画像	113

C

capillary dropout	281, 284
capillary microaneurysm	285
carotid artery stenting	232
carotid endoaterectomy	232
CAS	232
cattle-trucking	138, 142
CCD（charge coupled device）カメラ	58
CDI	232
CEA	232
central foveal thickness	162
central retinal artery occlusion	138, 309
central retinal vein occlusion	156, 156, 308
central serous chorioretinopathy	89
central subfield thickness	115
CFT	162
cheese with ketchup	244
cherry-red spot	31, 34, 47, 138, 141
choriocapillaris	4, 61
choroidal flush	46
choroidal vascular hyperpermeability	54
chronic glomerulonephritis	226
chronic retinal necrosis	249
Churg-Strauss 症候群	140
CIDME	117
circinate retinopathy	105
CLARUS	81, 257
clinically significant macular edema	117, 282
CME	196, 197, 199

CMV	244
CMVR	244, 249
CMV アンチゲネミア	244
CMV 抗原血症	244
Coats 病	24, 187, 202, 204, 205, 254, 259
Collaborative Normal-Tension Glaucoma Study	269
color Doppler imaging	232
COMINO 試験	164
commotio retinae	261
cone outer segment tip	61
Contre-Coup injury	261
COPERNICUS 試験	162
copper wiring	38
COST	61
cotton-wool spot	27, 105, 133, 216, 266
COVID-19 感染	219, 222
COVID-19 ワクチン接種	220
CRAO	138, 169, 309
CRN	249
cross-sectional OCTA	76, 78
CRUISE 試験	162
crunch syndrome	306
CRVO	20, 156, 169, 308
CSC	89, 93
CSME	117, 282
CST	115
CTNNB1 遺伝子	184
CVH	54, 56
CVO study	160
cystoid macular edema	196
cytomegalovirus	244
cytomegalovirus retinitis	244
C スキャン画像	64
C 型肝炎	263

D

Davis 分類	102, 117
DCP	12, 15, 67, 167, 168
decorrelation image	66
decorrelation signal	66
deep capillary plexus	67, 167
deep vascular complex	167
diabetic macular edema	40, 115
diabetic retinopathy	40, 84, 102
DIC	229
disorganization of the retinal inner layers	40, 103, 120
disseminated intravascular coagulation	229
DME	40, 115, 122, 295, 301, 305
——国際重症度分類	117
DR	40, 84, 102, 115
DRIL	40, 103, 120
dropout	275
drusenoid PED	196
DVC	167, 168
D-マンニトール点滴	137

317

E

Eales 病	202, 204
Early Treatment Diabetic Retinopathy Study	24, 84, 115, 281
early worsening	102
EDI	63
Eidon	81
electroretinogram	231
ellipsoid line	179
ellipsoid zone	33, 60, 61, 119, 150, 262
──消失	191
ELM	33, 59, 60, 150
Elschnig 斑	212
en face OCT	167, 168
en face OCTA	78, 113
en face 画像	64, 66
enhanced depth imaging	61, 63
epiretinal membrane	257, 305
ERG	144, 158, 231
ERM	257, 305, 306
ETDRS	24, 84, 115, 281
ETDRS grid	115
external limiting membrane	33, 59, 150
exuberant vascular proliferation	19
Eylea	162
EZ	33, 119, 150, 262
──破綻	119

F

FA	13, 46, 66, 103, 111, 121, 172, 280
──と OCTA の比較	74
Fabry 病	140
FAF	122
familial exudative vitreoretinopathy	181
FAZ	15, 30, 34, 123, 180
FD (Fourier-domain)-OCT	57, 58
fenestration	3
FEVR	181, 202, 205
──stage 分類	183
filling defect	50, 54
filling delay	50, 54
FIREFLEYE NEXT スタディ	132
FIREFLEYE スタディ	130
flow/filling delay	74
fluffy sign	171
fluorescein angiography	13, 46, 280
focal/grid laser	283
focal laser	283
focal nodular gliosis	257
FOS	245
foveal avascular zone	15, 180
foveal bulge	179
full-thickness hole/tear	234
fundus autofluorescence	122
FVH1	177
FZD4	181

G

ganglion cell complex	276
ganglion cell layer	5, 59
Gass 分類	187, 189, 193
GCL	5, 59
GCV	245
glaucoma	267
grid laser	283

H

hard exudate	22, 105
HbA1c	299
HDP	229
hemi-CRVO	27, 157
hemodialyzed fundus	228
hemorrhage	8
hemorrhagic retinal pigment epithelial detachment	10
Henle 神経線維	30, 60
herpes simplex virus	247
HIF-2α阻害薬	255
Hollenhorst 斑	141, 142
hot spot	196
HSV	247
hyperreflective foci	23, 120
hyperreflective wall	119, 120
hypertensive choroidopathy	211
hypertensive disorders of pregnancy	229
hypertensive retinopathy	211
hyperviscosity syndrome	217

I

IA	31, 53, 66, 121, 172, 196
ICG angiography (ICGA)	53, 55, 66, 122, 286
ICG 蛍光眼底造影異常所見フローチャート	55
ICP	12, 14, 67, 168
idiopathic juxtafoveolar retinal telangiectasis	187
idiopathic macular telangiectasia	187
IDx-DR	85
IJRT	187
ILM	59
──peeling	305, 307, 308
Iluvien	303
impending CRVO	158
IMT	187
indocyanine green angiography	31
INL	5, 59, 167
──梗塞	167
inner limiting membrane	59
inner nuclear layer	5, 59, 167
inner plexiform layer	59
interdigitation zone	60, 61
interferon-associated retinopathy	263
intermediate capillary plexus	12, 67, 168

internal limiting membrane peeling	305
International Classification of ROP 3rd editon (ICROP3)	127
intraocular inflammation	295
intraretinal microvascular abnormalities	17, 103, 280
intravitreal triamcinolone acetonide injection	301
IOI	295
IPL	59
IP-TNTs	271
IRMA	17, 19, 103, 106, 112, 121, 280
IR 画像	167, 168
ischemic CRVO	158
IVTA	301, 302

K

Keith-Wagener-Barker 分類	38
KIF11 遺伝子	181, 184

L

lamellar hole/tear	234
laminar flow	48
laser doppler velocimetry	86
laser speckle flowgraphy	89, 232
LDL	22
LDV	86
leakage	49, 50, 73
Leber 粟粒血管腫症	187
leukemic retinopathy	216
LRP5	181, 183
LSFG	89, 232, 274, 275
Lucentis	162
LumineticsCore™	85

M

MA	118, 122, 275, 285, 297
MacTel	187
──type 1	187, 188, 200
──type 2	189, 191
──type 2 診療ガイドライン	194
──type 3	193
macular edema	30
macular hypoplasia	177
macular neovascularization	53, 196
macular telangiectasia	187
major BRVO	20
malignant hypertension	226
MALT リンパ腫	209
Marfan 症候群	140
MARINA and ANCHOR 試験	291
mean blur rate (MBR)	89, 274
Medone	175
microaneurysm	104, 118, 297
microvasculature	275
Mirante	81
MNV	53, 196
MPPE	214

索 引

MRA	107, 135, 231
MT	275
multifocal posterior pigment epitheliopathy	214
MV	275
Mycobacterium tuberculosis	239

N

nAMD	196
NCIDME	117
NDP	181, 183
neovascular	16
—— age-related macular degeneration	196
—— glaucoma	142
neovascularization	16
nerve fiber layer（NFL）	59, 167
non-arteritic CRAO	138
non-perfusion area	12, 103
nonproliferative diabetic retinopathy	109
Norrie	183
Norrin/β-カテニン遺伝子	183
Norrin/β-カテニン経路	181
NPA	12, 28, 40, 103, 106, 113, 121, 123, 152, 158
NPDR	19, 20, 109, 111
NVG	142

O

occlusive telangiectasia	193
OCT	17, 31, 40, 57, 103, 112
——測定システム	58
——二次元マップ	116
——の活用	18
——の原理	57
——マップ	32, 104, 136, 282
OCT angiography（OCTA）	5, 13, 14, 32, 59, 66, 103, 112, 122, 280
——の3Dイメージング	68
——の原理	67
ocular ischemic syndrome	231
ocular perfusion pressure	92
oil red-O 染色	22
ONL	59
OPL	33, 59
OPP	92, 93
optic disc hemorrhage	270
optical coherence tomography	57
optical coherence tomography angiography	66
Optos®	81
outer nuclear layer	59
outer plexiform layer	33, 59
overtreatment	293
Ozurdex	303

P

pachychoroid neovasculopathy	56

pachychoroid pigment epitheliopathy	56
pachychoroid spctrum disease	56
PAMM	42, 167, 220, 222
panretinal photocoagulation	112, 232, 280
PAR	131, 132
paracentral acute middle maculopathy	42, 220
parafoveal acute middle maculopathy	167, 220
paravascular inner retinal defect	234
PAX6 遺伝子変異	177
PC	286, 307
PCR strip 検査	249
PCV	56
PDR	16, 19, 109, 305, 307
——病態分類	306
PED	196, 197
PEHCR	259
pericyte loss	104
perifoveal exudative vascular anomalous complex	199
perifoveal telangiectasia	189
peripheral exudative hemorrhagic chorioretinopathy	259
persistent avascular retina	131
personalized treatment interval	164
PEVAC	199, 201
photocoagulation	286, 307
photoreceptor inner/outer-segment（IS/OS）junction	60
photoreceptor layer	59
PIC	92
PIRD	234
plus disease	126, 127
POAG	268
polypoidal choroidal vasculopathy	56
pooling	31, 50, 52, 54, 73
Posner-Schlossman 症候群	249
posterior vitreous detachment	307
PPE	56
predominantly peripheral lesions（PPLs）	84
pregnancy-associated retinopathy	229
preretinal hemorrhage	8
primary open angle glaucoma	268
PRL	59
PRN（pro re nata）	149, 291, 292
proactive treatment	293
proliferative diabetic retinopathy	16, 109, 305
proliferative vitreoretinopathy	259
PRP	112, 232
PTI	164
pulseless disease	223
punctate inner choroidopathy	91
Purtscher flecken	266
Purtscher traumatic retinopathy	266
Purtscher-like retinopathy	266
Purtscher（外傷性）網膜症	28, 266
PVD	307

PVR	259

Q

QuantiFERON® 検査	205

R

radial optic neurotomy	160
radial peripapillary capillaries	5, 66, 267
radiation retinopathy	207
RAINBOW スタディ	130, 131
RAM	171, 310
RAO	34, 219
RAP	193, 196, 200
——（3型 MNV）の病期分類	197
RCA	196
reactivation	130
reactive component	292
reactive retinal astrocytic tumor	257
renal retinopathy	226
repositioning	176
reticular pseudodrusen	196
retinal angiomatous proliferation	193, 196
retinal arteriolar macroaneurysm	171
—— rupture	310
retinal arteriosclerosis	37
retinal capillaly hemangioma	236
retinal capillary macroaneurysm	201
retinal cavernous angioma	236
retinal-choroidal anastomosis	196
retinal fold	234
retinal hemorrhage	9
retinal nerve fiber layer	5, 267
retinal pigment epithelial detachment	196
retinal pigment epithelium	59, 122, 196, 287
retinal racemous hemangioma	236
retinal-retinal anastomosis	196
retinal vein occlusion	16
retinal whitening	34
retinopathy of prematurity	125, 310
rhegmatogenous retinal detachment	84
right-angle venules	190, 192
RNFL	5, 267
——欠損	272
RON	160
ROP	310
Roth 斑	35, 216
RPCs	5, 12, 66, 267
RPE	59, 60, 122, 196, 197, 287
RPE/Bruch's membrane complex	61
RPE 障害	242
RRA	196
RRD	84
RVO	16, 20, 33, 169, 219

S

scanning laser ophthalmoscope	63

319

scanning laser ophthalmoscopy	191	
Scheie の分類	38	
SCP	12, 14	
SD (spectral-domain)-OCT		
	23, 40, 57, 58, 72	
self-controlled case series	220	
serous retinal detachment	92	
sheathotomy	307, 308	
short pulse laser	281	
silent macula	218	
silver wiring	38	
slab	66	
SLC38A8 遺伝子変異	178	
SLE	28	
SLO	63, 81, 191	
SMH	310	
soft exudate	27, 105	
SPECT	231	
spectral-domain OCT	23	
spectral-domain OCTA	70	
SRD	92, 93	
SS-OCT	57, 58, 72, 172	
SSPiM	122	
stage (ROP の)	126	
staining	50, 51, 54, 73	
Stickler 症候群	177	
STTA	301, 302	
sub-internal limiting membrane		
hemorrhage	8	
submacular hemorrhage	310	
subretinal hemorrhage	10	
sub-Tenon's capsule triamcinolone		
acetonide injection	301	
superficial vascular complex	168	
suprachoroidal hemorrhage	11	
suprachoroidal space	11	
suspended scattering particles in motion		
	122	

SVC	168	
swept-source OCT	57, 172	
swept-source OCTA	71	
syphilitic uveitis	241	

T

TA	301	
TAE	291, 293	
——中止のタイミング	293	
Takayasu disease	223	
TD (time-domain)-OCT	57, 58	
tight junction	3	
t-PA (tissue plasminogen activator)		
	175, 309	
transient non-arteritic CRAO	138	
treat and adjust	165	
treat and extend	291, 293	
——レジメン	149	
triamcinolone acetonide	301	
TSPAN12	181	
turnover	298	
type 1 ROP	128	

V

Vabysmo	162	
varicella zoster virus	247	
vascular endothelial growth factor		
	16, 105, 280	
vasculogenesis	16	
vasoproliferative retinal tumor	257	
vasoproliferative tumor	254	
—— of the retina	257	
VEGF	16, 105, 111, 125, 160, 280	
——濃度	111, 160, 259	
——の作用	160	
venous beading	19, 105	

venous loops	105	
venous overcrossing パターン	152	
VGCV	245	
VH	306	
VHL 遺伝子	256	
VHL 病	202, 236, 251, 259	
——関連病変	251	
viscous fluid control system		
	175, 309, 310	
vitreoretinal interface slab	19	
vitreous hemorrhage	8	
vitreous surgery	305	
Vogt-Koyanagi-Harada disease (VKH)		
	89, 92, 93	
Volume スキャン	64	
von Hippel-Lindau disease	251	
von Recklinghausen 病	257	
VPRT	257	
VRI スラブ	19	
VZV	247	

W

Waldenström マクログロブリン血症	217	
window defect	50, 242	
Wnt シグナル経路	181	
Wong-Michell 分類	39	
Wyburn-Mason 症候群	237	

Y

YAG レーザー	173, 174	
Yannuzzi 分類	187, 190	

Z

Zinn-Haller 動脈輪	3, 267	
zone (ROP の)	126	

中山書店の出版物に関する情報は，小社サポートページを
御覧ください．
https://www.nakayamashoten.jp/support.html

本書へのご意見をお聞かせください．
https://www.nakayamashoten.jp/questionnaire.html

眼科診療エクレール　6
最新 網膜循環疾患コンプリートガイド

2024 年 11 月 20 日　初版第 1 刷発行

シリーズ監修────相原　一

編集────────辻川　明孝

発行者───────平田　直

発行所───────株式会社 中山書店
　　　　　　　　〒112-0006　東京都文京区小日向 4-2-6
　　　　　　　　TEL 03-3813-1100（代表）
　　　　　　　　https://www.nakayamashoten.jp/

印刷・製本─────藤原印刷株式会社

Published by Nakayama Shoten Co., Ltd.　　　　　　　　Printed in Japan
ISBN 978-4-521-75056-9
落丁・乱丁の場合はお取り替えいたします．

・本書の複製権・上映権・譲渡権・公衆送信権（送信可能化権を含む）は株式
　会社中山書店が保有します．

・ JCOPY ＜出版者著作権管理機構　委託出版物＞
本書の無断複写は著作権法上での例外を除き禁じられています．複写される
場合は，そのつど事前に，出版者著作権管理機構（電話 03-5244-5088, FAX
03-5244-5089, e-mail: info@jcopy.or.jp）の許諾を得てください．

本書をスキャン・デジタルデータ化するなどの複製を無許諾で行う行為は，
著作権法上での限られた例外（「私的使用のための複製」など）を除き著作権
法違反となります．なお，大学・病院・企業などにおいて，内部的に業務上
使用する目的で上記の行為を行うことは，私的使用には該当せず違法です．
また私的使用のためであっても，代行業者等の第三者に依頼して使用する本
人以外の者が上記の行為を行うことは違法です．

大好評のロングセラーが10年ぶりの大改訂で内容を増補・刷新！

連続写真と動画で学ぶ

改訂増補版

白内障手術
パーフェクトマスター
基本から難症例への対処法まで

編著
谷口重雄（昭和大学名誉教授）

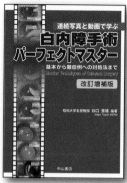

ISBN 978-4-521-74987-7

B5判／上製392頁／4色刷
定価25,300円（本体23,000円＋税）

- ●「できるだけ多くの手術症例を網羅して術式を解説する」ことを主眼とし，初版の動画に100本余りを加えた約270本の動画（約7時間）を収載．
- ●「基本から難症例への対処法まで」という初版のコンセプトを踏襲しつつ，内容を大幅に刷新．初級医はもとより，中級〜上級医にも役に立つ．
- ●新たに20名の執筆者を加え，最新の手技やホットなトピックスを収載．
- ●手術手順を示す図（連続写真）には，初版と同様に要所の輪郭を強調してコメントを加えており，視覚的に非常にわかりやすい．
- ●動画はweb閲覧とし，本文中のQRコードから動画に直接アクセスできる．
- ●本文中の文献もQRコードからWEB上で閲覧できるようにした．

複雑難解をここまでシンプルに！

「神経眼科は難しい」と思っている
すべての眼科医におくる!!

フローチャートでみる
神経眼科診断

著
中馬秀樹
（宮崎大学医学部感覚運動医学分野眼科学）

神経眼科の主要な所見ごとに，診断手順をフローチャート形式に凝縮．フローチャートのステップごとに，症例写真とポイントを絞った解説を加えてクリアカットにまとめた一冊．

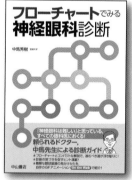

ISBN 978-4-521-74920-4

B5判／並製／200頁／4色刷
定価9,680円（本体8,800円＋税）

【CONTENTS】
- ■神経眼科診察の基本
- ■神経眼科にかかわる所見の診かた
- ・複視の患者の診かた
- ・外転神経麻痺の診かた
- ・動眼神経麻痺の診かた
- ・滑車神経麻痺の診かた
- ・細隙灯顕微鏡，眼底所見で説明できない霧視，視力低下の患者の診かた
- ・視神経疾患が疑わしい患者の診かた
- ・視神経乳頭腫脹の診かた
- ・瞳孔不同の診かた
- ・初めて診る眼球運動異常のパターンをもつ患者の診かた
- ・眼球振盪の診かた
- ・一過性視覚喪失の患者の診かた
- ・初めて診る視覚異常のパターンをもつ患者の診かた
- ・眼瞼に異常のある患者の診かた
- ・眼痛，眼周囲痛の主訴のある患者の診かた
- ・小児の視神経疾患の診かた
- ・小児の眼球運動異常の診かた
- ■イラストでわかる神経眼科学の基礎
- ・反射・反応と神経支配
- ・視神経・視路障害と視野
- ・神経眼科疾患理解のための解剖

中山書店 〒112-0006 東京都文京区小日向4-2-6　TEL 03-3813-1100　FAX 03-3816-1015
https://www.nakayamashoten.jp

"これだけはマスターしたい！"
眼科診療エキスパートへの最適解

動画で学ぶ
眼科処置・小手術の実際

● 編集
外園千恵
（京都府立医科大学眼科学教室 教授）

渡辺彰英
（京都府立医科大学眼科学教室 講師）

B5判／並製
オールカラー／240頁
定価16,500円（本体15,000円＋税）
ISBN 978-4-521-75108-5

● 眼科診療で必要な処置・小手術のコツと
ポイントを実践的動画付きで解説.

● "眼科診療のエキスパート"京都府立医科大学
眼科学教室と関連病院のスタッフが専門領域
ごとに経験豊富な知識と診療のノウハウを伝授.

● 初心者から専門医まで今こそ身につけたい
安全で確実な診療のヒントを詳解.

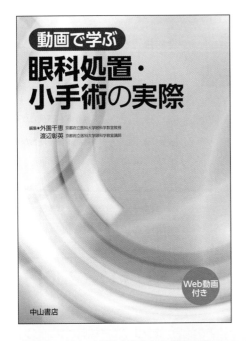

CONTENTS

第1章 角膜
1.1 角膜縫合糸の抜糸
1.2 前房水採取
1.3 外傷時の角膜縫合，角膜移植片の角膜縫合
1.4 角膜異物除去
1.5 角膜感染症の角膜擦過
1.6 角膜薬物の腐食眼の処置：化学外傷眼の洗浄について
1.7 インプレッションサイトロジー
1.8 治療用コンタクトレンズ挿入
1.9 帯状角膜変性，顆粒状角膜ジストロフィへのPTK
1.10 翼状片切除術

第2章 結膜・ドライアイ
2.1 涙点プラグ挿入術
2.2 マイボーム腺機能不全に対するマイバム圧出
2.3 結膜弛緩症手術
2.4 結膜嚢胞摘出術

第3章 眼瞼
3.1 眼瞼の麻酔
3.2 睫毛内反症手術（Hotz変法）
3.3 眼瞼内反症手術（Jones変法）
3.4 眼瞼挙筋群短縮術
3.5 眼瞼挙筋腱膜前転術
3.6 余剰皮膚切除　睫毛上皮膚切除術
3.7 眉毛下皮膚切除術
3.8 睫毛乱生（睫毛列切除術）
3.9 眼窩脂肪ヘルニア切除術
3.10 霰粒腫摘出術（経結膜法，経皮膚法）
3.11 眼瞼腫瘍切除術（open treatment）
3.12 眼瞼けいれんに対するボツリヌス毒素注射

第4章 涙道
4.1 通水検査
4.2 涙嚢穿刺
4.3 涙小管炎の菌石除去術
4.4 涙道内視鏡併用涙管チューブ挿入術
4.5 涙道内視鏡非併用涙管チューブ挿入術

第5章 白内障
5. YAGレーザー

第6章 網膜硝子体
6.1 網膜光凝固術（局所・汎網膜光凝固）
6.2 光線力学的療法（PDT）
6.3 硝子体内注射（抗VEGF薬）
6.4 硝子体腔内ガス注入・液ガス置換・気体網膜復位術
6.5 眼内液採取
6.6 トリアムシノロンTenon嚢下注射（STTA）

第7章 緑内障
7.1 緑内障レーザー治療
7.2 外来で行う緑内障術後の濾過胞管理

第8章 斜視
8.1 斜視手術　直筋の前転短縮術
8.2 斜視手術　直筋の後転術
8.3 下斜筋後転術
8.4 斜視に対するボツリヌストキシン注射

中山書店　〒112-0006 東京都文京区小日向4-2-6　TEL 03-3813-1100　FAX 03-3816-1015
https://www.nakayamashoten.jp/

眼科診療エクレール
Ophthalmic Examination and Treatment

【シリーズ監修】　相原　一（東京大学教授）
【シリーズ編集】　園田康平（九州大学教授）
　　　　　　　　辻川明孝（京都大学教授）
　　　　　　　　堀　裕一（東邦大学教授）

B5判／並製／4色刷／平均350頁／予価15,000円

眼科日常臨床の現場を強力にサポート!

- エビデンスに基づく具体的な知識と技術の最新情報を提供
- カラー写真やイラストを多用し,視覚的に理解できる
- 実際の症例を呈示して,わかりやすく解説
- エキスパートからの珠玉のアドバイスを満載
- Topics, Adviceなどの興味深いコラムによって,本文の内容を立体的に補完
- オープンアクセス可能な文献は,二次元コードから直ちに参照できる

シリーズ構成と担当編集

① 最新 緑内障診療パーフェクトガイド
　　―患者教育から最新の手術治療まで―
　　相原　一　定価 16,500 円（本体15,000円+税）

② 最新 眼科画像診断パワーアップ
　　―検査の基本から最新機器の撮影法まで―
　　辻川明孝　定価 16,500 円（本体15,000円+税）

③ 最新 ドライアイと涙道疾患ナビゲート
　　―「涙」の問題はこの1冊で解決―
　　堀　裕一　定価 16,500 円（本体15,000円+税）

④ 最新 弱視・斜視診療エキスパートガイド
　　―解剖生理・検査法から手術治療まで―
　　佐藤美保・園田康平　定価 16,500 円（本体15,000円+税）

⑤ 最新 神経眼科エッセンスマスター
　　―診察の基本と疾患別の診療の実際―
　　澤村裕正・相原　一　定価 16,500 円（本体15,000円+税）

⑥ 最新 網膜循環疾患コンプリートガイド　最新刊
　　―所見・検査, 疾患と診断・治療のすべて―
　　辻川明孝　定価 16,500 円（本体15,000円+税）

⑦ 屈折異常と視力矯正
　　堀　裕一　本体予価15,000円

⑧ 眼科トラブルシューティング
　　園田康平　本体予価15,000円

⑨ 眼科低侵襲手術
　　相原　一　本体予価15,000円

⑩ 子どもの眼と疾患
　　辻川明孝　本体予価15,000円

⑪ 角膜疾患・コンタクトレンズマニュアル
　　堀　裕一　本体予価15,000円

⑫ 結膜炎・ぶどう膜炎のすべて
　　園田康平　本体予価15,000円

※配本順,タイトルなど諸事情により変更する場合がございます.

セットでお買い求めいただくと お得! 19,800円off!

シリーズ全12冊 予価合計　198,000円（本体180,000円+税）
➡ セット価格　178,200円（本体162,000円+税）※送料サービス

さらにセット注文の特典として　非売品【別巻】眼科診療クイックガイド（仮）（主訴・部位別所見・疾患・治療薬の早見表等）をシリーズ完結時にプレゼント!

中山書店
〒112-0006 東京都文京区小日向4-2-6　TEL 03-3813-1100　FAX 03-3816-1015
https://www.nakayamashoten.jp/